Biomedical Big Data & Intelligent Analysis

生物医药大数据与智能分析

彭绍亮　王晓伟 ◎ 编著

人民邮电出版社

北京

图书在版编目（CIP）数据

生物医药大数据与智能分析 / 彭绍亮，王晓伟编著
. -- 北京 ：人民邮电出版社，2021.5（2023.3重印）
ISBN 978-7-115-55843-5

Ⅰ．①生… Ⅱ．①彭… ②王… Ⅲ．①数据处理－应
用－生物医学工程②人工智能－应用－生物医学工程
Ⅳ．①R318-39

中国版本图书馆CIP数据核字（2021）第040846号

内 容 提 要

生物医药大数据蕴含了非常丰富的信息和知识，是关乎人类生存与健康的重要战略资源，但只有对生物医药大数据进行高效处理和智能分析，才能真正推动生物医药研究和产业化从原来的假设驱动向数据驱动转变，因而近些年来生物医药大数据与智能分析逐渐成为潜力巨大且发展迅猛的交叉领域。本书简要介绍了并行计算、机器学习和深度学习应用于生物医药大数据的相关基础知识，并总结了作者团队在生物医药大数据处理和分析领域的若干成果，主要涵盖基因表达谱分析、微生物基因组、药物虚拟筛选、肿瘤基因表达谱分类、RNA 编辑位点识别、增强子识别等，以作者团队的研究成果为实际案例，详细介绍了研究的路线和方法。

本书属于高性能计算、大数据、机器学习和生物医药等专业的交叉领域，可以为这些领域的研究人员提供参考，也可作为相关专业高年级本科生和研究生的补充教材。

◆ 编　著　彭绍亮　王晓伟
责任编辑　贺瑞君
责任印制　李　东　周昇亮

◆ 人民邮电出版社出版发行　北京市丰台区成寿寺路 11 号
邮编 100164　电子邮件 315@ptpress.com.cn
网址 https://www.ptpress.com.cn
固安县铭成印刷有限公司印刷

◆ 开本：787×1092　1/16
印张：13　　　　　　　　2021 年 5 月第 1 版
字数：293 千字　　　　　2023 年 3 月河北第 4 次印刷

定价：99.80 元

读者服务热线：(010)81055552　印装质量热线：(010)81055316
反盗版热线：(010)81055315
广告经营许可证：京东市监广登字 20170147 号

序 言 1

2020 年新冠疫情的突然来袭，让全世界认识到了生命科学研究的重要性，生物医药技术与大数据、人工智能、高性能计算等信息技术的交叉融合，将在提高人类的医疗和健康水平方面发挥越来越重要的作用。

本书的作者彭绍亮教授毕业于国防科技大学计算机学院，是一位活跃在我国高性能计算、生物信息、大数据等领域的优秀青年科研工作者。这些年，他和他的团队在生物医药大数据这个交叉领域与国内外许多单位建立了长期的合作关系，并进行了一系列卓有成效的工作。

由彭绍亮教授与王晓伟博士编著的这本《生物医药大数据与智能分析》，不仅系统地总结了近年来国际、国内生物医药大数据领域中并行计算、数据挖掘、机器学习等方面的最新研究成果，还分享了彭绍亮教授团队在大规模异构超级计算机上进行生物医药大数据并行算法研发和优化的经验。本书内容不仅包括生物医药大数据的高效处理和智能分析，还涉及基因序列分析、微生物宏基因分析、药物虚拟筛选、肿瘤基因表达谱分类等具体科研和临床应用案例。

本书是彭绍亮教授团队十余年来科研工作的结晶，是目前国内该领域内容涵盖较为全面的一本专著。通过本书，读者不仅可以了解该领域最新的科学问题和基本知识，更可以学习在生物信息等交叉领域进行研究的方法论和应用技术。本书的出版，必将对进一步推动我国高性能计算与生物医药大数据智能分析的交叉融合发展产生积极的影响。

廖湘科

中国工程院院士

序 言 2

近年来，随着新一代信息技术的发展与应用，生物医药领域中大数据发挥的作用愈发关键。我国在"十三五"期间先后启动了"精准医学""数字诊疗装备研发"等一系列重点研发计划专项，将生物医药大数据与人工智能（AI）、高性能计算等 IT 技术交叉融合。未来，生物医药大数据将在提高人类的医疗和健康水平方面发挥越来越重要的作用。

这些年，介绍生物医药大数据与人工智能结合理念和技术的书刊纷纷出现，但是很多读者读完后还是对此概念不甚清楚。读者需要一座连接宏观理念和技术细节的桥梁，需要能够将高性能计算、大数据、机器学习和生物医药等专业之间交叉融合的研究方法和应用技术"讲清楚"的书籍。

为此，我向大家推荐本书。它从生物医药大数据这个交叉领域的理论与应用的角度切入，系统地总结了近几年国际、国内该领域中并行计算、数据挖掘、机器学习等方面的最新研究成果，建立了生物医药大数据与人工智能技术架构之间的映射关系，并辅以作者团队十余年来走在科研前线的成果进行印证，内容丰富、条理清晰、深入浅出、难易适度，使读者可以系统地了解生物医药大数据与人工智能技术的结合。

为了帮助读者对生物医药大数据与智能分析形成全面、系统的认识，本书首先从系统论的高度对生物医药大数据与智能分析进行了高度的概括，后续内容涵盖了生物医药大数据与智能分析概述、生物医药大数据高效处理的基础、海量基因表达谱分析、功能性前噬菌体预测、高通量药物虚拟筛选、生物医药大数据的智能分析基础、基于字典学习的肿瘤基因表达谱分类、基于深度学习的 RNA 编辑位点识别、基于深度学习的增强子识别 9 个方面。这种结构化、系统化的思想贯穿全书，对普通读者、与生物医药大数据有关的医疗从业人员和生物医药大数据领域的科研人员都有帮助，可以使他们全面、深刻地理解和把握复杂的生物医药大数据与智能分析问题。

陈润生

中国科学院院士

前　　言

近年来，围绕大规模异构超级计算机在生命科学与医药领域的推广应用，我们团队与中国科学院上海药物研究所、军事医学科学院、深圳华大基因股份有限公司、电子科技大学、人和未来生物科技（长沙）有限公司、湖南智超医疗科技有限公司等单位密切合作，在生物医药大数据领域做了一些研究和开发工作。这些工作大多面向大规模异构超级计算机，解决海量数据分析的时效性和准确性问题。

由于大数据、机器学习等领域的专业书籍汗牛充栋，本书在对大数据并行计算、大数据的机器学习基础知识作简要介绍的基础上，重点介绍我们在生物医药大数据领域的最新研究工作，包括基因表达谱分析、微生物基因组、药物虚拟筛选、肿瘤基因表达谱分类、RNA编辑位点识别、增强子识别等。希望能够通过本书，帮助读者学习、理解、体会在大数据、超级计算、生物医药等交叉领域进行研究的基本方法和思路，从而达到"授人以渔"的目的。

本书是我们团队多年来努力创新的结晶，感谢国防科技大学计算机学院，感谢廖湘科院士，卢宇彤、刘杰、李姗姗老师，感谢团队中对本书内容做出贡献的崔英博、杨顺云、谢湘成、郭润鑫、董懂、张志强、程乾等同学。还要特别感谢与我们密切合作的中国科学院上海药物研究所蒋华良院士，朱维良、徐志建老师；军事医学科学院李松院士，童贻刚、伯晓晨、钟武、李非、舒文杰老师；电子科技大学邹权老师；湖南大学谭蔚泓院士、李肯立老师；中国科学院生物物理研究所陈润生院士等。

书中涉及的研究案例得到了国家超级计算长沙中心（湖南大学）在计算、大数据平台和研发方面的支持，也得到了相关单位、项目和基金的支持，其中包括国家重点研发计划2017YFB0202602、2018YFC0910405、2017YFC1311003、2016YFC1302500、2016YFB0200400、2017YFB0202104，国家自然科学基金U19A2067、61772543、U1435222、61625202、61272056，湖南省杰出青年基金2020JJ2009，长沙市科技计划项目kq2004010、JZ20195242029、JH20199142034、Z202069420652，鹏城实验室、化学生物传感与计量学国家重点实验室基金等，作者一并致以诚挚的谢意。

由于作者水平和精力有限，书中难免有错误和疏漏，恳请读者不吝指正。

作者

于长沙

目　　录

第一篇　绪论

第二篇　生物医药大数据的高效处理

第一篇

绪　论

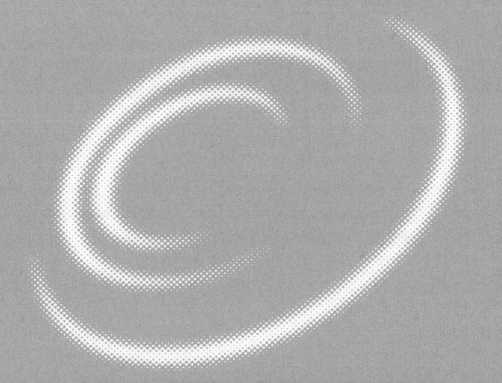

第1章
生物医药大数据与智能分析概述

随着高通量测序技术凭借其优良的测序性能和低廉的价格在生物领域中被广泛应用，基因组数据经历了爆炸式的增长。在生物医学研究和应用需求的推动下，包括国际千人基因组计划、ENCODE、modEN-CODE、The Cancer Genome Atlas、Human Microbiome Project 等[1-3]在内的大型生物医学项目不断推进，基因组数据以每 12 ～ 18 个月 10 倍以上的速度增长，其积累速度远超过摩尔定律所揭示的计算机硬件发展速度，具备典型的大数据特征。除了基因组学，蛋白质组学、生物医学图像、药物虚拟筛选等领域也有急速增长的数据处理和分析需求，这都为生物医药大数据技术带来了严峻挑战，同时也为这个典型的交叉科学领域的研究人员带来了前所未有的机遇。

本章简要介绍生物医药大数据的相关概念、技术及应用，将生物医药大数据的关键技术问题划分为高效处理和智能分析两大范畴，为读者提供一个生物医药大数据领域相关技术的全景视图。

1.1 生物医药大数据

大数据，通常指无法在一定时间范围内用常规软件工具进行采集、管理和处理的数据集合。通常来说，大数据需要具备"4V"特征，即数量（Volume）大、产生速度（Velocity）快、多样性（Variety）高和价值（Value）高[4]。

由于生物医药领域需求的推动和大数据技术的不断发展，大数据已经从研发、制造、医疗服务等环节进入生物医药产业链，生物医药大数据得到了快速发展，尤其在以下 3 个方面。

（1）生命的整体性和疾病的复杂性导致病因学研究需要海量的生物医药数据作为支撑。例如，人类生命体具有复杂的遗传和分子机制，通过海量的相关数据透视这些机制，能够揭示其中隐藏的生命科学规律，为病因和治疗研究提供支撑。

（2）高通量测序技术的发展和基因组测序成本的下降为基因大数据的产生提供了条件。高通量测序技术可以对数百万个 DNA 进行同时测序，使得对一个物种的转录组和基因组进行细致、全面的分析成为可能。随着人类基因组计划的完成和计算能力的快速提高，每个基因组的测序成本已从数百万美元降低至数千美元，并且还将继续降低，已经产生了海量测序数据[5-8]。

（3）IT 行业和医院信息化的迅速发展，也在推动医学图像等诊疗数据源源不断地生成。随着医学仪器的不断进步，越来越多的医疗设备产出了大量人体数据，医院信息化的不断进步，也使得这些数据的存储和共享更加高效和方便。

1.2　生物医药大数据的高效处理

如此大规模和复杂的数据，需要高效的存储、挖掘、分析、可视化等技术才能应对和处理。总的来说，生物医药大数据的高效处理包括两个重要方面：首先是加快处理和分析的速度，其次是改善数据处理的易用性。对于前者，通常采用大规模并行处理技术；对于后者，云计算技术提供了成熟的解决方案。

1.2.1　大规模并行处理技术

生物医药大数据的规模和计算强度已经远远超过了普通计算机所能处理的范围，这在过去的几十年里推动了计算生物学和计算药物学等生物医药学科与计算机学科交叉成为新的学科。生物信息的爆炸式增长、生物过程中相互作用的复杂性、组合化学计算的复杂性、分子级别生物组织的多样性和关联性等，都需要人们使用超级计算、网格计算及其他最新的体系架构来开展计算研究。全球已有很多大型超级计算机或服务器集群被用于生物医药大数据研究，但生物医药软件在可扩展性、可移植性、集成度、可用性等方面仍然有许多问题需要解决，包括将已有的生物医药分析软件移植到最新的超级计算机并进行并行优化，使用网格计算、云计算等分布式技术解决大规模并行计算，利用加速卡（FPGA、GPU、MIC 等）和大规模并行架构处理大规模数据等。从计算机系统的角度来讲，生物医药大数据通常需要超级计算机或网格计算等提供的高级计算能力来支撑[9,10]。

1.2.1.1　超级计算机

超级计算机是能够执行一般个人计算机无法处理的大数据量与高速运算的计算机系统，是计算机中功能最强、运算速度最快、存储容量最大的一类。它具有很强的计算和数据处理能力，主要特点表现为高速度和大容量，配有多种外围设备及功能丰富的软件系统。

作为高科技发展的要素，超级计算机早已成为世界各国经济发展和国防科技进步的竞争利器。几十年来，我国高性能计算机的研制水平显著提高，"天河""神威"系列超级计算机多次夺得世界超级计算机性能冠军[11,12]。在此基础上，我国已经在天津、广州、济南、长沙等地建立了国家级超级计算中心，成功部署了大量生物医药大数据分析平台和软件流水线，为包括生物医药在内的大科学领域提供了重要的计算基础设施。下面简要介绍部分超级计算机在生物医药平台方面的进展。

1. 国家超级计算天津中心：生物医药研发平台和基因组学数据分析平台

中国科学院上海药物研究所药物发现与设计中心通过国家超级计算天津中心"天河一号"超级计算模拟与药学实验的紧密配合，确证了一个全新的药物作用位点，直接通过药物设计，未经过任何化学改造，就获得了具有良好癫痫治疗效果的药物先导化合物；还开展了"重大心血管疾病相关 GPCR 新药物靶点的基础研究"项目相关的计算模拟。

国家超级计算天津中心基于"天河一号"超级计算机开展的生物医药与生物信息研究，主要应用范围包括人类健康咨询、疾病预防、农业育种、新药研发等。该中心构建了 PB 级基因组学数据的存储、分析和处理平台，支持华大基因在人类健康和精准农业方面的研究，并在健康咨询、农业育种方面显现效益。

2. 国家超级计算长沙中心：智慧医疗云平台

国家超级计算长沙中心为国内外科研院所、创新企业提供分子动力学、蛋白质组学、合成甾体激素、水稻全基因组关联分析、生物医学工程研究等领域的计算分析服务，还建立了湖南省首个健康医疗云，以及区域卫生信息平台、远程医疗云平台等智慧医疗相关平台，并对外提供服务。

3. 国家超级计算广州中心：生物计算与个性化医疗应用服务平台

国家超级计算广州中心打造的生物计算与个性化医疗应用服务平台支持分子生物学、合成生物学、细胞生物学、系统生物学、生物信息学、生物医学、基因组学等多个生命科学相关学科的研究，帮助用户从原子、分子、细胞、组织、器官、个体、群体和生态系统等多个尺度，系统地解决生命科学中的各种问题，研究不同空间尺度和时间尺度上生命活动与环境的相互关系，从而揭示生命现象的规律和本质。该平台是一个集生物信息分析、药物设计和筛选、医学大数据分析和数据挖掘于一体的、软硬件结合的一站式服务平台，为公众卫生健康、个性化医疗和相关学术研究提供服务和技术支持。

该平台已部署和适配了一批与分子生物学、生物信息学和生物医学相关的分析研究软件，包括 NAMD、BLAST、Tinker、Gromacs、Modeller 等。研究人员可在该平台上进行生物大分子的结构模拟与功能预测、药物设计和筛选、蛋白质结构预测及相互作用网络分析、蛋白质序列分析、基因调控网络功能分析、基因序列分析和比对、SNP 变异检测、疾病与基因关联分析、外显子与转录组研究、医疗健康大数据分析和信息挖掘等多种分析与研究。

1.2.1.2 网格计算

网格计算[13]是利用由许多地理位置相对分散的计算机组成的大规模分布式计算机系统进行海量数据计算的计算模式，其中每一台参与计算的计算机就是一个"节点"，而整个计算是由数以万计的"节点"组成的一张"网格"。网格计算能够充分利用闲置的资源，把数据分成小的片段分发给闲置节点进行计算，可以将大量的闲置资源汇聚成超强的算力，是一种典型的大规模分布式计算模式。

在药物学研究方面，有很多药物研究公司使用低成本、高可扩展的网格计算技术。例如，为了推进预防使用天花病毒的生物武器袭击的研究，United Devices 公司设计了网格计算软件 Metaproceesor，可以用来部署在企业内部和全球的网格。利用该软件，可以联合 200 万台个人计算机处理数十亿次的药物虚拟筛选，从而模拟 3500 万个药物分子同一些靶蛋白的作用，该项目也被认为是历史上规模最大的计算机化学项目之一。2005 年，世界社区网格（World Community Grid）启动了一个全球的 FightAIDS@home 计划，该计划组织了包含全球 10 万台计算机的网格系统，帮助 Scripps 研究所的科学家研究治疗艾滋病的药物。

1.2.2　云计算技术

对生物医药领域来说，云计算平台提供了一种主要按使用量付费的计算解决方案，这种模式提供便捷的按需网络访问，使用户进入可配置的计算资源共享池，资源包括网络、服务器、存储、应用软件和服务等。这些资源能够被使用者快速获取，只需要进行很少的管理工作，或与服务供应商进行很少的交互就可以使用。

云计算平台的特殊容错措施使用户可以采用极其廉价的节点来构成云，自动化集中式管理使大量企业不需要负担日益高昂的数据中心管理成本，通用性使资源的利用率较传统计算机系统大幅提升。因此，用户可以充分享受云计算的低成本优势，经常只要花费几百美元、几天时间就能完成以前需要数万美元、数月时间才能完成的任务。

云计算为生物医药等领域的大数据研究提供了便捷的计算模式，生物医药领域的云计算平台近年来得到了蓬勃发展。在我国，国家超级计算广州中心部署的 Galaxy 平台是比较著名的云计算平台。该平台由美国宾夕法尼亚州立大学和约翰霍普金斯大学联合开发，功能强大并支持二次开发，集成了大量的生物信息分析工具。我国华大基因开发了名为 EasyGenomics 的基于云计算的在线基因组分析平台，该平台具有成千上万的处理器及大规模的存储空间，用来应对 EB 级别的数据处理。

1.3　生物医药大数据的智能分析

近年来，人工智能的浪潮正在席卷全球，"人工智能"这个已有 60 多年历史的概念重新得到了人们的热切关注。1956 年，几位计算机科学家相聚在达特茅斯会议，提出了"人工智能"的概念，梦想着用当时刚刚出现的计算机来构造复杂的、拥有与人类智慧同样本质特性的机器。之后的几十年里，人们对人工智能的研究和应用一直在疯狂追捧和全盘否定中摇摆前进，直到近 10 年间，由于深度学习理论在生物医药等多个重要领域取得重大进展，人工智能才又一次得到了全球学术界和产业界的广泛关注。

人工智能是一个相当宽泛的研究领域，涉及许多研究分支，包括机器学习、专家系统、进化计算、模糊逻辑、计算机视觉、自然语言处理等。机器学习作为人工智能的一个研究分支，其最基本的做法是通过一定的算法对大量数据进行训练，得到一个模型，然后用该模型完成任务。这些算法通常包括聚类、决策树、贝叶斯分类、支持向量机、Adaboost等。经过几十年的发展，机器学习在指纹识别、人脸检测、物体检测等任务中都达到了实用化的水平，但在更多的领域却难以得到满意的结果。近年来，作为以神经网络为基础的机器学习方法，深度学习的理论和实践都得到了突破，在许多领域取得了令人惊异的进展，相比传统的机器学习算法形成了明显的优势，也激起了人们对人工智能光明前景的期待。

实际上，生物医药大数据现在和未来的成功应用与机器学习有着密不可分的关系，而深度学习的成功很大程度上得益于大数据技术的发展。生物医药与人工智能结合的关键在于"算法＋有效数据"。先进的机器学习算法能提升数据处理效率与识别准确率，而大量有效的数据则是先进算法应用的基础。2012年以后，正是得益于大数据技术的发展、计算能力的飞速提升和深度学习的出现，以深度学习为核心的机器学习技术在生物医药领域从科研到应用都取得了巨大的进展。特别是以卷积神经网络（Convolutional Neural Network, CNN）和循环神经网络（Recurrent Neural Network, RNN）为核心算法的深度学习技术，更是深刻影响了生物医药领域的现状，并将重塑其未来。

1.4 总结

生物医药大数据的高效处理受益于大规模并行计算技术的进步，如今，超级计算机及成本相对低廉的服务器集群都在支撑着生物医药软件的运行。大规模并行计算机体系结构的不断进步必将带来新的并行计算模式和框架，也会为相关软件的并行优化带来新的挑战和机遇。对生物医药大数据与智能分析的从业人员来说，则需要及时跟进计算机体系结构和并行计算机模式的新发展。

另一方面，虽然以深度学习为核心的人工智能技术已经在基因分析、辅助诊疗、医学图像分析、医药研发等领域取得了很大进展，但人工智能与生物医药大数据的真正融合还有很长的路要走，这不仅需要人工智能技术发展出更为智能和实用的算法，还需要高性能计算技术的不断进步，提供不断提升的计算能力作为人工智能的引擎，更需要大数据技术的持续发展，提供大规模的高质量数据作为人工智能引擎的"燃料"。

1.5 本书的内容安排

本书致力于阐述生物医药大数据的高效处理和智能分析两方面的问题。其中，高效处理对应本书第二篇的内容，主要涉及生物医药大数据算法的大规模并行优化；智能分析对应本书第三篇的内容，主要涉及基于机器学习（特别是深度学习）对生物医药大数据进行分析。

在第二篇中，第2章首先介绍并行计算的基础知识，然后第3、4、5章分别介绍作者团队在海量基因表达谱分析、功能性前噬菌体预测、高通量药物虚拟筛选3个方面的工作。

这些工作涉及人类基因组、微生物基因组和药物筛选领域，对一些重要算法进行了大规模并行优化。

在第三篇中，第 6 章首先介绍机器学习（特别是深度学习）的基础知识，及其在生物医药方面的应用，然后第 7、8、9 章分别介绍作者团队在肿瘤基因表达谱分类、RNA 编辑位点识别、增强子识别 3 个方面的研究。其中，第 7 章主要介绍用传统机器学习方法来解决癌症诊疗方面的问题，第 8、9 章则主要介绍用深度学习方法来解决基因分析问题。

本书中生物医药大数据的智能分析指应用于生物医药大数据的人工智能方法，包括传统机器学习及近年来大放异彩的深度学习等技术。

第二篇
生物医药大数据的高效处理

本篇主要关注生物医药大数据算法的并行优化。首先在第 2 章介绍并行计算的基础知识，然后在第 3、4、5 章分别介绍作者团队在生物医药大数据并行优化方面的成果。希望读者通过阅读本篇内容，不仅能够了解并行计算和并行优化的基本知识，还能够通过其中的研究案例对并行优化方法有实际的体会。

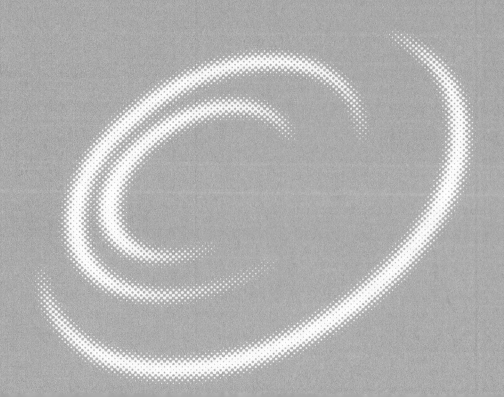

第2章
生物医药大数据高效处理的基础

生物医药大数据的规模巨大，远远超出了单台高性能服务器的处理极限，因此现代生物医药大数据通常利用高性能并行计算机进行处理。本章介绍大数据高效处理的基础知识，包括大数据计算模型和并行计算两部分。由于篇幅限制，本书仅介绍足以支撑理解生物医药大数据处理的基本知识，需要深入了解相关技术和大数据处理框架的读者可以自行参阅其他相关资料。

2.1 大数据计算模型

数据移动（即通信）开销是大数据计算问题的主要瓶颈，也是算法设计中的主要优化点。大数据背景下，计算逐渐从计算密集型转化为数据密集型（这两种计算类型的介绍参见2.2.1小节）。计算密集型的计算任务数据量不大，但对计算速度要求高，如各种组合优化问题、线性规划、数值计算等，解决这些问题的算法往往达到多项式级别的复杂度即可，对它们的理论研究关注的也是多项式级和非多项式级的区分；而数据密集型的计算任务面临超大的数据规模，算法的复杂度要求必须为线性或近线性，甚至亚线性。

伴随着大数据时代的到来，算法设计的发展在过去二十多年中也经历了从计算密集型到数据密集型的转化，很多面向大数据的新型计算模型诞生了。

2.1.1 外存模型

外存模型（算法）用于高效处理存放在磁盘里的数据。外存算法在大规模数据处理方面取得了巨大成功，特别是在数据库系统中。几乎所有的基本数据库操作用的都是外存算法，如外排序、哈希和B树等。当然，随着内存技术不断进步，内存容量不断增大，成本也有所降低，很多特殊用途的数据库可以放置到内存中进行计算。

2.1.2 数据流模型

数据流模型的目标是在内存里进行快速数据分析。该模型可以在数据量远远大于内存容量时，根据应用的需要采取滑动窗口策略，只分析最近的一段数据。经过十多年的研究，许多高效的数据流算法已经出现，并且诞生了一些数据流管理系统。这些算法有着广泛应用，如各种网络数据流的监控和分析等。

2.1.3　PRAM 模型

并行计算模型及算法曾在 20 世纪 80 年代风靡一时，产生了一套完整的理论和很多优美的算法。并行随机存取机（Parallel Random Access Machine，PRAM）就是其中一个最具代表性的并行模型。该模型由一系列并行步组成，在每一个并行步里，所有的处理器同步进行 1 次内存读、1 次计算和 1 次内存写操作。尽管 PRAM 在实践上没有成功，但其带来的丰富理论成果和算法设计思想对并行程序设计产生了较大影响。现实中，由于各种并行 / 分布式系统的体系结构、参数不尽相同，所以科研人员和工程师们往往是从已有的算法出发，经过适当修改、调整，来找到适应当前系统的最佳策略。

2.1.4　MapReduce 模型

映射 – 化简（MapReduce）模型一般用于大规模数据集的并行计算。利用它，编程人员只需要做少量编程工作，就可以将自己的程序并行运行在分布式系统上[14]。MapReduce 的开源版本是 Hadoop。Hadoop 在生物医药领域已经有了广泛应用。例如，早在 2012 年，华大基因研究院天津分院就将生产和科研的计算存储环境部署到国家超级计算天津中心的"天河一号"超级计算机上，对百万级以上的检测和科研样品进行了数据分析；同时部署了基于 Hadoop 的分布式重测序分析软件 SOAPgaea，能够快速地进行生物信息的比对和变异检测分析。与单机程序相比，20 个节点的 SOAPgaea 加速比达到 17 倍，显著加快了对孕前检测、肿瘤筛查等样本的分析速度。其间，华大基因采用 Hadoop 将 GPU 程序和数据调度到 GPU 节点上进行并行计算，解决了宏基因组中的大规模聚类问题。

介绍 MapReduce 时，不得不提到 Spark。Spark 保留了 MapReduce 的优点，而且在时效性上有了很大提高，从而对需要迭代计算和有较高时效性要求的系统提供了很好的支持。由于其性能方面的显著优势，Spark 也在生物医药大数据领域有突出表现。例如，美国的霍华德·休斯医学研究所使用 250 个节点的 Spark 集群进行大脑工作机制的研究，可在几秒之内对 6800 万条时间序列进行处理，研究大脑不同区域在处理特定方向移动时的表现，生成大脑对方向响应的高清区域图。此外，在 2014 年 Spark 峰会上，美国加利福尼亚大学伯克利分校的研究人员介绍了他们研发的基于 Spark 的核苷酸排列程序（Scalable Nucleotide Alignment Program，SNAP）。该程序是迄今为止最准确和最快的校准器，处理速度比之前快 3 ～ 10 倍。

2.2　并行计算

为了对大数据进行处理，人们不得不借助高性能的并行计算机。同时，又必须针对大数据应用的特点来设计高效的并行算法，以充分利用并行计算机的硬件性能。本节简要介绍并行算法的相关知识。

2.2.1　计算密集型和数据密集型

并行计算应用通常可分为计算密集型和数据密集型两类。

1. 计算密集型

计算密集型的特点是要进行大量的计算，消耗大量 CPU 资源。计算密集型任务虽然也可以用多任务完成，但是任务越多，花在任务切换上的时间就越多，CPU 执行任务的效率就越低。由十计算密集型任务主要消耗 CPU 资源，因此，有针对性的并行优化特别重要。

2. 数据密集型

数据密集型应用与计算密集型应用存在很大区别，传统的计算密集型应用往往通过并行计算方式，在紧耦合的超级计算机上运行少量计算任务，即一个计算任务同时占用大量计算机节点，而数据密集型应用往往可以分解为大量相对独立的数据分析处理任务，从而可以分布在松耦合的计算机集群系统的不同节点上运行，这些数据分析任务往往涉及高度密集的海量数据 I/O 吞吐需求，对存储访问时间有着很高的优化需求。

很多应用都兼具计算密集和数据密集两个特点。例如，生物医药大数据虽然具有庞大的数据量，符合数据密集型的特点，但也涉及大量的复杂分析，因此也会消耗大量计算资源。

2.2.2　并行计算的粒度

利用并行计算求解一个计算问题，通常基于以下考虑：

（1）将计算任务分解成多个子任务，有助于同时解决；

（2）在同一时间，不同的执行部件可同时执行多个子任务；

（3）多计算资源解决问题的耗时要少于单个计算资源的耗时。

根据并行计算任务的大小，可以将并行计算任务分为 3 种粒度：

（1）粗粒度并行，即各并行执行的计算任务有较大的计算量和较为复杂的计算步骤；

（2）细粒度并行，即各并行执行的计算任务有较小的计算量和较为简短的计算步骤；

（3）中粒度并行，即各并行执行的计算任务的计算量和计算步骤均为中等水平。

2.2.3　并行编程的一般设计过程

并行编程的设计过程通常可以分为以下 4 个步骤。

（1）任务划分和分析：将整个任务分解为小的计算任务，分析这些小任务之间的依赖关系，从而厘清任务之间的潜在并行性。

（2）任务的通信分析：子任务之间往往存在数据的依赖性，当将任务划分为几个部分并行执行时，必然要进行数据通信，才能保证整个任务的协调运行，因此通信分析也是在检测任务划分和分析阶段划分的合理性。

（3）任务组合：综合考虑应用的要求和成本，对任务进行组合，以提高执行效率，减小通信开销，满足应用需求。

（4）处理器映射：根据并行计算机系统的体系结构，决定将哪些任务分配到哪个处理器上运行，以提高并行计算机系统的运行效率，最小化并行计算时间。

2.2.4 并行编程模型

并行编程模型一直是并行计算研究领域中的重点内容，它和并行计算机体系结构紧密相关。共享存储体系结构下的并行编程模型主要有 OpenMP[15] 和 Pthreads 等，分布式存储体系结构下的并行编程模型主要有 MPI[16]、PVM 等。很多现代高性能计算集群采用多层次对称多处理（Symmetrical Multi-Processing，SMP）集群，这类集群将共享内存的 SMP 作为超节点，而超节点间采用消息传递，内存不能直接访问。SMP 集群同时具备了共享存储和分布式存储体系结构的特点。在这类体系结构中，为了兼具高可扩展性和易编程性，MPI+OpenMP 的混合编程模型就得到了广泛的应用。本书第二篇后续介绍的 3 个研究案例中，作者团队在天河系列超级计算机上对生物医药大数据算法进行并行优化时，通常也采用这种混合编程模型，以达到较大的并行规模。

2.3 总结

随着计算机硬件和软件技术的不断发展，生物医药领域中大数据的处理和分析普遍告别了低效率的串行计算方式，而采用较为昂贵的高性能计算机或在相对廉价的计算机设备上运行 Hadoop 集群，来进行相关研究和开发。在研究和开发工作中，一个重要的内容就是对已有生物医药软件或算法进行并行优化，从而利用新的计算机硬件或新的并行计算框架来进一步提升数据处理性能。对于超级计算机来说，由于近年来异构体系结构的兴起，主要的挑战在于如何合理地划分数据和计算任务，从而充分利用加速硬件（如 GPU、MIC 协处理器等）的浮点处理能力，达到更高的并行性。对于 Hadoop 等集群，主要的挑战是如何充分利用这类并行框架的特点来进行任务和数据划分，并结合多线程并发，以提高大数据处理效率。

本书第 3 章和第 5 章将介绍面向"天河二号"超级计算机的生物医药软件并行优化，第 4 章介绍采用多线程技术对前噬菌体预测软件的优化。通过这些案例，读者可以体会到，并行优化的研究工作必须"因地制宜"，针对数据处理的需求，充分利用现有硬件和软件的优势，才能达到好的效果。

第3章
海量基因表达谱分析

烈性传染病严重危害人类健康，历史上几次全球范围的传染病流行给人类带来了深重灾难。近年来，SARS、高致病性禽流感、甲型 H1N1 流感、埃博拉病毒等的肆虐造成了极大的社会恐慌和难以估算的经济损失。随着全球化的不断深入，世界范围内的人口流动及人与动物之间的接触日益频繁，生物威胁的种类正在迅速增长，许多传统上被认为不感染人类的微生物不断突破种间屏障，导致严重的疾病流行，迫切需要采用新的技术和方法来应对生物威胁[17]。

在这样的形势下，基因表达谱大数据为应对生物威胁提供了机遇。基因芯片和转录组测序技术的飞速发展使得检测细胞系在各种刺激下的全基因表达谱变得十分方便，目前已积累了海量数据。一些公开的数据库，如 GEO[18]、ArrayExpress[19] 等，就包含了大量病原微生物感染刺激下人体细胞反应的基因表达谱数据。2010 年，美国国立卫生研究院启动了基于综合网络的细胞特征库（Library of Integrated Network-based Celluar Signatures，LINCS）项目[20]，由麻省理工学院和哈佛大学共同组建的博德（Broad）研究所承担。目前该计划第一期（2010 ～ 2013 年）已获得了 15 种典型细胞中 3000 余个基因沉默和 5000 余种化学小分子刺激下的 90 余万个全基因组表达谱。

对基因表达谱大数据进行深入分析是应对生物威胁的重要手段。利用海量的基因表达谱数据，可以迅速确定新型病原对人体可能的危害程度、损伤途径，并预测可能的防治药物，为实验确证提供宝贵线索。此外，结合各种药物信息学数据库，如 Drugbank、PROMISCUOUS、SuperTarget、SuperCyp、SIDER 等，可以通过数据挖掘手段迅速发现已知药物的新用途，从而实现已知药物的重定位。

从大数据技术的角度来看，基于细胞反应数据的快速损伤机理解析和药物重定位分析，涉及百万级别的长矢量快速比对和聚类分析等问题，高效的大数据处理算法和软件架构是迫切需求。近年来，作者团队在国家自然科学基金的支持下，与军事医学科学院等单位深入合作，针对海量基因表达谱分析、海量基因表达谱比对与聚类这两个重要问题，进行了一系列的算法创新和工具开发[133]。本章主要介绍以下两方面的工作。

（1）对业界普遍使用的表达谱分析软件 GSEA 的并行优化。基因富集分析（Gene Set Enrichment Analysis，GSEA）是基因表达谱分析的基础工具，但受限于其本身复杂的计算过程，缺少算法优化和大规模计算的能力，并行化软件工具执行效率低下，难以满足海量表达谱分析的需求。作者团队对算法进行了重新设计与全面重写，通过预排序和构建三元组（Triple）消除冗余计算，通过构建索引和消除前缀求和过程将算法复杂度从 $O(mn)$ 降低至 $O(m+n)$，并利用全局富集积分池实现全局重排和随机抽取策略，使显著性分析过程造成的成倍开销几乎可以忽略不计，最后设计实现了海量表达谱并行查询算法。

（2）面向"天河二号"超级计算机的海量表达谱并行比对和聚类算法。作者团队在对 GSEA 算法进行优化的基础上，设计实现了一种面向"天河二号"超级计算机的海量表达谱并行比对算法，采用多种策略对初始数据进行负载均衡的划分，结合 MPI+OpenMP 进行两级并行加速，充分发挥各处理器计算性能。

本书 3.1 节介绍基因表达谱分析与生物效应评估的关系和存在的问题，3.2 节介绍基于 GSEA 优化的基因表达谱快速查询算法 paraGSEA，3.3 节介绍基因表达谱并行比对与聚类算法。在每一节中我们都详细介绍了算法的开发和优化思路，希望能为读者对类似算法的研发提供有益借鉴。最后，我们对本章内容进行了总结并提出了一些值得继续研究的问题。

3.1　基因表达谱分析与生物效应评估概述

生物效应评估，即通过测定和分析生物制剂刺激各种人体细胞后的数字化转录组反应，快速确定相关的检测标志物和治疗靶标，极大缩短防治手段的研发过程，以快速、有效地应对可能的生物威胁。

图 3.1 为基于药物刺激和感染细胞反应数据发现抗感染药物的总体框架。首先系统地积累各种潜在生物制剂作用下的细胞反应大数据，以此为基础，通过聚类分析或社团网络分析等大规模数据挖掘，推测突发生物效应模式，如药物与靶标的关联、药物与病原体的关联、药物与宿主的关联等模式，从而为抗感染药物的研制奠定基础。

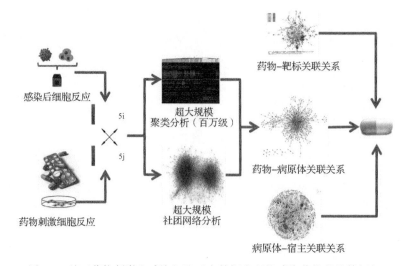

图 3.1　基于药物刺激和感染细胞反应数据发现抗感染药物的总体框架

本章主要介绍对细胞反应大数据进行分析的技术，即图 3.1 中间的部分。目前对转录组表达谱数据进行分析的工具软件不少，但大多存在以下两类问题：

第一类问题是没有采用权威有效、能够揭示实际生物学意义的分析算法。例如，LINCS Canvas Browser[21] 提供了一个方便操作的可视化网络接口，对 LINCS 数据进行聚类分析，同时可以选择来自 30 多个基因集库的 GeneSet 进行富集分析，进而选择出显著性差异表达的表达谱，但该接口的聚类过程只是简单地使用了表达谱之间的余弦距离或皮尔逊距离进行层次聚类，距离指标缺乏权威性，聚类算法简单低效，计算结果也难以揭示真实的生物学含义。同样地，另一个著名的表达谱分析网络接口是 L1000CDS2[22]，它可以计算输入签名矢量和 LINCS 数据之间的余弦角度，以观察药物小分子化合物与表达谱之间正向或逆向的影响关系，还可以通过对 LINCS 数据集的测定分析以非常方便的方式预测每个小分子最可能的靶标。然而，L1000CDS2 接口简单地使用重叠率或余弦相似性作为度量来估计输入签名矢量和 LINCS 数据之间的关系，分析手段同样不够权威，得到的分析结果可能也难以揭示有效的生物学意义。

第二类问题是没有使用高效的加速手段，分析效率低下。GSEA 算法是目前常用的对表达谱进行分析的有效手段，使用该算法可以有效地解决第一类问题。但目前已有的实现工具，如用 R 语言实现的 GSEA-P-R[23]，用 Python 实现的 SAM-GS[24] 及用 MATLAB 实现的 GSEA工具[25] 都受限于脚本语言的低效性，很难达到令人满意的计算速度，同时它们对原本算法的实现比较直接，没有使用并行化加速手段，这就导致其对海量表达谱数据的分析难以满足实际的时间需求。目前虽然有使用大数据框架 MapReduce 进行并行化加速的尝试，但其对于GSEA 算法的移植并没有避免多次的 MapReduce 迭代过程，该框架固有的 I/O 低效性导致其移植的尝试并没有取得显著的性能收益。作者团队针对第二类问题，以提高用 GSEA 算法进行表达谱比对和聚类分析的效率为目标，对相关软件工具和算法进行设计和优化。

3.2　海量基因表达谱快速查询

3.2.1　GSEA 工具

GSEA 工具是麻省理工学院和哈佛大学的 Broad 研究所开发的针对全基因组表达谱芯片数据进行分析的工具，其基本思想是使用预定义的基因集（通常来自功能注释或先前实验的结果），将基因按照在两类样本中的差异表达程度排序，然后检验预先设定的基因集合是否在这个排序表的顶端或底端富集。GSEA 检测的是基因集合而不是单个基因的表达变化，因此可以包含这些细微的表达变化，预期得到更为理想的结果。

GSEA 是经典的表达谱分析算法，在相关领域有广泛的应用与实现，在国内外具有较大影响，其原始论文引用数超过 23,754 次（Google Scholar，截至 2020 年 12 月 8 日），相关实现软件下载次数过 10 万次。截至 2019 年 5 月 1 日，GSEA 软件已经发展到 3.0 版本，其软件界面如图 3.2 所示。

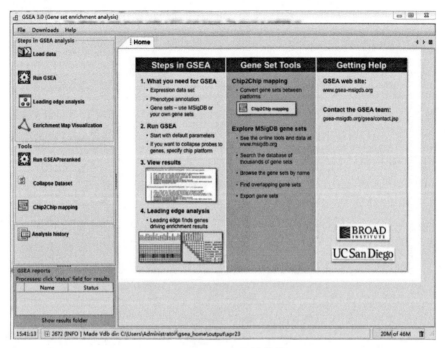

图 3.2　GSEA 3.0 的软件界面

GSEA 算法的执行分为以下 3 个主要步骤。

（1）富集积分 ES（Enrichment Score）的计算：使用 Kolmogorov-Smirnov 统计量进行富集积分计算，可反映某个基因集在整个排序列表的顶部或底部集中出现的程度，或称为 S 的基因超表达在整个 L 序列的头部和尾部的多少。计算过程如图 3.3 所示。

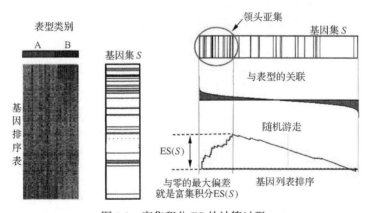

图 3.3　富集积分 ES 的计算过程

（2）估计 ES 的显著性水平：对 ES 的统计学显著性（名义 P 值）的估计是通过一个经验基础表型方法——置换检验实现的，具体就是置换表型标签，以及为每个置换结果的 ES 重新计算统计量。上千个这样的置换为 ES 产生一个零分布，并且相对该分布计算出检测到的数据的经验性名义 P 值。因为这个过程采用的是对样本的置换，因此保留了基因间的相互作用，与对基因的置换相比，能够更真实地反映其生物过程。

（3）调整多重假设检验：需要评估整个基因集数据库，通过调整名义 P 值来说明多重检验。包括创建归一化的富集积分 NES，通过对每个基因集进行归一化，以说明应用 FDR（False Discovery Rate）对每个 NES 进行控制前的数据组大小，并产生基因列表的 FDR。

GSEA 是对表达谱进行分析的有效手段，但受限于其本身复杂的计算过程，目前已有的实现工具都难以满足计算速度需求。同时这些实现工具也没有对原算法进行任何性能优化和并行化加速，这就导致其对海量表达谱数据的分析难以满足实际的时间需求。因此，GSEA 的深度并行优化是表达谱大数据分析的迫切需要。

3.2.2　海量基因表达谱查询算法

3.2.2.1　原始表达谱数据格式介绍和预处理

实验的原始表达谱数据来自 LINCS 项目，现已在 GEO 官网提供，本书主要用到以下两个可以免费下载的数据源：

（1）https://exl.ptpress.cn:8442/ex/l/f34e0fa1

（2）https://exl.ptpress.cn:8442/ex/l/34aaaf0e

LINCS 的数据集包含在各种实验条件下得到的多种规模的表达谱数据，一般是以 ".gct"或 ".gctx" 为后缀的 HDF5 文件。因为案例中直接采用 1ktools 开源工具进行原始数据解析，我们不用太关注该文件本身的复杂结构，只需要知道怎么解析出需要的表达谱并保存成程序易于处理的文件格式即可。

首先简单介绍文件格式中解析需要用到的字段，图 3.4 就是在 Excel 软件中打开的 LINCS 原始表达谱数据文件格式示例。

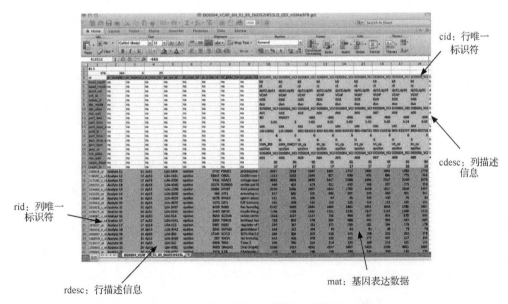

图 3.4　LINCS 原始表达谱数据文件格式示例

图 3.4 中除了左上角的无底色区域，其余每一列代表一个样本表达谱，有一个对应的列唯一标识符 rid。每一行代表一种基因，同样有一个对应的行唯一标识符 cid。左下方区域是行描述信息 rdesc，表示该种基因的一些相关属性，但这些基因属性在本书介绍的方法中并不需要使用，因而不用关注。右上方区域是列描述信息 cdesc，表示得到该样本表达谱的相关控制信息和处理条件，这些是需要关注的主要属性，因为表达谱的解析抽取和描述就是通过这些属性完成的。通过这些信息，我们才能从分析结果中知道具体生物性状的成因和抑制方法，从而达到找药治病的目的。本书介绍的实现工具选取其中主要的 5 项属性来支持表达谱的解析抽取及最后结果的显示分析，以辅助药物的发现。这 5 项属性包括：细胞系、干扰素、实验组类型、处理时间和处理浓度。不难发现，有了这几项属性，我们基本就可以针对具体的病症性状予以应对。图 3.4 中的右下方区域就是具体各基因的表达量水平，也是算法中主要使用的计算数据。

本书介绍的海量基因表达谱查询算法中使用的解析工具是 Github 上开源的 1ktools（开源网址: https://exl.ptpress.cn:8442/ex/l/0d93da78）。截至 2020 年 10 月，该项目还在维护之中，提供了 R、Java、MATLAB 和 Python 这 4 种语言的解析包，读者也可自行下载。本书算法中主要使用的是 MATLAB 版本，通过阅读其相关说明文档，可以轻松地使用其中的 parse_gctx.m 集成工具，根据字段属性将表达谱进行过滤，并将需要的表达谱载入内存，然后只需通过利用 MATLAB 脚本编程将解析后的数据按算法可以使用的数据格式写出到文件即可。

表达谱的排序操作可以在解析过程中直接完成，即作为预处理步骤用 MATLAB 的排序脚本直接高效处理，以避免后期分析过程的冗余性工作。因为解析文件一旦生成，是可以根据算法输入的不同多次使用的，如果每次运行算法都重复进行排序过程，显然会造成不必要的性能开销。

另外，考虑到 MATLAB 效率较低，该算法提供的解析工具可以有效地利用多核高性能服务器的计算资源进行并行解析，解析过程几乎能够得到接近线性的加速效果。最后只需要用 shell 下的简单文件合并操作，就能在数秒内得到与单核方法下完全一致的解析文件。对 LINCS 源文件的解析还会生成几个参考文件（合称为 Reference）以支持快速查询的过程，使其更加符合工程性的需求。

3.2.2.2　构造索引和三元组

在富集积分的计算过程中，首先会计算一个命中矢量，即一个表达谱的上调或下调基因集在另一个排好序的表达谱中出现的位置。我们会很直接地想到这步操作需要循环遍历表达谱和基因集。如果基因集的长度是 m，表达谱的长度是 n，则该步骤将是一个时间复杂度为 $O(mn)$ 的操作。为了提高效率，本书介绍的 paraGSEA 算法会先扫描一遍表达谱，建立每个基因的位置索引数组，然后只用再扫描一遍基因集即可完成工作，从而将时间复杂度降低到 $O(m+n)$，并且用索引数组替代原来的排序表达谱也不会造成额外的空间开销。

另一方面，建立索引的过程与排序操作一样存在着严重的冗余性问题。一个表达谱在根据输入的不同多次投入使用的时候，如果始终完整地运行整个富集积分计算模型，就会反复地建立索引，这势必会造成不必要的性能开销。为了解决该问题，我们在载入表达谱数据集的同时就先为每个表达谱建立好索引，并用它替代原来的排序谱。但是只有索引数组并不能确定原来基因的上下调基因集，故而在载入数据后的预处理部分，我们用一个三元组保存表达谱的结构，它分别由上调基因集、下调基因集和索引数组 3 部分组成。这部分工作可以尽可能地消除并行计算带来的冗余操作。图 3.5 为由原始表达谱建立三元组的操作过程。

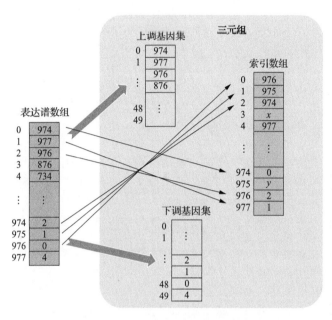

图 3.5   由原始表达谱建立三元组的操作过程

如图 3.5 所示，上下调基因集通过直接截取排序表达谱的首部和尾部指定长度的基因序列号来确定。索引的建立过程可以简单地看成将排序表达谱数组的下标和值进行置换。具体而言，遍历表达谱的每个基因项时，直接可由基因序号定位到索引数组（Index）的目标空间，然后填入该基因项的排序下标即可。由此索引数组便可直接根据基因的序号定位到其在原排序谱中的位置，而不需要每次都遍历整个表达谱。

3.2.2.3   消除前缀求和过程

富集积分的标准计算模型主要是对命中矢量及命中矢量取反后得到的缺失矢量进行前项累加，找到绝对值相差最大的位置。这个实际差值就是 ES，该指标能够有效地反映特定基因集在表达谱中的富集情况。如果一个表达谱的上调基因富集于另一表达谱的上调位置，下调基因富集于另一个表达谱的下调位置，则在生物学意义上可以认为这两个表达谱存在极大的相关性。图 3.6 为消除前缀求和后的富集积分计算标准流程。

计算过程中，命中矢量的长度与表达谱的长度是一致的，导致整个计算过程的时间复杂度是 $O(n)$。但是通过观察发现，前项累加过程中绝对值相差最大的位置只会出现在命中位置的前后。在图 3.6 所示的流程中，通过细致的条件判断，只考察命中位置的几个位点同样可以计算出正确的 ES，并将算法的时间复杂度降低到了 $O(\log_2 m)+O(m)$，多出的 $O(\log_2 m)$ 是因为在考察之前会先对命中位置进行排序。而在实际情况下，表达谱的长度一般来说远远大于上下调基因集的长度，也就是 n 远远大于 m。当大规模重复进行富集积分标准计算流程时，这样的优化将会带来十分可观的性能提升。

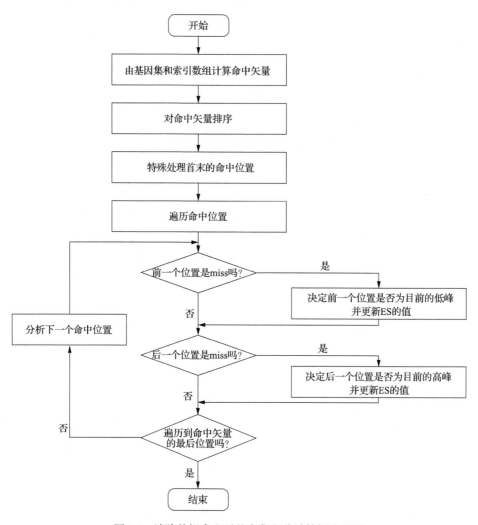

图 3.6　消除前缀求和后的富集积分计算标准流程

另外，算法过程还需要对首末位置进行特殊处理，这是因为会存在数组越界的情况。而之所以要先排序，是因为判断低峰和高峰时需要知道到目前为止已经命中和缺失的次数。另外在同一时刻高峰和低峰只能有一个存在，即峰值点唯一（以绝对值为标准）。从排序谱开始的包括建立索引数组和消除前缀求和的全过程计算模型如下：

```
1: Input: profile, geneset //输入
2: Output: es //输出
3: Variables: siglen, len
4: Containers: isgs, index
```

```
5: siglen←length of geneset
6: len←length of profile
7: for gene g in profile do
8:   index[profile[g]]←g
9: end for
10:for gene g in geneset do
11:  isgs[g]←index[geneset[g]]
12: end for
13:sort isgs ascendingly
14:for gene g in geneset do
15: if g is the first gene in geneset then
16:    if isgs[g] is not the first gene in profile then
17:       if prev gene before g reach max absolute value of current es then
18:          es←-isgs[g]/(1-siglen)
19:       end if
20:    end if
21:    if the gene after g is not isgs[g+1] and g reach max absolute value of
current es then
22:       es←(g+1)/siglen-(isgs[g]-g)/(len-siglen)
23:    end if
24:  end if
```

3.2.2.4　全局富集积分池实现全局重排和随机抽取策略

GSEA 中统计量的计算过程本质上就是对原表达谱进行上千次的置换重排后再计算 ES，这会直接导致计算量上千倍的递增。为了解决这个问题，我们在彻底分析了置换原则的基础上，考虑采用"全局重排后随机抽取"的策略构造一个全局富集积分池（GESPool），以控制计算的开销。全局重排和随机抽取策略大致如图 3.7 所示。

具体来说，对一个表达谱的置换，在计算的本质上都是表现为对 GeneSet 在某一表达谱下的命中矢量进行置换。而同一个 GeneSet 的长度是一定的，那么不论是计算它对于哪一个表达谱的 ES，命中矢量中命中位置的个数都是一定的。因此，我们可以考虑对一个命中矢量首先全局置乱 10,000 次，分别计算 ES，构造一个全局富集积分池（GESPool），然后对每一个表达谱计算 P 值和 NES 值时，从这 10,000 个全局 ES 中抽出 1000 个。这样一次计算，多次取用，就不用每次为了计算 P 值再计算 1000 次 ES 了。

为了分析该策略的误差和可接受性，我们用 MATLAB 进行了快速的实验验证。从数据集中抽取前 1000 个表达谱，分别用原始算法和优化算法计算 ES、NES 和 P 值这 3 项指标，并以原始算法的结果为纵坐标，优化算法的结果为横坐标，绘制包含 1000 个样本点的散点图。如果两种算法的结果较为一致，则所有的样本点应该都是紧密地分布于斜率为 1 的直线附近。

具体实验结果如图 3.8 所示。

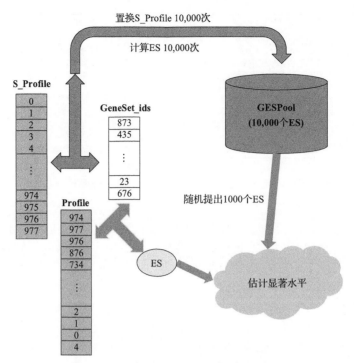

图 3.7　全局重排和随机抽取策略示意图

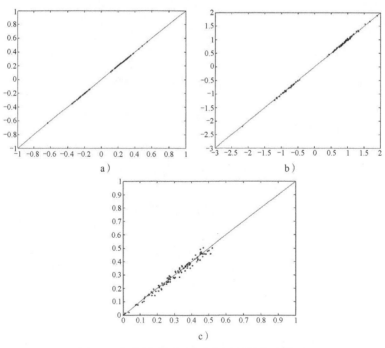

图 3.8　优化策略误差分析与验证的实验结果

a）ES 对比　b）NES 对比　c）P 值对比

　　ES 的计算不存在任何随机性，如果有一个样本点不在斜率为 1 的直线上，就说明优化后的算法连准确性都难以保证，这是无法接受的。观察图 3.8a 不难发现，ES 的样本点完全分布于这条直线上，这说明两种算法的结果完全一致。另一方面，图 3.8b、c 中 NES 和 P 值两指标的样本点也都紧密地分布于斜率为 1 的直线附近，这说明优化算法是完全可行的。图 3.8b、c 中样本点未完全处于直线上是难以避免的现象，因为这两个指标的计算过程都存在随机性，即使是都采用原算法分别作为横、纵坐标，绘制出的散点图也跟图 3.8b、c 的分布一致。

具体地，可以先初始化一个无所谓基因顺序（可以简单地顺序编号）的源表达谱（S_Profile），将其随机置乱 10,000 次，每次都和目标基因集（GeneSet_ids）一并计算出一个 ES，并填充于 GESPool。然后，针对和源表达谱同等规模的待分析的表达谱，将通过对其进行实际计算得到的 ES 与从 GESPool 中随机抽取的 1000 个 ES 一起构成需要的零分布模型，进而进行相关的统计方法分析。

如果一次需要扫描分析的表达谱集合规模为 1，置乱次数按标准的 1000 次操作，原本方法的计算复杂度为 $O(1000l)$，而新方法的计算复杂度为 $O(10,000+l)$。事实上，根据真实的 LINCS 数据集来看，l 的规模往往是上百万量级的。这种情况下，加上 10,000 次计算造成的开销基本可以忽略不计，而乘以 1000 次造成的开销却是绝对难以容忍的。故而本方法在保证结果正确性的基础上，可以有效地加速整个显著性分析过程。

3.2.2.5　参考和二级索引

对原始 LINCS 表达谱数据的预处理过程一旦结束，后续的分析计算都不会再涉及其使用，因此必须保证预处理写出的数据对后续的分析比对和聚类过程有高效的支持。经过充分的考量，数据预处理过程除了写出抽取的排序表达谱和对应的 cid 外，还要将其他一些相关信息输出保存到一个参考文件集（Reference）。该参考文件集主要包括 3 个子文件：基因列表文件（GeneList）、样本列表文件（Sample Condition）和样本列表偏移文件（Rowbyte-Offset）。基因列表文件包含该数据集每个表达谱的所有基因名（Gene Symbol），按表达谱的原始顺序排列；样本列表文件包含该数据集每个表达谱的相关描述信息，一个表达谱一行，主要包括 5 项属性，即细胞系、干扰素、实验组类型、处理时间和处理浓度；样本列表偏移文件根据样本列表文件生成，记录了样本列表文件中每一行描述信息的首地址偏移，主要用于快速定位并反馈查询结果，以节省内存消耗。

值得注意的是，样本列表偏移文件的输出并不会造成过大的额外开销，它很容易在写出样本列表文件的同时完成。但它的生成却可以优化和加速整个查询反馈过程，故而设计其加入整个参考文件集。

快速查询过程的数据通路如图 3.9 所示。

整个数据通路的起点始于用户输入的基因集 GeneSet。算法首先根据基因集中各基因名在基因列表文件中出现的位置，得到基因集相应的基因编号文件。因为每个解析后表达谱的实质就是排序后的基因编号，只有将基因名转换成基因编号，方能进行后续的分析比对过程。得到基因编号文件后，便可以到整个表达谱集合中进行查询，完成优化的 GSEA 算法并得到 K 个最主要相关（正相关和负相关）表达谱的 cid。紧接着就是根据 cid 获取样本信息并反馈查询结果的过程。

算法会利用生成的样本列表偏移文件实现二级索引技术来加速整个信息反馈过程，并优化内存使用。具体而言，第一级索引根据抽取的 cid 列表定位具体的样本表达谱编号；第二级索引根据样本列表偏移文件（RowbyteOffset）快速定位具体的样本描述信息。第一级索引过程无须多言，由数组下标即可立即定位；第二级索引过程对样本列表偏移文件的利用是加速的关键。若没有该文件，要实现这一过程需要先将整个样本列表文件（Sample Condition）载入内存，然后逐行遍历并计数，直到找到需要的样本项。当表达谱数据集很大时，这样的策略对内存和查询效率都是一个极大的负担。但在有样本列表偏移文件的情况下，因为偏移文件每一行只需要一个固定长度的长整数来保存每个样本描述信息的起始偏移地址，它的每一行数据可以通过计算的方法快速定位，然后由此偏移值亦可快速定位样本列表文件的具体描述信息条目而不需要载入整个文件，因此该策略可以明显加速整个查询反馈过程，非常高效。

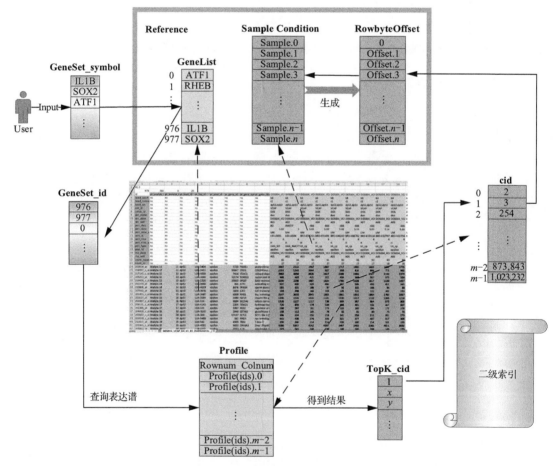

图 3.9　快速查询过程的数据通路

3.2.2.6　并行查询加速

首先必须明确的是，这里介绍的查询算法的并行并不是针对单次计算富集积分的计算模型，而是通过有效的数据划分和负载均衡手段对计算大量 ES 矩阵的过程进行并行。不对单步富集积分计算模型进行并行的原因是：一来它本身不适合并行，虽然有些前缀求和的操作也能通过消除循环依赖的办法强行并行，但是会增加整体的工作量，得不偿失；二来该模型只计算一个富集积分，即使是在长度为两万多的全基因表达谱上也不是太大的计算负担，如果对这个过程也进行算法上的并行，会导致并行粒度过小，反而大量增加额外的调度开销，延长单个计算任务执行的时间。

因此，该算法中并行查询的实现重点在于对表达谱数据集的有效划分，涉及的并行化工作仅是利用 OpenMP，MPI 或 MPI+OpenMP 对进程或线程空间持有的数据集进行均匀划分，这是容易做到的，并且不会涉及算法层面的复杂并行化工作。毕竟，每个任务的计算模型一致，工作量基本相同，只要进程或线程空间持有的表达谱数量大致相同，即可充分发挥多核资源，获得理想的计算性能收益。基于此，该算法结合 MPI 和 OpenMP 简单地实现了并行查询加速的过程。该过程相对简单，限于篇幅，不再赘述。

3.2.3　性能评估

本节主要从重新设计优化算法后与其他经典工具相比的性能优势和可扩展性两个方面，对作者团队设计实现的 paraGSEA 快速查找工具进行评估测试。

该工具的测试平台是"天河二号"超级计算机，计算节点配置见表 3.1，总共包括 16,000 个计算节点和 12.4PB 的全局共享并行存储系统。

表 3.1　"天河二号"超级计算机的计算节点配置

指标	Intel® Xeon® E5-2692 v2 CPU	Intel® Xeon® Phi™ 31S1P
插口数 / 核数 / 线程数	2/12/2	3/57/4
时钟频率（GHz）	2.20	1.10
视频处理单元位宽（bit）	256	512
1 级 /2 级 /3 级缓存容量（KB）	32/256/30,720	32/512/—
内存容量（GB）	64	6

本实验采用 LINCS Phase I (GSE92742) 的数据作为测试数据集，它包含 15 种典型人体细胞在 5000 余种化学药物分子刺激下得到的 1,319,138 个转录组表达谱，每个表达谱包含 978 个标注基因的表达量情况，可以用相关预测模型较为准确地推测出人体全基因谱表达情况。

1.　与其他经典工具的性能比较

为了衡量 paraGSEA 相对于已有经典 GSEA 实现工具的性能优势，选取 GSEA-P-R.1.0，PYGSA 及 GSEA2 共 3 种工具进行比较实验。因为这 3 种工具不支持并行计算，性能的比对实验中，paraGSEA 也只使用单核版本参与比较。由于是单核实验，不太适合使用整个数据集进行性能分析，否则原有工具所消耗的时间会很长，故实验过程中分别抽取 LINCS Phase I 数据集中 1000、10,000、50,000 和 100,000 这 4 种规模的表达谱集合进行分析。图 3.10 为只进行 ES 计算的各工具性能比较，它能够有效地体现出除了使用全局富集积分池

（GESPool）以外，其他策略对算法的加速效果。图 3.11 为完成显著性分析过程后的各工具性能比较，它能够有效地体现出 paraGSEA 算法对整个查询过程的加速效果。

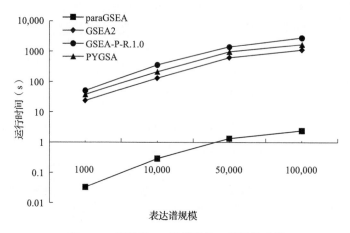

图 3.10　只进行 ES 计算的各工具性能比较

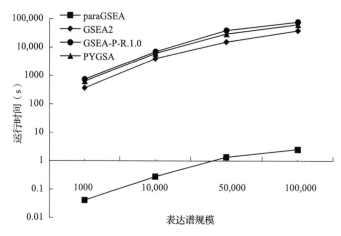

图 3.11　完成显著性分析过程后的各工具性能比较

从图 3.10 所示不难看出，paraGSEA 的单核算法与其他 3 种经典工具相比都有至少 2 个数量级的性能优势，随着表达谱规模的扩大，这个优势还在变得更加明显。这显然应该归功于算法中所使用的各种优化策略将计算 ES 的总体时间复杂度从 $O(m{\times}n)$ 降低至 $O(m{+}n)$。

如图 3.11 所示，在完成整个 GSEA 算法的过程中，paraGSEA 相较于其他 3 种经典工具几乎有了 3 个数量级以上的性能优势。这是因为 paraGSEA 使用了全局富集积分池（GESPool），它在运行 GSEA 算法全过程中，与只计算 ES 的情况相比几乎不会有太大额外的开销。而其他工具因为上千次的置乱操作，时间开销都有了极其明显的增加。同样地，这样的性能优势也会随着表达谱规模的不断增加而越发明显。

2. 并行加速效果实验

该实验在"天河二号"超级计算机的单个节点内采用基于 OpenMP 的多线程并行，使用完整的 LINCS Phase I 数据集作为查询对象，完成整个 GSEA 算法过程，从单核到 24 核进行并行实验，获得了拟线性的加速性能，结果如图 3.12 所示。

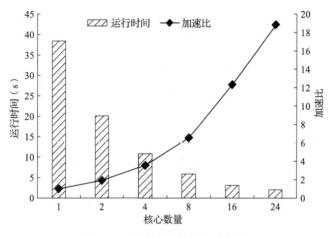

图 3.12　并行化查询的加速效果

3. 可扩展性实验

该实验实现跨节点的多级并行，节点内采用基于 OpenMP 的多线程并行，节点间采用基于 MPI 的多进程并行，在"天河二号"超级计算机上进行可扩展性测试，每个节点 24 核满载运行，最大测试规模为 10 个计算节点，完成整个 GSEA 算法过程，结果如图 3.13 所示。

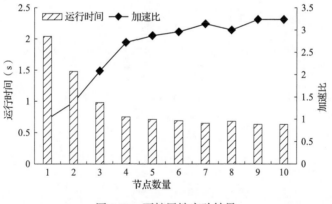

图 3.13　可扩展性实验结果

从图 3.13 不难看出，扩展到多节点后，加速效果并没有很接近线性，超过 5 个节点后，算法的运行时间几乎没有明显减少，甚至出现了上下波动的情况。这是因为本身数据集的查询规模根本不需要用到如此大的并行量。节点越多，用的核数越多，各进程和线程间的控制调度开销就更大。

3.3　海量基因表达谱并行比对与聚类

通过实验得到的转录组表达谱表达数据往往是进行了变量控制的，某一种表型表达谱用了哪种干扰素、作用的是哪种细胞系、作用时间有多长、药物浓度有多大等，这些都有详细的划分。每种控制条件会对应到一个具体的转录组表达谱，其展现形式就是人体细胞的每个基因与其表达量。基于这样的海量表达谱数据库，针对某一具体病患，我们可以通过实验得到他的转录组表达谱并与库中的表达谱一一进行比对。该过程的实质就是计算每两个表达谱之间的 ES，该指标可以看成两个表达谱之间相关性的衡量标准。如果 ES 值特别大，说明两者存在极大的相关性，而相应的控制处理条件可能是病症的诱导因素；相反，如果 ES 值特别小，说明两者存在极大的反相关性，而相应的控制处理条件可能是病症的治疗手段。

CMap（Connectivity Map）项目正是这样一个旨在利用大数据分析手段快速找到治病药剂的项目。只要表达谱之间相关性的衡量指标够科学、够权威（如 GSEA），并且转录组数据库够全面、够完善（如 LINCS），就能够仅通过计算分析的方法快速找到疾病的防治手段。需要注意的是，这一切都是以快速计算为前提的，故而，为了应对基因表达谱大数据场景下快速计算的需求，利用超级计算机对算法流程进行分布式并行加速就十分有必要。

3.3.1 基因表达数据库 CMap

CMap 是由博德（Broad）研究所开发的一个基于干预基因表达的基因表达谱数据库。如图 3.14 所示，CMap 以相关图的形式，提供了一个大型的药物、基因和疾病之间联系的特征基因表达图谱数据库，揭示了药物、基因和疾病三者之间潜在的联系。

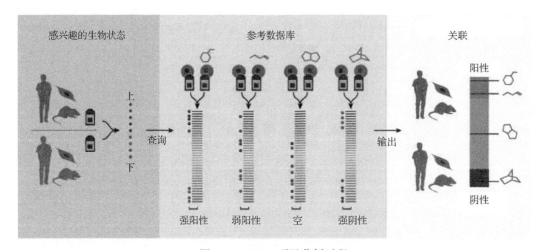

图 3.14　CMap 项目分析过程

针对某一病患的表达谱，CMap 通过某种有效的指标来衡量其与转录组数据库中各表达谱的关联程度，通过快速扫描数据库并计算该指标，发现数据库中与其负关联最强的表达谱，而在实验中使用并获取该表达谱的药物分子及处理条件就是该病患有效的治疗手段。只要表达谱之间相关性的衡量指标科学、权威，并且转录组数据库全面、完善，就能够仅通过计算分析的方法快速找到疾病的防治手段。基于这样的两两比对手段，我们还能够快速地构建表达谱数据库相似度矩阵，从而对其进行快速聚类，通过无监督分类学习发现人体表达谱数据间存在的潜在规律，为揭示药物作用下的人体生物学奥秘提供更多的便利。

遗憾的是，CMap 虽然提供了有效的方法，却没有为这样的分析过程提供高效的计算工具。本节就致力于解决这个问题，介绍作者团队针对基因表达谱并行比对和并行聚类开发的高效算法。

3.3.2　基因表达谱并行比对

本小节详细介绍海量表达谱并行比对算法的设计与实现，包括比对过程中冗余计算的去除、数据划分的策略、跨节点的可扩展大规模并行计算方法。

3.3.2.1　比对去冗

本书 3.2 节已经提到通过预排序和构造三元组（Triple）的方法减少冗余计算的策略，而在比对过程中，这样的冗余计算问题尤为严重。图 3.15 为利用三元组进行比对去冗的策略。

从图 3.15 中不难发现，两个表达谱集合在两两比对的过程，第 1 个集合中的每一个表达谱都会扫描第 2 个集合的所有表达谱。如果不使用三元组，而总是从原始排序谱出发，当用第 1 个集合的第 2 个表达谱去扫描第 2 个集合的时候，就会重复地为第 2 个集合的所有表达谱建立索引，这势必会造成大量不必要的性能开销。若如图 3.15 所示，两个集合都包含 m 个表达谱，则从原始排序谱出发计算，整个比对过程会多余地建立近 m^2 次索引。而使用三元组只用为每个表达谱建立一次索引即可，这可以显著提高比对效率。

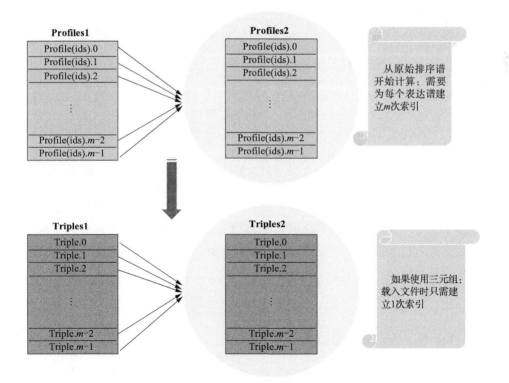

图 3.15　利用三元组进行比对去冗的策略

3.3.2.2　数据划分

为了达到计算过程负载均衡的目标，paraGSEA算法首先对数据在进程间进行了合理的划分。因为算法的输入是两个表达谱集合的文件，所以数据的划分其实就是对这两个文件的划分，使每个进程拥有大致等量的待计算表达谱。

对于文件1，算法直接按进程数进行划分，使每个进程持有文件1的表达谱数相差不超过1，如果文件1的表达谱数刚好能够被启动的进程数整除，则它将被均匀地划分给每个进程，这是容易做到的。

对于文件2，如果再将它按进程进行负载均衡的划分，将不能完成两集合中任意两个表达谱的比对工作。例如，分给进程0的文件1的数据将不能与分给进程1的文件2的数据进行比对，如果强行比对的话，各进程在计算的过程中还要进行大规模的通信工作，这势必造成大量的性能开销。

于是，在一般内存足够的情况下，我们选择了牺牲一定空间的策略，让每个进程持有文件2中全部的表达谱数据，从而让整个大规模并行计算的过程完全不存在通信的任务，最大限度地保障了算法的计算性能。

相应地，我们在进程内部采用多线程的策略对文件2的数据进行负载均衡的划分与计算。因为线程任务共享内存，这样就可以充分发挥多核并行的优势，完成大规模并行比对任务。

3.3.2.3　跨节点的可扩展计算

基于对输入数据的划分，我们接下来定义每个进程及其内部的每个线程需要分配并完成的计算任务。

在具体的实现中，文件1直接用封装好的I/O函数对相应的部分数据进行读取即可。至于文件2，简单的策略是直接由每个进程读取文件2的全部数据，这样将不存在任何的通信工作，但是也没有体现任何的并行工作；另一种策略是让一个进程读取文件2的全部数据，然后将之均匀地划分给每个进程［即点对点（p2p）通信策略］，但这样不仅要像简单策略一样等待每个进程都读完一个完整的文件2，还要再进行通信，显然数据划分的性能不会理想。

而我们采取的方法是，让每个进程一开始只并行地读取文件2的部分数据，然后通过全局通信操作让每个进程持有文件2的全部数据，这样读文件的时间将被大大地缩短。如果算法使用的全局操作实现足够高效，即使加上额外的通信，我们也将获得可观的性能提升。幸运的是，MPI的全局操作函数MPI_Allgather已经为我们需要的通信工作提供了高效实现的可能。如果数据集无法均分，可以通过自行实现Allgather操作来进行通信。

3.3.3　基因表达谱并行聚类

在对基因表达谱进行高效比对的基础上，我们还需要对其进行聚类。本节首先介绍聚类的基础知识，然后简单介绍串行KMedoids聚类算法，最后重点介绍作者团队实现的并行

KMedoids 聚类算法。

3.3.3.1　聚类

聚类是无监督学习的典型算法。该算法试图探索和发现一定的模式，用于发现共同的群体，按照内在相似性将数据划分为多个类别，使得类内相似性大，类间相似性小。

聚类通常可分为 5 个大类：基于距离的聚类、层次聚类、基于密度的聚类、基于模型的聚类和谱聚类。

基于距离的聚类算法以 KMeans[26]、KMedoids[27] 为代表，有着聚类速度快，适合发现球形类簇的优点。其中，KMedoids 是 KMeans 的改进版本，与后者的不同在于每次迭代后的质点都是从聚类的样本点中选取，其标准是当该样本点成为新的质点后能提高类簇的聚类质量，使类簇更紧凑。KMeans 算法极易受到噪声异常维度的干扰，使类簇发生"畸变"，KMedoids 则可以有效地解决这一问题。

层次聚类分为自顶而下和自底向上两类，其代表算法分别为 Agglomerative[28] 和 BRICH[29]。层次聚类的优点是不需要确定聚类的个数，可根据主观划分决定分成几类，但计算量较大，效率不太高。

基于密度的聚类以 DBSCAN[30] 为代表，它以类簇密度为考虑的出发点，只要样本点的密度大于某阈值，则将该样本添加到最近的簇中。基于密度聚类的优点是可以发现任意形状的样本，但同样存在计算量大、效率低下的缺点。

基于模型的聚类以混合高斯模型和基于神经网络的算法为代表，它们会引入一个目标函数，以在聚类过程中求得最优解。这种聚类结果与属性之间的相关性不大，反而与每个类中的正态分布有关，也被称为"软"投影聚类算法，因为它们并不是将聚类划分到特定的子空间中。混合高斯模型的优点是可理解性好、速度较快，但对初始化敏感，需要手工指定聚类的个数，不适合非凸分布数据集。

谱聚类的基本思想是利用样本数据的相似矩阵（拉普拉斯矩阵）进行特征分解后得到的特征矢量进行聚类。谱聚类同样可以发现任意形状的类簇。它将带权无向图划分为两个或两个以上的最优子图，使子图内部尽量相似，而子图间距离尽量远，以达到常见的聚类目的。

3.3.3.2　基因表达谱串行聚类

兼顾高效性与易并行性，以及不会产生新样本的特点，本书选取了 KMedoids 算法进行表达谱的聚类。KMeans 是聚类领域非常著名和经典的一种算法，但存在"噪声敏感"这个明显的缺陷。为了克服这个问题，在本书采用的 KMedoids 算法中，我们直接选取当前类簇中与其他样本点平均距离最近的点作为新的聚类中心。

选择 KMedoids 算法的另一个原因是：它始终从已有的点中寻找新的中心，这就意味着算法过程不会产生新的点，不需要重新计算相似度。如果聚类过程的每次迭代都要重新计算 ES 矩阵，即使有效地并行，其开销也是令人难以承受的。

综上所述，我们将 paraGSEA 算法的计算框架总结如下：

（1）随机选择 k 个点作为聚类中心；

（2）将全部数据点根据相似度划分到 k 个类簇中；

（3）寻找每个类簇中与其他样本点的平均距离最近的点，将其作为新的聚类中心；

（4）判断当前聚类中心是否和上次相同，是则结束，否则返回步骤（2）继续执行。

不容忽视的是，KMedoids 算法还是具有与 KMeans 一样的某些缺陷。例如，KMedoids 算法也需要随机地产生初始聚类中心，不同的初始聚类中心可能导致完全不同的聚类结果。这样的问题在 KMedoids++ 算法中得到了一定程度的优化。

KMedoids++ 算法选择初始聚类中心的基本思想是：初始的聚类中心之间的距离要尽可能远，即先随机产生第一个初始中心，其他的初始中心基于已有的中心进行确定。确定方法是：每个非中心点先确定其到最近的已有中心的距离，而距离最远的非中心点就被确定为新的初始中心。

对算法本身进行复杂性分析。由于 KMedoids++ 算法的执行存在随机性，我们不能形式化地判断它会在经过多少次迭代后收敛，所以对于其复杂度的分析只是针对单次迭代过程。在此前提下，假设有 n 个数据点和 k 个中心，对 KMedoids++ 算法进行复杂度分析如下。

（1）生成初始聚类中心：对于每个数据点，该算法都要遍历已有的每一个聚类中心，从而找到离它最近的中心，然后从这几个最近的中心中确定距离最远的作为新的初始中心，如此再重复 k 次，粗略估计复杂度约为 $O(k(kn+n))=O(k^2n)$。如果不采用 KMedoids++ 算法，而是直接随机生成，这一步开销会很小。

（2）划分数据到类簇：这一步也需要用每个点遍历各聚类中心来寻找新的聚类中心。每个点要在各自的类簇中计算它到其他点的平均距离，然后再在各自的类簇中确定平均距离最小的点作为新的聚类中心，综合来看，这一步的时间复杂度是 $O(kn)$。

综上所述，KMedoids++ 算法开销最大的还是寻找新聚类中心的部分，至于生成初始聚类中心的过程，因为始终只有一次，当迭代次数比较多的时候，基本可以忽略不计。

3.3.3.3 KMedoids 并行聚类算法

聚类实验的并行化就是对 KMedoids 算法的并行化，即在通过比对得到的 ES 矩阵的基础上，先由每个进程读入自己的那部分 ES 矩阵行，每一行代表一个表达谱相对于其他所有表达谱的距离矢量，后面的算法过程中每个进程都只管理自己这几行表达谱的计算即可，其中会用集合通信的方式在各进程间全局维护一个类标记矢量，这就是利用 MPI 完成的进程级并行。每个进程对持有的表达谱集进行划分以充分利用单节点处理器资源完成类簇划分和寻找新中心的操作，就是采用 OpenMP 完成的线程级并行工作。

如图 3.16 所示的 KMedoids 聚类算法单次迭代并行化过程，仍有许多细节需要注意，具体实现描述如下。

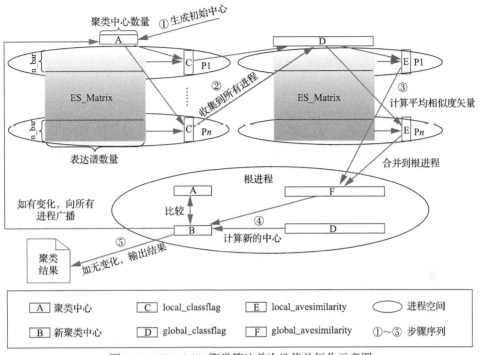

图 3.16　KMedoids 聚类算法单次迭代并行化示意图

（1）每个进程读取其持有的部分 ES 矩阵行（由其 rank 号，这部分进程数应该与之前计算 ES 矩阵并写文件时一致）。

（2）每个进程下生成一个长度为 n_1 的本地类标记矢量（local_classflag），作为全局类标记矢量的局部，所有进程的矢量总长应为表达谱总数 n。同时每个进程内应该保有自己每行表达谱的 global_rank 起始号。该号可根据表达谱总数与进程数计算判定，与划分时的操作相同。

（3）随机生成值在 $0 \sim n$ 范围内的 k 个不重复的随机数，作为 k 个初始聚类中心。

（4）划分类：计算每个进程的每一行表达谱到每个初始聚类中心的距离，选择其中最小的一个，将其归属该类，将 local_classflag 对应位置标记为该聚类中心编号。这里采用 OpenMP 多线程地判断每一行。

（5）寻找新聚类中心：将 local_classflag 合并为 global_classflag，加入 0 号进程，然后广播给其他进程（如果是平均划分的，可以直接利用 MPI 的全局操作函数 MPI_Allgather 进行操作）。计算每个进程的每一行表达谱到同类其他表达谱的平均距离（这里需要通过 local_classflag 知道该行的类标记，然后遍历 global_classflag 找到同一类的其他表达谱）。每个进程用一个长度为 n_1 的矢量 loc_avesimilarity 存储平均长度（这里也采用 OpenMP 并行实现）。然后，将这些局部平均长度矢量使用 MPI_Allgather 合并到 0 号进程的 global_avesimilarity 矢量，其长为表达谱总数 n，找到每类中平均长度最小的表达谱作为 k 个新的聚类中心（共 k 个）。

（6）判断和之前相比聚类中心有没有发生变化，没有则停止，并输出相应结果；有变化则从步骤（4）开始重复执行。

值得注意的是，这里表达谱之间的距离是用 ES 值的倒数来衡量的，ES 值越大说明表达谱越相似，距离就越近，故而这样处理很容易理解。

优化的 KMedoids++ 算法只是在步骤（3）中进行更多的操作，按算法介绍的流程生成初始聚类中心即可，也是采用与上述相同的 MPI+OpenMP 混合并行技巧，这里不再赘述。但值得注意的是，为了确保新的聚类中心表达谱矢量继续满足其原有特性，即由不重复的整数构成，这里不能计算每类矢量的平均值矢量，而应直接找每类中和其他矢量平均距离最小的矢量。同时，该算法表达谱之间的距离也是用 ES 的倒数来衡量的。

3.3.4　性能评估

本节主要从表达谱比对各阶段的性能开销、I/O 操作的性能比较、大规模表达谱比对的性能与可扩展性、聚类算法的收敛度与可扩展性，以及聚类结果的可靠性 5 个方面对 paraGSEA 快速比对与聚类子工具进行实验评估。

上述测试和性能评估分别在一个高性能服务器和"天河二号"超级计算机上进行。高性能服务器拥有 8 个 Intel® Xeon® E7-8850@2.3GHz 的 12 核处理器（共 96 个计算核心），以及 1TB 的可用内存，并且安装了 CentOS release 6.5 操作系统。"天河二号"超级计算机的计算节点配置见表 3.1。同时，本实验采用 LINCS Phase I (GSE92742) 的数据作为测试数据集。

1．表达谱比对各阶段的性能开销

为了衡量表达谱比对各阶段的性能开销情况，从原始数据集 LINCS Phase I 中抽取 20,000 个表达谱进行实验。不使用全部数据集进行比对是因为该实验的目的只是为了分析各个阶段的相对性能开销，只用保证适当规模的计算量就能看出结果，使用全部数据集对计算资源和计算时间的消耗都很大，对本实验来说是得不偿失的。每个节点设置适当的核数进行实验，最大测试规模为 20 个计算节点，完成全部 20,000×20,000 次 ES 计算的过程，分别采用无通信（nocom）、点对点（p2p）通信和集合通信（cocom）3 种策略进行初始数据的载入与划分，实验结果如图 3.17 所示。

图 3.17 中，横坐标括号内 "P" 前的数字为启动的进程数，"T" 前的数字为每个进程内启动的线程数（本书图中坐标轴上的字母 P、T 前的数字均为此含义）；括号外面的数值代表了本次实验使用的总核数。不难发现，相对于比对计算 ES 的过程，载入数据及写出结果过程的开销是相对较小的，这正反映出本算法并行 I/O 策略的高效性。同时，不论进程和线程如何划分，只要用到的总核数相同，比对计算 ES 过程的时间开销总是相近的。这也反映出算法并行策略的高效性，它总能够充分地利用计算资源，完成需要的比对任务。

2. I/O 操作的性能比较

将上一小节实验载入数据和写出结果的过程抽取出来，以直观分析算法的 I/O 性能，实验结果如图 3.18 所示。

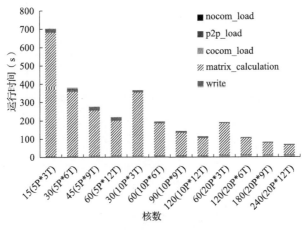

图 3.17　比对各阶段的时间开销

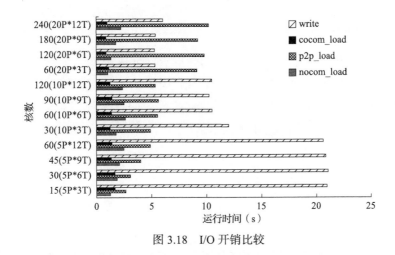

图 3.18　I/O 开销比较

通过图 3.18 不难看出，在载入 3 种初始数据并进行数据划分的策略中，全局通信相对于无通信和点对点通信总是花费更小的时间开销，所以该策略也是算法主要推荐采用的数据载入策略。同时，当进程数目一定时，结果写出的时间总是相近的。这一点不难理解，从图 3.18 也可看出，结果矩阵行都是按进程写出的。基于此，在可用计算资源一定的情况下，算法可以通过适当地增加启动的进程数目来减少输出时间，从而加速整个计算过程。

3. 大规模表达谱比对的性能与可扩展性

针对算法比对过程，分别使用高性能服务器和"天河二号"超级计算机进行可扩展性实验，同时使用 LINCS Phase I 全数据集进行分析。在服务器上分别使用 1 ～ 96 个核心的计算资源进行实验；在"天河二号"超级计算机上分别取 5%、10%、20%、40%、60%、80% 和 100% 共 7 种规模的数据集进行可扩展性分析实验。每个节点采用 24 核满载运行，最大测试规模为 1000 个计算节点，总核数达到 24,000。其结果如图 3.19 和图 3.20 所示。

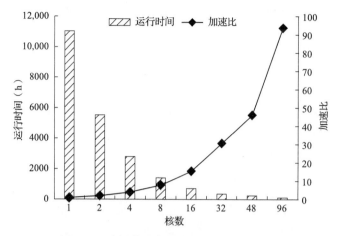

图 3.19　高性能服务器并行化加速实验结果

实验发现，在 96 核高性能服务器上完成全数据集的超大规模比对任务，只用了 110 多小时。这种规模的计算任务在以往任何经典 GSEA 工具上都至少要花费 1 年以上的时间才能完成。同时算法还获得了接近线性的并行加速效果，每当使用的核数增加一倍，计算花费的时间开销就会减小到近乎原来的一半。这也充分反映出算法并行化策略的高效性。

另外需要注意的是，8 核以下的实验结果皆是通过推测所得，并非实测。因为仅靠推测就可以看出，在 8 核以下的并行量条件下，要完成全集的比对，最少都要花几个月的时间。为了展示完整实验结果，这部分是直接通过数据的合理推断得到。推断过程为：先计算相同核数下小规模实验的时间，大规模试验结果则通过乘以其计算规模放大的比例得到。

如图 3.20 所示，在利用 1000 个节点的"天河二号"超级计算机的可扩展性实验中，paraGSEA 同样获得了拟线性的加速性能，并且在 1 小时以内完成了全数据集 1,319,138 × 1,319,138 次的超大规模比对任务。

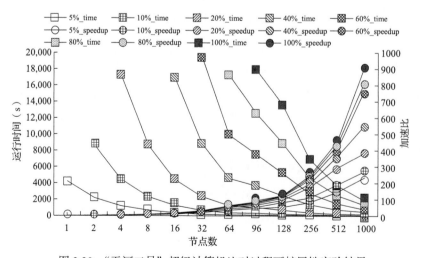

图 3.20　"天河二号"超级计算机比对过程可扩展性实验结果

另外需要注意的是，在图 3.20 中，当少于 32 个节点时，有些大规模的比对任务没有得到相应的结果数据。这并不是因为比对时间过长，而是因为作为结果的 ES 矩阵过大，超出了这些节点内存大小的总和，从而无法完成全部的计算任务。据估计，需要接近 100 个节点的内存才能存储全数据集的比对结果。

4．聚类算法的收敛速度与可扩展性

同样，考虑到使用 LINCS Phase I 全数据集进行聚类实验的时间开销很大，对聚类算法收敛性和可扩展性的验证实验只分别抽取 20,000 和 50,000 规模的表达谱集合展开，即可看出需要的结果。

分别设置 10、20、40、80、160 和 320 这 6 组数值作为最后的类簇数量，启动 60 个核心的计算资源进行收敛性实验，得到的结果如图 3.21 和图 3.22 所示。另外需要注意的是，因为算法的随机性，实验结果得到的收敛步数和收敛时间，都是多次实验后得到的平均值。

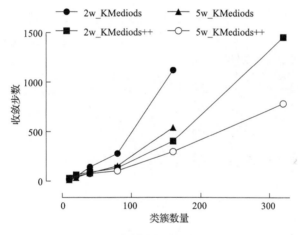

图 3.21　聚类算法收敛步数实验结果

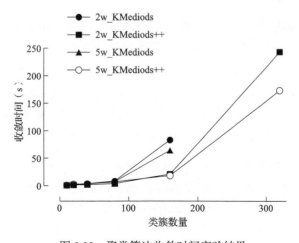

图 3.22　聚类算法收敛时间实验结果

从图 3.21 和图 3.22 不难看出，KMediods++ 算法相较于 KMediods 算法表现出更加优良的收敛性，这是 KMediods++ 算法优化了初始中心生成过程的原因。同时，图 3.22 还反映出最终类簇数量越多，算法的迭代次数越多，收敛得越慢；而数据集越大，算法收敛得越快，这充分说明了 KMediods 算法非常有利于大规模的聚类任务。

值得注意的是，图 3.22 中不包含取 320 个最终类簇时的 KMediods 算法的结果。这是因为在该实验条件下，迭代次数的增加极其显著，如果将其展现出来，将极大地弱化其他实验结果的比较效果，故未予展示。

另一方面，设置 40 个最终类簇，分别启动 5、10、20、40 和 80 个核心的计算资源进行可扩展性实验，以启动 5 个核心时得到的结果作为基准，得到的并行效率实验结果如图 3.23 所示。

不难看出，KMediods++ 算法相较于 KMediods 算法表现出更加优良的并行化性能，这同样是 KMediods++ 算法优化了初始中心生成过程的原因。同样，数据集越大，算法的并行效率维持得越好，这充分说明了 KMediods 算法非常有利于大规模的聚类任务。

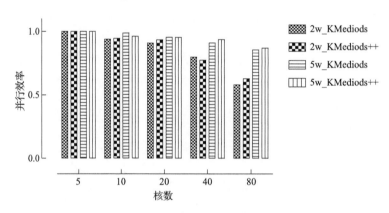

图 3.23　聚类算法并行效率实验结果

5. 聚类结果的可靠性

在 LINCS Phase I 数据集中用预处理脚本抽取实验组中用抗癌药物威罗非尼片（Vemurafenib）处理 24 小时后得到的转录组表达谱（共 254 个），对其运行 paraGSEA 快速比对与聚类子工具并与利用经典工具 GSEA2 得到的计算结果进行比较。以 GSEA2 的结果为纵坐标，paraGSEA 的结果为横坐标，绘制包含 254 个样本点的散点图，如果两种工具的结果较为一致，理论上所有的样本点都应该紧密地分布于斜率为 1 的直线附近。ES、NES 和 P 值 3 个指标的实验结果如图 3.24～图 3.26 所示。

从 ES 的比较结果可看出，paraGSEA 和 GSEA2 完全一致，证明了前者的正确性。而由于置乱操作的随机性，显著性分析过程中得到的 NES 和 P 值这两个指标则表现出细微的误差，这是不可避免的，并不影响算法结果的正确性。

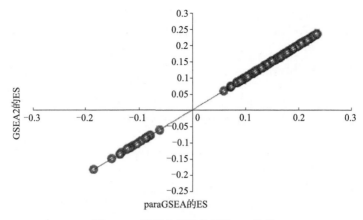

图 3.24　算例分析富集积分 ES 比较

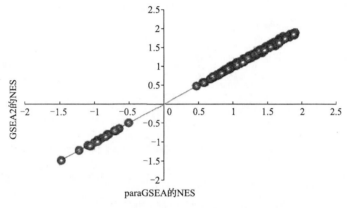

图 3.25　算例分析标准富集积分 NES 比较

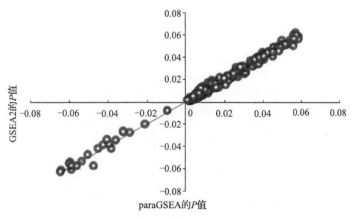

图 3.26　算例分析 P 值比较

另一方面，在 GSEA 计算结果的基础上，对基于表达谱集合两两比对得到的富集积分矩阵进行表达谱聚类。因为这 254 个表达谱是在控制了除人体细胞系类型以外的所有条件后所得，我们期望算法的聚类结果应该是，作用于相同细胞系而得到的表达谱被尽可能地聚到同一个类簇之中。这 254 个表达谱的最终聚类结果如图 3.27 所示。

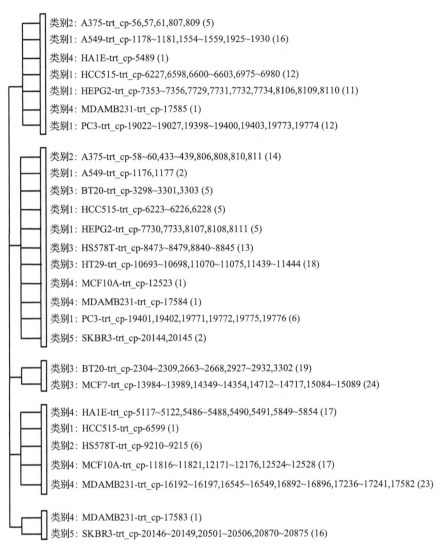

类别2: A375-trt_cp-56,57,61,807,809 (5)

类别1: A549-trt_cp-1178~1181,1554~1559,1925~1930 (16)

类别4: HA1E-trt_cp-5489 (1)

类别1: HCC515-trt_cp-6227,6598,6600~6603,6975~6980 (12)

类别1: HEPG2-trt_cp-7353~7356,7729,7731,7732,7734,8106,8109,8110 (11)

类别4: MDAMB231-trt_cp-17585 (1)

类别1: PC3-trt_cp-19022~19027,19398~19400,19403,19773,19774 (12)

类别2: A375-trt_cp-58~60,433~439,806,808,810,811 (14)

类别1: A549-trt_cp-1176,1177 (2)

类别3: BT20-trt_cp-3298~3301,3303 (5)

类别1: HCC515-trt_cp-6223~6226,6228 (5)

类别1: HEPG2-trt_cp-7730,7733,8107,8108,8111 (5)

类别3: HS578T-trt_cp-8473~8479,8840~8845 (13)

类别3: HT29-trt_cp-10693~10698,11070~11075,11439~11444 (18)

类别4: MCF10A-trt_cp-12523 (1)

类别4: MDAMB231-trt_cp-17584 (1)

类别1: PC3-trt_cp-19401,19402,19771,19772,19775,19776 (6)

类别5: SKBR3-trt_cp-20144,20145 (2)

类别3: BT20-trt_cp-2304~2309,2663~2668,2927~2932,3302 (19)

类别3: MCF7-trt_cp-13984~13989,14349~14354,14712~14717,15084~15089 (24)

类别4: HA1E-trt_cp-5117~5122,5486~5488,5490,5491,5849~5854 (17)

类别1: HCC515-trt_cp-6599 (1)

类别2: HS578T-trt_cp-9210~9215 (6)

类别4: MCF10A-trt_cp-11816~11821,12171~12176,12524~12528 (17)

类别4: MDAMB231-trt_cp-16192~16197,16545~16549,16892~16896,17236~17241,17582 (23)

类别4: MDAMB231-trt_cp-17583 (1)

类别5: SKBR3-trt_cp-20146~20149,20501~20506,20870~20875 (16)

图 3.27　254 个表达谱的最终聚类结果

　　将已知分类的 254 组典型表达谱样本按作用的细胞系类型划分成 5 类，图 3.27 中每组样本后面括号内的数字是该类样本的数量。我们再使用 Kappa 系数来衡量聚类结果和预期结果的一致性（Kappa 系数用来衡量两种标注结果的吻合程度，该系数为 1 时说明两种结果完全一致，该系数越小说明一致性越差）。通过计算可知，Kappa 系数为 0.787（$P < 1.0 \times 10^{-5}$），这说明算法的实际聚类结果和预期效果具有显著的一致性，也说明了聚类工具的高可用性和结果的可靠性。

3.4　总结

　　本章以海量基因表达谱数据分析为出发点，对表达谱分析、海量表达谱比对与聚类进行了分析，结合"天河二号"超级计算机的大规模 CPU-MIC 微异构体系结构进行了并行加速技术的设计，实现了两种多节点协同的并行分析工具，主要包括以下两个方面。

（1）对 GSEA 算法进行了重新设计与全面重写，通过预排序、构建三元组、构建索引、消除前缀求和过程及建立全局富集积分池等策略将整体的算法复杂度从 $O(mn)$ 降低至 $O(m+n)$，设计实现了海量表达谱并行查询算法。该算法比任何一种经典工具在单核的情况下都快了超过两个数量级，同时在多核实验下也表现出拟线性的加速性能。

（2）基于 CMap 项目的思想，在对 GSEA 算法进行各种优化的基础上，设计实现了一种面向天河系列超级计算机的海量表达谱并行比对算法。在利用 1000 个节点的"天河二号"超级计算机的实验中，该算法在 1 小时内完成了同等规模的比对任务。基于比对后得到的表达谱相似度矩阵，本章还设计实现了一种基于 KMedoids 算法的海量表达谱并行聚类算法，实验结果证明了其良好的收敛性。我们同时抽取出以威罗非尼片（Vemurafenib）小分子化合物为干扰素的实验组进行算例分析，Kappa 系数（Kappa = 0.787，$P < 1.0 \times 10^{-5}$）充分展示出聚类结果的准确性和算法的高可用性。

针对上述研究中存在的不足之处，并结合当今快速应对生物威胁相关研究及高性能计算领域的发展趋势，未来的研究方向还可以围绕以下方面进一步展开。

（1）在 GSEA 算法的数据预处理过程中，算法始终需要依托于 1ktools 解析工具，并且一旦解析过程结束便无法返回源表达谱数据进行处理，这使得查询工具在使用的便利程度上略显不足。如果能够自行实现原始数据的解析工作并将之整合到完整的算法流程中，无疑会使上述工作更具实用价值。

（2）海量表达谱并行聚类算法的性能已经足够优良，聚类的结果总是足够"健壮"，但还需要仔细研究。KMedoids 算法只是基于距离的聚类算法中比较优良的策略，而非监督学习。聚类算法中还有基于密度、基于模型等算法，如何将它们有效地并行化并应用于上述研究场景，仍然是值得探索的课题。

第4章
功能性前噬菌体预测

噬菌体是感染细菌、真菌、藻类、放线菌或螺旋体等微生物的病毒的总称，因部分能引起宿主菌的裂解，故称为噬菌体。对噬菌体的研究在许多领域具有重要价值。例如，噬菌体是遗传调控、复制、转录与翻译等方面的生物学基础研究和基因工程中的重要材料或工具；噬菌体可对细菌进行分型鉴定；此外，噬菌体在宿主细胞中生长繁殖，能够引起致病菌的裂解，降低致病菌的密度，从而减少或避免致病菌感染或发病的机会，达到治疗和预防疾病的目的，这一治疗过程被称为噬菌体疗法。近年来，随着细菌对抗生素耐药问题的日益严重，噬菌体及噬菌体治疗逐渐成为生物医学研究的热点课题。

伴随着高通量测序技术的快速发展，微生物基因组测序数据也像其他测序数据一样呈指数级增长，大量测序原始数据中有价值的信息等待再次被挖掘，这其中就包含噬菌体的基因组信息。噬菌体作为细菌的病毒，广泛存在于自然界的各种环境之中，其种类和数量远远大于细菌。噬菌体基因组序列包含噬菌体全部遗传信息，是了解、研究和应用噬菌体的基础。

噬菌体可以分为裂解性与溶原性两种。裂解性噬菌体可以在细菌内部繁殖并直接将细菌裂解杀死；而溶原性噬菌体具有介导基因水平转移的特性，通常可以对细菌的致病性造成重大影响。然而目前对于溶原性噬菌体的发现主要采用实验诱导和生物信息推断等人工方式，效率十分低下。另一方面，目前的自动化预测工具也只能预测到细菌基因组上的前噬菌体，而不能判断其是否具有功能性，更无法提取出功能性前噬菌体对应溶原性噬菌体的完整序列。

针对上述问题，作者团队在与军事医学科学院的合作课题中，提出了自动化、较精确的功能性前噬菌体预测算法 LysoPhD[31]。该算法多次利用原始测序数据，可从细菌基因组上预测功能性前噬菌体并提取对应的溶原性噬菌体全序。作者团队对 LysoPhD 进行了多线程并行优化，明显提高了针对大数据的运行效率；还提出了从 NCBI-SRA 数据库上批量下载细菌 MiSeq 测序数据的方法，并采用多进程的方式对下载的细菌测序数据进行大规模分析，将预测到的溶原性噬菌体数据汇总构建了溶原性噬菌体数据库。

本章主要分为 4 个部分，首先介绍前噬菌体相关的背景知识，然后介绍基于高通量测序数据的功能性前噬菌体预测算法 LysoPhD，接着介绍 LysoPhD 的并行化算法的实现及溶原性噬菌体数据库构建方法，最后对本章内容进行总结。具体来说，本章内容包括以下方面。

（1）基于高通量测序数据的功能性前噬菌体预测算法 LysoPhD 的提出。现有生物信息手段主要通过图形化展示拼接后 contig（重叠群）的连接关系来寻找环化 contig 以鉴定功能性前噬菌体，但此方法预测的灵敏性低，同时需要人工操作、主观判断，无法自动化地执行，严重限制了分析的效率。目前已有一些优秀的实现自动化前噬菌体预测算法的工具，然而这些工具只能预测出前噬菌体的存在，而无法进一步确定该前噬菌体是否具有功能性，更无法提取出对应的溶原性噬菌体精确全序。针对这一问题，作者团队设计实现了一种基于高通量测序数据的功能性前噬菌休预测算法 LysoPhD。

（2）LysoPhD 的并行化实现。串行化的 LysoPhD 算法执行效率较低，对于规模为 800 MB（常见规模）的细菌测序数据，执行时间已超过 3 小时，对海量细菌测序数据的大规模分析及构建溶原性噬菌体数据库的效率造成很大限制。作者团队分析了 LysoPhD 的热点和瓶颈，并发现可并行部分，在前噬菌体预测部分采用多线程使每个 contig 上的操作并行化，在功能性验证部分采用多线程使每个精确前噬菌体候选对象上的操作并行化。

（3）溶原性噬菌体数据库的构建。由于溶原性噬菌体预测难度大，得到的研究相对较少，因此目前还没有比较齐全的溶原性噬菌体数据库，限制了对溶原性噬菌体基因组的研究分析。作者团队提出了基于并行化 LysoPhD 算法的溶原性噬菌体数据库构建方法。首先，利用自设计脚本从 NCBI 的 SRA 数据库中自动下载海量细菌测序数据，并采用两级并行方式大规模分析这些细菌测序数据中的功能性前噬菌体。第一级采用多进程运行多个细菌测序数据的分析，第二级则采用多线程 LysoPhD 算法对每个细菌测序数据进行分析。

4.1　前噬菌体预测概述

4.1.1　噬菌体与功能性前噬菌体

噬菌体是一种以细菌、真菌等原核生物为宿主的病毒，它由英国的弗德里克·特沃特（Frederick W. Tuort）在 1915 年率先发现，之后，加拿大医学细菌学家费利克斯·德赫雷尔（Felix d'Herelle）于 1917 年再次发现了这种能溶解细菌的生物群体，并且将它命名为 bacteriophage，简称为 phage[32]。噬菌体从被发现开始就被成功用于治疗细菌性疾病，并取得了大量鼓舞人心的结果：迈森（Maisin）和布吕诺格（Bruynoghe）在 1921 年首先用噬菌体治疗葡萄球菌感染的皮肤病[33]；美、法两国曾有公司在 20 世纪 40 年代对噬菌体进行商业生产，主要用来治疗葡萄球菌、链球菌、大肠埃希菌和奈瑟菌等致病菌造成的感染，包括呼吸道感染、黏膜和皮肤化脓性感染、耳乳突感染等；第二次世界大战期间，苏联成功地在战场上使用噬菌体治疗细菌感染，挽救了无数战士们的生命[34]。但由于当时人们对噬菌体的生物特性认识较浅、实验设计不周全和语言障碍等，这些研究成果没有被传播到西方国家，因此噬菌体治疗被西方学者所摒弃[35]。20 世纪 40 年代，抗生素和纯化技术开始逐步成熟并被投入应用，抗生素种类也迅速增加，能够用来抗菌的噬菌体逐渐从人们的视线中淡出，但波兰、格鲁吉亚等国一直在推动噬菌体的研究和应用。近些年来，NDM-1和德国大肠杆菌出现多重耐药，抗生素的研发速度远赶不上细菌在耐药性上的突变速度。这引起了科学家们对细菌耐药性的担忧，因而找到能够替代抗生素的产品再次引起了人们的兴趣。目前国际上对噬菌体治疗的主流观点是应用个性化的噬菌体治疗方案来治疗多重耐药菌的感染[36]。因为噬菌体结构不复杂、基因的数量较少，因此噬菌体很适合作为基因工程学和分子生物学的实验载体，赫耳西（Alfred D. Hershey）和萨斯（Martha Chase）在1952年使用 T2 噬菌体验证了 DNA 的遗传功能[37]，赫耳西还凭此与另外两位研究人员一同获得了 1969 年诺贝尔生理学或医学奖。噬菌体现在还被广泛应用在分子生物学中：目前常见的 T4 DNA 连接酶[38] 是 1967 年在 T4 噬菌体中被发现的；另外，噬菌体也被改造成了很多载体。

根据在细菌内部复制进程和生物特征等的差别，噬菌体分为裂解性噬菌体和溶原性噬菌体。裂解性噬菌体会在细菌内部增殖再将其裂解杀死；而溶原性噬菌体虽然在某些化学药剂和紫外线的作用下也能够将细菌裂解杀死，但在绝大多数情况下是将自身基因组整合进细菌染色体，其主要的存在形式是随细菌基因组一同进行遗传复制，这个时候溶原性噬菌体和细菌间构建了比较稳固的寄生关系。这种被寄生了噬菌体基因组的细菌被称为溶原性细菌。对于两种噬菌体，裂解性噬菌体一般能够通过分离从环境中得到，但溶原性噬菌体因为整合在细菌基因组中，通常只能用生物实验的方法从细菌中诱导出来。溶原性噬菌体的这种特性导致其相对裂解性噬菌体得到的研究较少。

整合在细菌基因组上的噬菌体被称为前噬菌体。由于细菌基因组测序技术与注释技术的高速发展，研究人员发现前噬菌体基因组整合在细菌染色体上的情况非常普遍，就当今已进行了基因组测序的细菌情况来看，有近 67% 的细菌染色体内存在前噬菌体，一些细菌染色体包含的前噬菌体序列居然占据了宿主菌染色体总量的 22%[39]。当今很多研究结果也验证了前噬菌体在宿主菌的生命周期甚至进化中都起到了关键影响。因而，为了进一步了解细菌染色体基因组，清楚地认识、理解细菌中含有的前噬菌体很有必要。

存在于细菌基因组中具有前噬菌体特征的 DNA 片段，按照序列是否完整及前噬菌体是否具有能活化的功能性，可以分为缺陷型前噬菌体与功能性前噬菌体。缺陷型前噬菌体由于基因序列缺失或基因功能衰减，导致其虽然含有部分噬菌体基因，却不能被激活并进入裂菌复制周期。当前人们识别到的前噬菌体基本都是缺陷型噬菌体，比如 E.coliK-12 前噬菌体 Rac[40] 是首个被识别的缺陷型前噬菌体，这种前噬菌体在进化进程中缺失了约 63% 的原始序列成分[41]。

功能性前噬菌体，也就是溶原性噬菌体整合进细菌基因组后的状态，是具备完整激活功能的前噬菌体。溶原性噬菌体在溶原性周期内将它们的基因组整合进细菌的基因组，从而变成功能性前噬菌体[42]。这种前噬菌体拥有两类生命周期：裂菌与溶原。在某些破坏 DNA 的化学或物理条件的诱导下，功能性前噬菌体可以启动裂菌周期，激活并脱离细菌基因组，同时产生大量噬菌体子代[43]。

因为功能性前噬菌体（也属于溶原性噬菌体）能够把基因整合进细菌基因组，同时伴随细菌的复制而遗传，所以溶原性噬菌体的整合复制特点导致它具备引导基因水平转移的功能，通常可以改造细菌的致病性。比如，产毒霍乱弧菌的毒力基因 ctxAB 是由其溶原性噬菌体基因 CTXΦ 编码，这种丝状噬菌体能够携带 ctxAB 基因，将其传递给无毒力基因的霍乱细菌株[44]。白喉杆菌产生的白喉毒素也是因为宿主菌被 β-棒状杆菌噬菌体感染导致[44]。肠出血型大肠埃希菌（Enterohemorrhagic E.coli, EHEC）产生的志贺毒素Ⅰ和Ⅱ（Shiga toxins, Stx-Ⅰ, Stx-Ⅱ）均由溶原性噬菌体介导[45]。

4.1.2　前噬菌体与功能性前噬菌体预测的挑战

4.1.2.1　前噬菌体预测的难题

为了进一步理解宿主菌基因组的毒力及耐药性的形成，需要预测、识别宿主菌染色体上携带的前噬菌体，尤其是功能性前噬菌体，但是因为溶原性噬菌体基因组的多变性和人们对溶原性噬菌体的研究比较缺乏，同时由于当前预测技术的局限，在细菌基因组中预测和识别出隐藏在当中的前噬菌体序列，成为一个麻烦且具有明显主观色彩的难题，特别是鉴定前噬菌体是否具有功能性、界定其精确边界并提取出对应溶原性噬菌体全序显得十分困难。

1. 技术上的难题

首先，因为前噬菌体基因组序列并没有进入 NCBI[46] 的噬菌体数据库，所以相关研究人员只能通过搜寻相关文献或者使用 GenBank 入口注释细菌 DNA 来确定与分析当中的前噬菌体。并且，在细菌基因组上识别前噬菌体还没有确立一致的标准，同时因为前噬菌体在细菌染色体上的存在具有多样性，如可诱导的功能性前噬菌体和改变了大部分功能基因的类前噬菌体元件等，使得通过计算机程序算法来鉴定前噬菌体具有非常大的难度。另一方面，截至本书成书之日，NCBI 收集的噬菌体数据库基因组还非常少，不足以提供充足的信息来协助研究人员预测和获取噬菌体序列的特征，帮助前噬菌体的识别。除此之外，某些前噬菌体以质粒样式存在于宿主基因组中，这同样给前噬菌体的鉴定造成了困难。因此，从庞大的宿主菌染色体中准确鉴定前噬菌体的精确范围依然是有待解决的技术难题。

2. 鉴定标准的选择难题

虽然前噬菌体的鉴定可以通过其某些独特属性来辅助进行，如一些前噬菌体的 GC 含量和密码子选择偏向性等与寄生细菌有明显差别，可是这种标准也并非完全正确。例如，按照密码子选择偏向性识别到的前噬菌体就很难与其他由基因转移过程获得的 DNA 片段区分开来。

此外，噬菌体含有的某些高度保守的特异性蛋白能够作为识别前噬菌体的标志物。通常认为与噬菌体整合、裂解、复制等过程相关的基因能够成为识别前噬菌体的标志物，但是这也不是绝对的。例如，哪些整合酶才是噬菌体所特有的仍旧不太明确，因为如毒力岛和质粒等非噬菌体的元件也会因其生物特性而携带有整合酶基因。因此，这些噬菌体基因能够成为前噬菌体鉴定的重要依据，却不能证明前噬菌体一定存在。

列举了以上困难，似乎从细菌基因组上鉴定前噬菌体很难实现，但还是有某些比较客观的识别标准能够辅助我们的预测鉴定。例如，噬菌体基因组往往按照不一样的基因功能分离成界限明显的基因聚类（又称噬菌体基因簇），可以通过聚类算法识别这些噬菌体基因簇的方式来识别前噬菌体。

4.1.2.2 功能性前噬菌体预测的挑战

目前对细菌基因组中溶原性噬菌体（即功能性前噬菌体）的鉴定主要分为诱导实验和软件预测两种。

1. 功能性前噬菌体诱导实验

该实验原理与 SOS 修复理论相似。SOS 修复是指 DNA 受到严重损伤、细胞处于危险状态时所诱导的一种 DNA 修复方式。在正常情况下，目标溶原菌的染色体上整合着噬菌体 DNA 和细菌 DNA。该实验将前噬菌体置于化学诱导剂（如丝裂霉素 C）[47] 或物理条件（如紫外线照射）[48] 的作用下，使被诱导的目标细菌的基因组中本来处于整合状态的噬菌体基因组与细菌基因组产生脱离，形成游离状态的溶原性噬菌体；接下来通过离心设备分离出上清液中的核酸物质并使用高通量测序技术测得溶原性噬菌体基因组序列。该实验方法非常消耗时间、人力和物质资源，且无法自动完成。同时，该实验只能对研究人员拥有的实体菌株依次进行诱导来发现溶原性噬菌体，而无法方便地利用公共网络上丰富的细菌测序数据来直接完成预测，可研究的范围非常窄。

2. 功能性前噬菌体程序预测

对前噬菌体的预测是研究功能性噬菌体预测的关键前提。现今已经有了不少前噬菌体预测工具，如 PHAST[49]。当前前噬菌体预测工具的预测算法普遍思路是，构建噬菌体蛋白质数据库，利用该数据库注释宿主菌的 DNA，其中呈现成簇聚集特征的噬菌体基因区域可以被看作是前噬菌体区域。另一种方法是进行 Genbank[50] 搜索并注释在细菌基因组上的整合酶基因，再将整合酶基因的上下游约一个前噬菌体基因组的区域估计为疑似存在前噬菌体的区域；接下来根据整合位点的特征，在前噬菌体范围上下游搜索两个严格匹配的 attL 和 attR 整合位点[51]，来确定更精确的前噬菌体区域。由此可知，噬菌体蛋白数据库是否齐全、成簇区域的判断是否准确、整合位点的界定是否准确直接影响了前噬菌体的鉴定。

但是这些工具的预测只停留在对前噬菌体的预测，而不能进一步地预测前噬菌体是否为功能性前噬菌体及提取出对应的溶原性噬菌体基因组全序，同时也只能粗略地预测出前噬菌体的大致区域与个数，而无法准确界定前噬菌体的精确范围。

在对细菌基因组 NGS（Next-Generation Sequencing）测序数据进行的分析中，有研究人员发现在一些细菌测序数据中，出现了功能性噬菌体脱离细菌基因组，通过自身激活环化并复制的现象。这种情况可能的成因是，分离测序所用的核酸时，有少量功能性前噬菌体因为自身诱导反应而启动了裂菌周期。这种出现功能性前噬菌体自身部分激活的测序数据为研究整合状态下的溶原性噬菌体提供了很好的材料。

接下来介绍作者团队从大数据分析的角度进行的尝试，即通过大量已有的细菌测序数据进行分析，设计可以较为准确地预测功能性前噬菌体并提取对应溶原性噬菌体精确全序的预测算法。

4.2　功能性前噬菌体预测算法

现有的前噬菌体工具都是基于组装好的细菌基因组来预测，序列组装是对测序数据的简化，会导致部分信息的丢失，如病毒基因组的末端信息、功能性噬菌体自身环化的信息等。在对细菌基因组进行高通量测序数据分析的过程中，可以发现在某些数据中，存在着溶原性噬菌体脱离宿主染色体，进行自身环化并复制的现象。这种现象产生的原因可能是：提取核酸时，部分功能性前噬菌体由于 SOS 反应进入了裂菌周期。这种溶原性噬菌体被部分激活的数据给我们提供了研究整合状态下的溶原性噬菌体非常良好的材料。测序数据是一手资料，我们如果将基因组结合原始测序数据进行预测，就能利用这些直接证据帮助预测功能性的前噬菌体。

鉴于此，作者团队从第二代测序原始数据出发，充分挖掘其中的测序信息，结合组装好的细菌基因组和原始测序数据，以设计并实现一套高效、自动化的功能性前噬菌体预测算法目标，解决目前缺少有效的功能性噬菌体自动化预测工具的问题。

4.2.1　LysoPhD 流程设计

LysoPhD 的基本步骤由 3 部分组成，如图 4.1 所示。第一部分是原始测序数据处理，第二部分是前噬菌体预测，第三部分是功能性噬菌体验证。

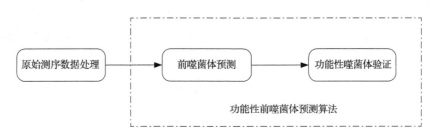

图 4.1　LysoPhD 的基本步骤

1. 原始测序数据处理

原始测序数据处理主要分为以下两步。

第一步是对测序数据的质量值进行控制和过滤。因为在对基因组进行测序时难以做到一定准确，而测序得到的每个碱基的质量值则表示各个碱基的置信度的度量标准，表示此碱基测序错误的概率，质量值越高说明错误率越低，测序准确率就越高。如果测序质量值偏低，则会对拼接效果造成不良影响。因此必须对质量值进行过滤，去除质量值较低的序列。

另一方面，为方便测序，会人为地加上一种短片段（接头），最后的测序结果可能会残存接头序列，从而影响拼接的效果，因此需要对原始测序数据中的接头序列进行过滤。

第二步是在得到质量值较高、没有测序接头的纯净测序数据后，使用拼接工具将测序数据拼接成为众多细菌基因组组成的大片段。

2. 前噬菌体预测

得到细菌基因组的大片段以后，需要在这些大片段上搜索出功能性前噬菌体。这需要我们首先找出其上面的前噬菌体区域作为候选对象，再进一步设计功能性前噬菌体预测算法来判断该区域是否具有功能性，以及提取出完整精确的功能性前噬菌体序列。

3. 功能性噬菌体验证

为了验证候选前噬菌体区域的功能性，需要利用功能性前噬菌体的一个重要特征，即其通常情况下是整合在细菌基因组上的，但少部分功能性噬菌体（约10%）会自动从细菌基因组上脱离出来，并自身成环，游离在环境中，这些前噬菌体在整合状态下和细菌基因组相连的左右两个末端会因此连接在一起，而这个信息会在双端测序的时候被记录在某些配对读长（reads）中。因此，作者团队"二次利用"了原始测序数据，从中挖掘出前噬菌体自身环化的信息，作为判断功能性的证据。

LysoPhD 软件的流程设计如图 4.2 所示。第一部分为数据质控、过滤，设计了一套集成的数据质量优化流水线，主要集成了 FASTQC 和 Trimmomatic 两个商业软件。净化后的数据选用 Newbler3.0 软件进行组装，得到重叠群（contig）。第二部分将对前噬菌体的预测划分为粗略前噬菌体预测和精确前噬菌体预测两步。粗略前噬菌体预测通过对噬菌体基因簇和功能性基因的查找来获得。精确前噬菌体区域通过在粗略前噬菌体区域内查找短正向重复序列，并截取重复序列之间的序列来获得。第三部分截取每个精确前噬菌体区域的首末两端，并在测序数据中搜索能跨越这两端的配对 reads，来筛选出功能性的前噬菌体，并使用一致性延伸算法将功能性前噬菌体的首末两端连接，从而获得完整的溶原性噬菌体序列。

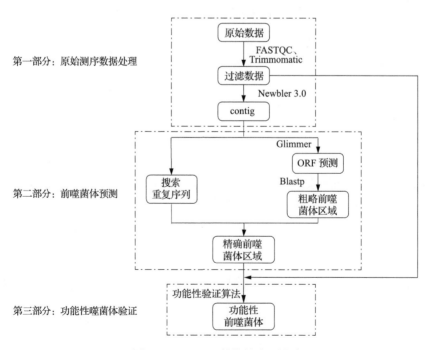

图 4.2　LysoPhD 软件的流程设计

4.2.2 数据质量控制流水线

数据质量控制包括过滤低质量数据，以及过滤人为添加的接头两个部分。现在有很多成熟的软件可以过滤低质量的数据及去除接头，Trimmomatic 就是一款功能强大的质控软件。Trimmomatic 支持多线程，处理数据速度快，主要用来去除 Illumina 平台的 reads 序列中的接头，并根据碱基质量值对 reads 进行修剪。该软件有两种过滤模式，分别对应单端和双端PE 测序数据。对于去接头，Trimmomatic 内置了一个固定的接头文库，如果在原始测序数据的 reads 上匹配到接头库中的接头，则从 reads 上修剪掉该接头。

Trimmomatic 可以准确、高效地切除 reads 上低质量的序列，但是由于接头文库是固定的，如果测序数据中出现新型的接头序列，则只能在分析前手动添加到文库中。这需要分析者必须已知接头序列内容，会造成困难。同时，对从公共网络数据库中下载的测序数据而言，其测序时添加的接头序列内容往往是未知的，如果其中出现新型接头，则会在过滤时被遗漏，最终影响拼接效果。因此，作者团队设计了能动态、智能化地识别测序数据中的接头序列的数据质量控制流水线（简称质控流水线）。

接头序列是人工合成的序列，在测序开始由人工添加在测序片段末端，以方便测序，会在测序数据的 reads 末端中大量残留，因此重复率很高。因此识别测序数据中重复比例很高的短序列并认定为接头序列即可，这个任务可以由 FASTQC 软件来完成。

FASTQC 是一款较为常用的测序原始数据质控的软件。它基于 Java，一般都是在 linux环境下使用命令行运行，可以快速、多线程地对测序数据进行质量评估（Quality Control）并生成 html 格式的质量报告。质量报告可以图形化的方式打开，非常直观。

FASTQC 的质量报告分为如图 4.3 所示的几个部分。其中过表达序列（Overrepresented sequences）部分用来分析是否有某些序列在测序结果里异常多。如果某些序列的比例高于0.1% 则报警，而比例过高的可能是文库中混入了 Illumina 的接头等。图 4.4 是 Overrepresented sequences 结果报告示例。图中的短序列出现频次较高，我们认为它们可能是接头序列。

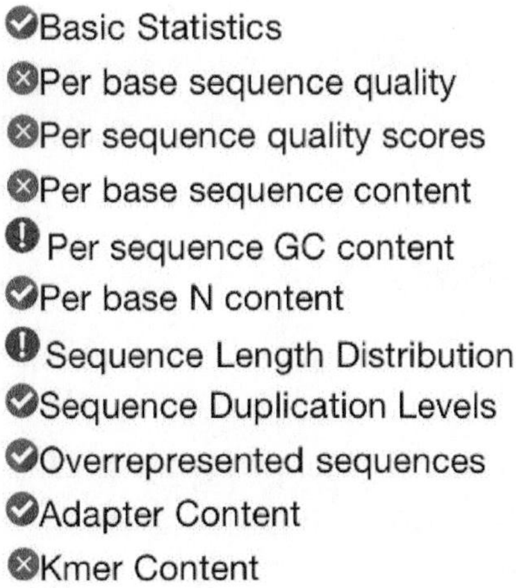

✅Basic Statistics
❌Per base sequence quality
❌Per sequence quality scores
❌Per base sequence content
❗Per sequence GC content
✅Per base N content
❗Sequence Length Distribution
✅Sequence Duplication Levels
✅Overrepresented sequences
✅Adapter Content
❌Kmer Content

图 4.3 FASTQC 的质量报告分类

Sequence	Count	Percentage	Possible Source
AGAGTTTTATCGCTTCCATGACGCAGAAGTTAACACTTTC	2065	0.5224039181558763	No Hit
GATTGGCGTATCCAACCTGCAGAGTTTTATCGCTTCCATG	2047	0.5178502762542754	No Hit
ATTGGCGTATCCAACCTGCAGAGTTTTATCGCTTCCATGA	2014	0.5095019327680071	No Hit
CGATAAAAATGATTGGCGTATCCAACCTGCAGAGTTTTAT	1913	0.4839509420979134	No Hit
GTATCCAACCTGCAGAGTTTTATCGCTTCCATGACGCAGA	1879	0.47534961850600066	No Hit
AAAAATGATTGGCGTATCCAACCTGCAGAGTTTTATCGCT	1846	0.4670012750197325	No Hit
TGATTGGCGTATCCAACCTGCAGAGTTTTATCGCTTCCAT	1841	0.46573637449150995	No Hit
AACCTGCAGAGTTTTATCGCTTCCATGACGCAGAAGTTAA	1836	0.46447147396328753	No Hit
GATAAAAATGATTGGCGTATCCAACCTGCAGAGTTTTATC	1831	0.4632065734350651	No Hit
AAATGATTGGCGTATCCAACCTGCAGAGTTTTATCGCTTC	1779	0.45005160794155147	No Hit
ATGATTGGCGTATCCAACCTGCAGAGTTTTATCGCTTCCA	1779	0.45005160794155147	No Hit
AATGATTGGCGTATCCAACCTGCAGAGTTTTATCGCTTCC	1760	0.4452449859343061	No Hit

图 4.4　Overrepresented sequences 结果报告示例

质控流水线通过 Python 脚本将 FASTQC 软件和 Trimmomatic 软件集成在一起。如图 4.5 所示，此脚本首先解析 FASTQC 的 html 格式质量报告，自动从中读取出 Overrepresented sequences 部分中高频出现的序列，并添加到 Trimmomatic 的内置接头文库中，Trimmomatic 再调用此文库识别并切除原始测序数据中的接头。

Trimmomatic 切除掉原始测序数据中的低质量碱基和接头序列后，LysoPhD 调用拼接软件 Newbler3.0 对净化后的测序数据进行拼接组装，得到多个细菌基因组的大片段，即 contig。

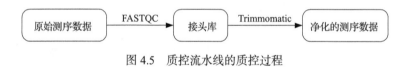

图 4.5　质控流水线的质控过程

4.2.3　前噬菌体范围的粗略预测

为了在细菌基因组大片段 contig 上搜索功能性前噬菌体，需要先找出尽量多、尽量宽的可能为前噬菌体的区域，作为候选对象，使得功能性前噬菌体区域更大概率地分布在候选区域中，然后才通过寻找整合位点来确定精确的前噬菌体范围。因此 LysoPhD 先在细菌基因组大片段 contig 上搜索出粗略的前噬菌体范围。

4.2.3.1　类噬菌体基因预测

原始测序数据经过 Newbler 软件拼接得到了较大片段的 contig。这时要预测当中的粗略前噬菌体范围区域，就必须找到前噬菌体的区域特点。最简单的思路是直接将 contig 与噬菌体核酸库进行比对，得到相似度高的序列来预测前噬菌体，然而这种思路只适合用来预测和现有噬菌体核酸库序列高度相似的前噬菌体，而不适合用来预测较为新型的、产生基因变异的前噬菌体。同核酸相比，噬菌体蛋白质具有更高的保守性，使用噬菌体蛋白质库进行比对就适用于新型前噬菌体的预测。

首先要构建一个比较齐全的噬菌体蛋白质序列数据库。NCBI 拥有公认比较齐全的噬菌体蛋白质数据库，但没有区分溶原性噬菌体和裂解性噬菌体，所以我们需要下载整个 NCBI 蛋白质数据库的噬菌体蛋白序列。NCBI 蛋白质数据库提供了 ftp 下载链接（在 NCBI 官网下载频道的总目录中，以路径 blast/db/FASTA/ 访问），作者团队下载了蛋白质数据库的 nr.gz 文件，并按照噬菌体分类的分类 ID 号编写脚本，构建了分类 ID 号与 gi 号之间的映射关系，从而获取了蛋白质数据库里的噬菌体蛋白质序列，生成了噬菌体蛋白质序列数据库。

拼接获得的 contig 是 DNA 序列的形式，在和噬菌体蛋白质序列数据库进行比对之前，还需要进行基因预测的处理。当前流行的细菌基因预测软件有 Glimmer 和 Gene Mark。作者团队选择将 Glimmer v3.02 软件整合进自动预测流程中来预测 contig 上的基因。完成 contig 基因预测并获得 CDS 序列后，通过编写程序自动将 CDS 序列翻译成氨基酸序列（翻译脚本采用针对原核生物的 11 号密码子表进行翻译）。

翻译好的氨基酸序列通过 blastp（一种在蛋白质库中进行相似性比较的分析工具）与本地噬菌体蛋白质序列数据库展开比对。LysoPhD 接下来解析 blastp 过程的结果文件，在此把比对时命中的 CDS 标记为"类噬菌体基因"。我们把前噬菌体看作细菌基因组中类噬菌体基因的聚类（或簇）。在识别类噬菌体基因之后，最重要的难题是确认这些类噬菌体基因是否足够地聚集在一起或彼此接近，以能够被认为是前噬菌体的候选物。DBSCAN 聚类算法在这方面表现很好。

4.2.3.2　基于 DBSCAN 聚类算法的类噬菌体基因簇预测

DBSCAN 是一个极具代表性的基于密度的聚类算法。和划分与层次聚类方法不同，它将聚类簇定义成密度相连的样本点的最大集合，可以把足够密集的区域确认为聚类簇。

DBSCAN 中定义了以下几个概念。

（1）E 邻域：指定对象半径为 E 内的区域称为该对象的 E 邻域。

（2）核心对象：若指定对象 E 邻域内的样本数大于等于 n，那么此对象被称为核心对象。

（3）直接密度可达：对于样本集合 W，如果 x 在 y 的 E 邻域内，并且 y 是核心对象，则 x 从 y 直接密度可达。

（4）密度可达：对样本集合 W，给定一连串样本点 $y_1, y_2, \cdots, y_n$，$y-y_1$，$x=y_n$，假如 p_i 从 p_{i-1} 直接密度可达，那么 x 从 y 密度可达。

（5）密度相连：在样本集合 W 内存在一点 z，若 z 到 y 和 x 均为密度可达，则称 y 和 x 是密度相连的。

由上可知，密度可达是直接密度可达的传递闭包，并且这种关系是非对称的，而密度相连是对称关系。DBSCAN 的目的是找到密度相连对象的最大集合。

下面为具体算法描述。

（1）检测数据库中尚未检查过的对象 y，如果 y 未被处理（归为某个簇或标记为噪声），则检查其邻域，若包含的对象数不小于 n，建立新簇 Q，将其中的所有点加入候选集 W。

（2）对候选集 W 中所有还没有被处理的对象 x，检查它的邻域，如果最低含有 n 个对象，那么把这些对象加入 W；若 x 没有被纳入任何簇，那么把 x 纳入 Q。

（3）重复步骤（2），继续检查 W 中未被处理的对象，当前候选集 W 为空。

（4）重复步骤（1）～（3），直到所有对象都被纳入某个簇或标记为噪声。

DBSCAN 需要两个参数：半径 E 和最小包含点数 n。任选一个未被访问的点开始，在附近找出一切和其距离小于等于 E 的点。

若其附近点的数量大于等于 n，那么当前点和它附近的点形成一个聚类簇，并且将出发点标记为已访问。然后递归，以相同的方法处理该簇内所有未被标记为已访问的点，从而对簇进行扩展。

如果簇被充分地扩展，即簇内的所有点被标记为已访问，则用同样的算法去处理未被访问的点。

DBSCAN 聚类算法的伪代码描述如下：

```
1: Input: 数据对象集合 W, 半径 E, 密度阈值 M
2: Output: 聚类 R
3: DBSCAN(D,E,M)
4: Begin
5: Init R←0
6: for each unvisited point y in W do
7: mark y as visited
8: N←getNeighbours(p,E)
9: if sizeOf(N)<M then
10:mark y as Noise
11:else
12:R←next cluster
13:ExpandCluster(y,N,R,E,M)
14:end if
15:end for
16:End
```

其中，ExpandCluster 算法的伪代码描述如下：

```
1: ExpandCluster(y,N,R,E,M)
2: add y to cluster R
3: for each point y' in N do
4: mark y' as visited
5: N'←getNeighbours (y', E)
```

```
6: if sizeOf(N') >= M then
7: N←N+N'
8: end if
9: if y' is not member of any cluster
10: add y' to cluster R
11: end if
12: end for
13: End ExpandCluster
```

在这里，对应的样本点即为类噬菌体基因，我们需要寻找的是密度相连的噬菌休基因的最大集合，即为类噬菌体基因簇。需要定义 DBSCAN 算法的两个关键参数（半径 E 和最小包含点数 n）在实际情况中的值。由于同一个类噬菌体基因簇内的类噬菌体基因应该保持在一个限定的范围内，我们将这个范围对应为半径 E。另外，为了形成一个可靠的类噬菌体基因簇，其包含的类噬菌体基因的数量应该满足一个最小值，我们将这个值对应为最小包含点数 n。根据经验，将 n 设定为 6，因为前噬菌体通常具有超过 5 种蛋白质，根据 ProphageDB 中少数确定的预测评估，将 E 设置为 6 个开放阅读框（Open Reading Frame，ORF）的距离。换句话说，E 是前噬菌体区域内每个类噬菌体基因之间相距的最大距离，n 可以被认为是前噬菌体的最小数量。我们发现使用适度不同的 E 值通常不会改变预测灵敏度。

另外由于溶原性噬菌体有几种功能性蛋白，和溶原性噬菌体的整合、裂解、激活等特有功能息息相关，如果在基因组上发现一种以上的上述功能性蛋白，也能作为鉴定类噬菌体基因簇的关键证据。因此，可以在整个基因组设置一个"滑动窗口"，以便发现溶原性噬菌体的功能性蛋白，包括末端酶（Terminase）、衣壳蛋白（Capsid）、尾纤维蛋白（Tail fiber）、细胞溶解酶（Lysin）、穴蛋白（Holin）。

接下来，我们获取粗略的前噬菌体区域，以类噬菌体基因簇为中心，向基因组上下游延伸，截取总长共 90,000 bp 的区域作为粗略的前噬菌体区域。以查找到的前噬菌体功能性蛋白基因为中心，以 45,000 bp 为半径，在上下游截取总长为 90,000 bp 的区域作为粗略的前噬菌体区域。如果这两个区域出现重叠，那么将其进行合并。由于真实的溶原性噬菌体长度往往在 45,000 bp 左右，所以 90,000 bp 的区域范围基本能确保可能存在的前噬菌体可以落在截取的范围内。

4.2.4　前噬菌体范围的精确预测

attL 和 attR 是整合在细菌基因组中的前噬菌体两端成对出现的两个特有的位点，它们明确了前噬菌体基因组在细菌基因组上的边界。它们是成对出现的短正向重复序列，长度通常在 14 ～ 50 bp。因此，我们在粗略前噬菌体范围内搜索成对出现的长度在 14 ～ 50 bp 内的短正向重复序列，并将获得的每一对重复序列之间的序列截取出来，进行汇总，即为精确的前噬菌体范围的候选对象。

搜索成对短正向重复序列的原理如图 4.6 所示。在粗略前噬菌体范围上设置"滑动窗口"，两个窗口差分开一定的距离，通过两两比较来确定重复序列。两个窗口差分的距离

为 e，代表重复序列的距离。我们设置两轮迭代，第一轮迭代改变两个窗口差分的距离，然后第二轮迭代从每个窗口从头开始逐个进行碱基对比，把相同的碱基串记录下来，就是短正向重复序列。

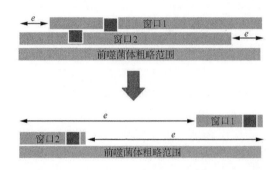

图 4.6　搜索成对短正向重复序列的原理

4.2.5　前噬菌体功能性分析

功能性前噬菌体能够被紫外线和其他破坏 DNA 的化学试剂诱导出来，但是由于一些未知的原因，一小部分纯培养的细菌（一般是 1% 的细菌）会被自动地诱导（称为自然诱导）。因此，如果细菌包含功能性前噬菌体，细菌的 DNA 制备会自然地有溶原性噬菌体诱导出来环化。根据这个推测，应该能找到一些 reads 序列把整合在细菌基因组中的溶原性噬菌体基因组的两端连接起来。如果在测序数据中发现了这种连接两端的 reads，则意味着有功能性噬菌体被自然地诱导出来了。

如图 4.7 所示，attL 和 attR（成对重复序列）之间的区域是我们在前文中预测的精确前噬菌体范围候选对象，我们截取上游末端的 1000 bp 序列，命名为 A，以及下游末端的 1000 bp 序列，命名为 B（之所以选择 1000 bp 的长度，是因为测序时的片段片段读长一般为 1000 ～ 2000 bp）。

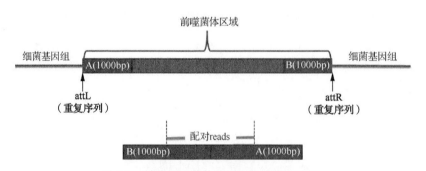

图 4.7　精确前噬菌体范围上的功能性分析

目前广泛采用的测序方式为双端测序，测序得到大量的配对且相距一定距离（通常为 500 ～ 1000 bp）的 reads，程序将测序数据中的所有配对 reads 成对地与 A、B 区域进行比对，寻找能够跨过 A、B 两区域的配对 reads，如果程序找到了上述配对 reads，则说明该前噬菌体在整合到细菌基因组上的同时产生了自身激活环化，即该前噬菌体为功能性前噬菌体。

4.2.6　基于末端延伸算法的溶原性噬菌体完整序列提取

前文已经讲述了 LysoPhD 获取前噬菌体并鉴定功能性的部分。但对鉴定了功能性以后的功能性噬菌体，获取其对应的溶原性噬菌体的完整基因组序列对于推进溶原性噬菌体整合、诱导机制和毒力基因转导机制的研究非常有意义。本节介绍 LysoPhD 获取功能性前噬菌体对应的溶原性噬菌体全序的算法。

功能性前噬菌体左右边界上所带的整合位点 attL 和 attR，一个是溶原性噬菌体带来的，一个是细菌基因组自带的，同时，由于溶原性噬菌体在整合进细菌组时，可能在整合位点处产生个别碱基的丢失和变异，导致查找重复序列时虽然找到了前噬菌体的起始位置但产生了几个碱基的偏差，如果直接丢掉一个整合位点重复序列将功能性前噬菌体首尾相连，可能无法得到完全准确的溶原性噬菌体序列。因此，LysoPhD 先将两个重复序列一起切除，再将两端切除掉 50 个碱基的序列，以保证完全去除了整合位点处的重复序列，再对两个末端利用基于一致性的末端延伸算法重新进行末端延伸，直到两端成功接上，得到正确、完整的溶原性噬菌体序列。

该方法是"二次利用"原始测序数据，从中挖掘信息延长前噬菌体被部分切除后的末端，直到上下游两个末端合拢。末端延伸算法的原理如图 4.8 所示。

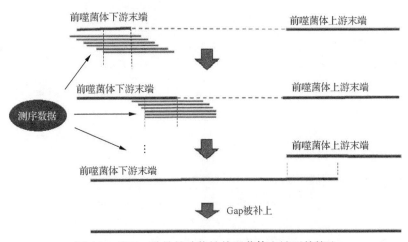

图 4.8　基于一致性的功能性前噬菌体末端延伸算法

该算法是从前噬菌体下游末端出发，在下游末端片段的末端取一定长度(如 20 bp)的序列，在原始测序数据中循环遍历一遍，把所有可以匹配到这条序列的 reads "抓"出来，将获得的 reads 通过多序列比对算法进行合并并生成一条一致性的序列。合并的过程中条件设置得越严密，获得的一致性序列则越短，但也越可靠；反之则得到的一致序列性越长。

末端延伸算法示例如图 4.9 所示。假设获得的一致序列为 TTATTTTTGGAATAAACAC GACACCAACCGTCCCTAATTTCAAAGACA，若将多序列比对的条件设置宽松，那么获得的一致序列会增长为：TTATTTTTGGAATAAACACGACACCAACCGTCCCTAATTTCAAA

GACATAAAATTGAC。获得的一致性序列前端肯定和前噬菌体下游末端的末端 20 bp 序列相同，因此可以将前噬菌体下游末端的末端延长。每次都看延长的部分是否含有前噬菌体上游末端开头的序列，如果有则说明两者已经桥接上，反之则未能接上。然后从延长后的前噬菌体下游末端继续取末端一段序列进行延伸。

>1 TTATTTTTGGAATAAACACGACACCA

>2 TTATTTTTGGAATAAACACGACACCAACCGTCCCTAA

>3 TTATTTTTGGAATAAACACGACACCAAGCGTCCCTAATTTCAAAGACTTAAAATT

>4 TTATTTTTGGAATAAACACGACACCAACCGT

>5 TTATTTTTGGAATAAACACGACACCAACCGTCCCTAATTTCAAAGACATAAA

>6 TTATTTTTGGAATAAACACGAGACCAACCGTCCCTAATTTCAAAGACATTAAATTGAC

>7 TTATTTTTGGAATAAACACGACACCAACCGTCCCTAATTTCAAAGACATAAAATTGACTATATCCTGC

图 4.9　末端延伸算法示例

末端延伸算法的软件流程如图 4.10 所示。程序采用 Perl 语言编写，并调用了 Bioperl 里的模块来实现序列的输入输出和将 reads 简并成一致序列。从图中可以看出，程序使用了一个循环对精确前噬菌体区域的末端进行延伸。由于在延长过程中没有终止命令，我们在延长末端循环设置了中断方式，防止出现死循环。中断方式为：延伸长度超过了设定的上限，说明延伸的部分有可能已经到精确前噬菌体区域上游末端。对于因中断而终止延伸的 contig，将延伸部分加到精确前噬菌体区域下游末端后，去除与上游末端重复的部分。

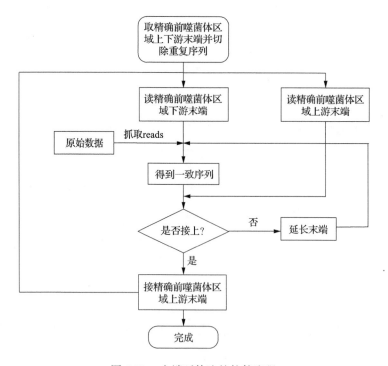

图 4.10　末端延伸法的软件流程

通过上述方法，最后可得到溶原性噬菌体完整的基因组序列。至此，LysoPhD 的完整流程已经完成。

4.2.7　性能评估

我国东南沿海省份的某些 50~70 岁的人患有足部溃烂症达数十年之久。2013 年,军事医学科学院微生物流行病研究所从患者足部组织中取样,分离并培养细菌。2014 年,对分离获得的 72 株细菌菌株,进行全基因组建库,并使用 MiSeq 测序平台进行高通量测序。测序所得原始数据即为本章所用分析材料。表 4.1 为 72 株细菌菌株的测序数据统计。

表 4.1　72 株细菌菌株的测序数据统计

样本名	细菌种类	测序数据大小(MB)	组装结果大小(MB)
Bac1318	葡萄球菌	635	2.55
Bac1319	葡萄球菌	1583	2.80
Bac1320	棒状杆菌	1189	2.65
Bac1321	葡萄球菌	989	2.54
Bac1322	肠杆菌	825	4.74
Bac1323	葡萄球菌	725	2.66
Bac1324	葡萄球菌	733	2.47
Bac1325	葡萄球菌	1288	2.56
Bac1326	葡萄球菌	1693	2.80
Bac1327	葡萄球菌	898	2.80
Bac1328	节杆菌	804	2.09
Bac1329	葡萄球菌	756	2.57
Bac1331	变形杆菌	508	4.14
Bac1332	布丘氏菌	1428	4.82
Bac1333	气单孢菌	540	4.80
Bac1334	葡萄球菌	1374	2.76
Bac1335	葡萄球菌	955	2.69
Bac1336	葡萄球菌	578	2.73
Bac1337	变形杆菌	627	4.05
Bac1338	葡萄球菌	482	2.51
Bac1339	葡萄球菌	1533	2.94
Bac1340	葡萄球菌	2230	2.75
Bac1341	葡萄球菌	1276	2.71
Bac1342	葡萄球菌	935	2.76
Bac1343	葡萄球菌	698	2.76
Bac1344	葡萄球菌	425	2.64
Bac1345	肠球菌	865	2.99
Bac1346	葡萄球菌	1469	2.74
Bac1347	假单胞菌	428	5.47

样本名	细菌种类	测序数据大小（MB）	组装结果大小（MB）
Bac1348	葡萄球菌	1042	2.49
Bac1349	葡萄球菌	487	2.43
Bac1350	葡萄球菌	843	2.77
Bac1351	变形杆菌	1034	3.68
Bac1352	葡萄球菌	748	2.59
Bac1353	葡萄球菌	1925	2.51
Bac1354	葡萄球菌	784	2.68
Bac1356	葡萄球菌	975	2.73
Bac1357	葡萄球菌	1150	2.74
Bac1358	葡萄球菌	684	2.77
Bac1359	葡萄球菌	647	2.52
Bac1360	葡萄球菌	1343	2.75
Bac1361	葡萄球菌	2168	2.82
Bac1362	葡萄球菌	1079	2.78
Bac1363	葡萄球菌	381	2.78
Bac1364	葡萄球菌	1168	2.76
Bac1365	葡萄球菌	837	2.50
Bac1366	葡萄球菌	696	2.79
Bac1367	葡萄球菌	981	2.46
Bac1368	葡萄球菌	1259	2.76
Bac1369	摩根氏菌	1935	3.96
Bac1370	葡萄球菌	572	2.72
Bac1371	葡萄球菌	963	2.76
Bac1372	葡萄球菌	1083	2.72
Bac1373	沙雷氏菌	1235	5.25
Bac1374	柠檬酸杆菌	893	4.75
Bac1376	葡萄球菌	648	2.85
Bac1377	变形杆菌	1542	3.99
Bac1378	葡萄球菌	1632	2.66
Bac1379	葡萄球菌	1387	2.59
Bac1380	葡萄球菌	883	2.68
Bac1381	葡萄球菌	521	2.74
Bac1382	葡萄球菌	935	2.80
Bac1383	葡萄球菌	729	2.80
Bac1384	葡萄球菌	1732	2.83
Bac1385	葡萄球菌	868	2.77

样本名	细菌种类	测序数据大小（MB）	组装结果大小（MB）
Bac1386	葡萄球菌	649	2.51
Bac1389	葡萄球菌	687	2.71
Bac1391	葡萄球菌	1124	2.74
Bac1392	变形杆菌	1620	4.04
Bac1393	葡萄球菌	637	2.81
Bac1394	葡萄球菌	890	2.81
Bac1417	葡萄球菌	1086	2.80

在高性能服务器上对 LysoPhD 进行性能评估，该服务器的参数配置见表 4.2。

表 4.2　进行性能评估的高性能服务器的参数配置

指标	CPU	MIC
时钟频率（GHz）	2.5	1.1
显卡位宽（bit）	256	512
1 级 /2 级 /3 级缓存（KB）	32/256/2560	32/512/—
内存容量（GB）	2048	6

我们先用数据质量控制流水线对原始测序数据进行质量控制和过滤，再对过滤后的数据使用 Newbler3.0 软件进行拼接，然后将原始测序数据和拼接后的 fasta 文件作为输入，使用 LysoPhD 进行分析。从表 4.3 可以看出，所有 72 株细菌中有 11 株细菌预测到了激活的前噬菌体，占据实验细菌的 15.28%。总计预测到 14 个激活的功能性前噬菌体，在 Bac1369 这一株细菌中预测到了 3 个激活的功能性前噬菌体，这说明同一株细菌中能够同时出现多个激活的功能性前噬菌体。

表 4.3　预测到的 72 株细菌中前噬菌体及功能性前噬菌体的数

样本名	功能性前噬菌体个数	其他前噬菌体个数
Bac1318	1	7
Bac1319	0	6
Bac1320	1	4
Bac1321	0	6
Bac1322	0	7
Bac1323	1	7
Bac1324	0	6
Bac1325	0	7
Bac1326	0	13
Bac1327	0	8
Bac1328	0	1

样本名	功能性前噬菌体个数	其他前噬菌体个数
Bac1329	0	5
Bac1331	0	13
Bac1332	0	13
Bac1333	0	3
Bac1334	0	6
Bac1335	0	7
Bac1336	0	8
Bac1337	0	20
Bac1338	0	7
Bac1339	0	12
Bac1340	0	10
Bac1341	0	5
Bac1342	0	11
Bac1343	0	8
Bac1344	0	4
Bac1345	0	11
Bac1346	1	7
Bac1347	0	11
Bac1348	1	6
Bac1349	0	4
Bac1350	0	10
Bac1351	0	7
Bac1352	0	7
Bac1353	0	7
Bac1354	1	7
Bac1356	0	10
Bac1357	0	7
Bac1358	0	9
Bac1359	0	3
Bac1360	0	11
Bac1361	1	7
Bac1362	0	7
Bac1363	0	7
Bac1364	1	11
Bac1365	1	6
Bac1366	0	10

样本名	功能性前噬菌体个数	其他前噬菌体个数
Bac1367	2	4
Bac1368	0	9
Bac1369	3	15
Bac1370	0	7
Bac1371	0	7
Bac1372	0	9
Bac1373	0	8
Bac1374	0	9
Bac1376	0	7
Bac1377	0	13
Bac1378	0	4
Bac1379	0	11
Bac1380	0	3
Bac1381	0	7
Bac1382	0	6
Bac1383	0	7
Bac1384	0	13
Bac1385	0	9
Bac1386	0	6
Bac1389	0	9
Bac1391	0	8
Bac1392	0	14
Bac1393	0	12
Bac1394	0	10
Bac1417	0	8

同时，我们使用了生物实验的方法来验证我们的检测结果是否准确。我们使用丝裂霉素 C 对上述 72 株细菌菌株进行诱导，并离心出可能包含噬菌体的部分离心液，进行高通量测序，并通过 Newbler3.0 进行组装，得到诱导的溶原性噬菌体序列。

结果显示，LysoPhD 检测到的 13 个溶原性细菌中，有 11 个诱导出了溶原性噬菌体，即这 11 个溶原性细菌所含有的前噬菌体均为功能性前噬菌体，并且得到的前噬菌体的序列及在溶原性细菌中的位置与 LysoPhD 检测的结果完全一致，结果见表 4.4。而 2 个 LysoPhD 检测到的溶原性细菌未被生物实验验证，可能是这 2 个 LysoPhD 检测到的溶原性细菌均含有多个功能性前噬菌体，前噬菌体间彼此受到竞争抑制。这是因为，这 2 个 LysoPhD 检测到的溶原性细菌所在的样本中可能有别的溶原性噬菌体被诱导出来，并被实验验证了。这两个溶原性噬菌体都在 Bac1369 中，同时，Bac1369 基因组中还有 1 个别的溶原性噬菌体，总共 3 个，我们成功预测这 3 个溶原性噬菌体之后，还希望在实验验证的时候把它们全部诱导出来。但是，由于这 3 个溶原性噬菌体在诱导激活的时候会互相产生竞争，导致其中 2 个被抑制了，没有诱导出来。所以，上述"别的溶原性噬菌体"不是指细菌外的，而是同一个细菌基因组上的溶原性噬菌体，抑制了这 2 个溶原性细菌中前噬菌体的诱导。

那些未被 LysoPhD 检测到功能性前噬菌体的菌株，均未诱导出溶原性噬菌体。

表 4.4　LysoPhD 检测结果与实验诱导验证结果的对比

溶原性噬菌体名称	预测到的长度（bp）	实验诱导长度（bp）
IME1318_01	45,221	45,221
IME1323_01	44,264	44,264
IME1346_01	42,671	42,671
IME1348_01	42,363	42,363
IME1354_01	42,692	42,692
IME1361_01	43,502	43,502
IME1364_01	12,346	12,346
IME1365_01	44,852	44,852
IME1367_01	43,113	43,113
IME1367_02	15,888	15,888
IME1369_01	47,248	—
IME1369_02	39,283	38,283
IME1369_03	17,118	—
IME1369_04	—	46,705

综上所述，LysoPhD 的预测结果和诱导验证结果比照的成功率约为 85%。以上结果充分验证了 LysoPhD 能够较为准确地预测出细菌基因组上的功能性前噬菌体并获得其对应的溶原性噬菌体完整序列。

4.3　预测算法并行化

由于对溶原性噬菌体的研究与裂解性噬菌体相比较少，因此缺乏齐全的溶原性噬菌体数据库，这给研究人员研究溶原性噬菌体制造了技术难题。感兴趣的研究人员不得不通过查阅文献或通过 Genbank 入口注释细菌基因组为分析和定位细菌中的溶原性噬菌体蓄力，十分麻烦。自动化的预测流程可以批量分析自产数据和公共数据库的原始测序数据，同时对获得的溶原性噬菌体按照宿主菌种类、基因组同源性等信息分类，构建本地数据库。然而，批量分析测序数据需要大量的计算时间，针对一组测序数据的预测需要消耗约 3 小时，这大大限制了 LysoPhD 处理大数据集和海量数据能力的发挥，因此需要对 LysoPhD 进行并行优化，减小计算开销。下面首先介绍 LysoPhD 的多线程并行加速设计，然后介绍基于并行 LysoPhD 的溶原性噬菌体数据库构建。

4.3.1 多线程并行加速

运行一个典型的 500MB 的测序数据集，串行版本 LysoPhD 需要消耗约 3 小时。具体来说，LysoPhD 的耗时主要分为两个部分：前噬菌体预测阶段耗时约 25 分钟，功能性分析阶段耗时 2.5 小时。我们分别针对这两个阶段进行多线程并行优化。

4.3.1.1 前噬菌体预测的多线程并行

在前噬菌体预测阶段，LysoPhD 得到细菌基因组的拼接结果（fasta 文件）之后，是在拼接结果的每一个 contig 上分别进行粗略前噬菌体区域和精确前噬菌体区域的搜索的，彼此之间不产生数据依赖，因此我们可以采用多线程的方式为每一个 contig 上的操作分配一个线程。

我们采用 Perl 编程，调用了 Perl 自带的多线程模块 threads，设置线程总数为 20，使用 while 循环时刻监听所有线程的完成情况。如果有线程上的任务已经完成，则回收线程，将该线程分配给下一个 contig 上的任务；如果已经没有排队中的任务，则主程序等待剩余线程的结束并回收。

4.3.1.2 前噬菌体功能性分析的多线程并行

前噬菌体预测结束后，LysoPhD 会获得大量的精确前噬菌体范围序列，构建一个候选的序列集合。然后，我们将整个原始测序数据导入内存，构建比对数据库，准备下一步功能性分析的精确前噬菌体区域末端与每个配对 reads 之间的比对。此阶段的比对是在每个精确前噬菌体区域上独立进行的，彼此之间没有数据相关，可以采用并行的方式执行。同时，一次性把整个原始测序数据都读入内存，会导致运行时间过长，严重地占据内存空间，影响下一步同时大批量分析多组测序数据的效率。因此采用并行方式使多个精确前噬菌体区域同时使用该测序数据比对数据库进行比对，也有助于尽快释放内存，提高批量分析的能力。

因此，我们设置了 50 个线程，为每个进入处理队列的精确前噬菌体区域上的 reads 比对操作分配一个线程，其余精确前噬菌体区域则处于排队状态，等待处理队列中已完成的任务释放线程。同样的，我们调用了 Perl 自带的多线程模块 threads，设置线程总数为 50，使用 while 循环时刻监听所有线程的完成情况。如果有线程上的任务已经完成，则回收线程，将该线程分配给下一个精确前噬菌体区域上的任务；如果已经没有排队中的任务，则主程序等待剩余线程的结束并回收。

4.3.1.3 多线程优化性能测试

采用 800MB（即中等规模）的细菌测序数据进行性能测试，结果如图 4.11 所示，深色部分是串行耗时，浅色部分是多线程程序耗时。可以看到，在前噬菌体预测部分，串行版本需要 25 分钟，而多线程并行化之后，只需要 3 分钟，并行加速比达到 8.3。而在功能性分析部分，串行版本需要 120 分钟，而多线程并行化版本只需要 17 分钟，并行加速比达到 7。对于功能性前噬菌体的预测和对应溶原性噬菌体全序提取的过程，LysoPhD 的整体加速比达到了 7.25。

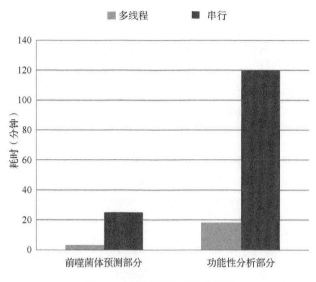

图 4.11　多线程并行优化效果

4.3.2　溶原性噬菌体数据库构建

对构建溶原性噬菌体数据库来说，自产数据往往较少，而公共网络数据库（如 NCBI）中具有大量 MiSeq 细菌测序数据（10 万组以上）。因此，批量下载 NCBI 中的 MiSeq 细菌测序数据并并行化地使用 LysoPhD 对其进行批量分析，将可能从中预测到大量的功能性前噬菌体以对应溶原性噬菌体全序。

4.3.2.1　细菌测序数据的批量下载

SRA 数据库是 NCBI 上用来存储二代高通量测序数据的数据库，包括 Illumina，SOLiD，IonTorrent，Helicos 和 CompleteGenomics 等[52]。除了原始序列数据外，SRA 现在也存在原始 reads 在参考基因的比对信息。SRA 数据一般根据其产生的特点被分为 4 类：研究课题（Study）、实验设计（Experiment）、测序结果集（Run）、样品信息（Sample）。

SRA 中数据结构的层次关系为：研究课题→实验设计→样品信息→测序结果集。研究课题是就实验目标而言的，一个研究课题可能包含多个实验设计。实验设计包含了样品信息、DNA source、测序平台、数据处理等信息。一个实验设计可能包含一个或多个测序结果集。测序结果集表示测序仪运行所产生的 reads。SRA 数据库用不同的前缀对数据类别加以区分：ERP 或 SRP 表示研究课题；SRS 表示样品信息；SRX 表示实验设计；SRR 表示测序结果集。

批量下载 NCBI 的 SRA 数据库中细菌测序数据的步骤如下。

（1）在 SRA 数据库中搜索想要的细菌种类的 MiSeq 测序数据。搜索格式如下：

(细菌名称)AND" 细菌名称 "[orgn: txid 物种分类号] AND miseq

例如，若需要搜索大肠杆菌（Escherichia Coli）的 miseq 测序数据，在 SRA 中输入指令

```
(escherichia coli)AND "escherichia coli"[orgn: txid562] AND miseq
```

即可搜索到 40,337 组测序数据。

（2）搜索到测序数据后，在页面中获取测序信息表（RunInfo）。RunInfo 包含每组测序数组的各种信息（如 Run 编号、SRAStudy 编号等）和下载数据存储位置相关的信息。

（3）利用 RunInfo 构建批量下载的 ftp 链接。在 NCBI 官网下载频道的 FTP 总目录中，进入路径为 sra/sra-instant/reads/ByStudy/sra/ 的 sra 数据库，后面的部分可以根据下载内容变更，格式为

SRP/ SRP+ SRAStudy 编号的前 3 位数字 / 完整的 SRAStudy 编号 /Run 编号 /Run 编号 .sra

（4）编写 Perl 脚本程序，通过解析 RunInfo 中每组数据的 Run 编号、SRP 编号、SRAStudy 编号等下载信息批量构建每组测序数据的 ftp 下载链接。然后在 Linux 环境中使用 ftp 批量下载工具 Wget 读取 ftp 下载文本，自动对所有测序数据进行下载。

Wget 是 Linux 上以命令行方式运行的下载工具，支持 HTTP 与 FTP 协议，支持断点续传功能和代理服务器，可以自动递归远程主机的目录，寻找到符合条件的文件并将其下载到本地硬盘上。如有必要，Wget 可以恰当地转换页面中的链接以在本地生成可浏览的镜像。由于没有交互式界面，Wget 可在后台运行，截获并忽略 HANGUP 信号，因而在用户退出登录以后，仍可继续正常运行。通常，Wget 可用来成批量地下载 Internet 网站上的文件。在这里，使用“Wget-i 列表名称”格式的命令来自动批量地下载 NCBI-SRA 数据库中的细菌 MiSeq 测序数据。

4.3.2.2　细菌测序数据的多进程批量分析

分别对每种细菌进行批量的 MiSeq 测序数据下载后，下载所得的数据即可在高性能服务器上使用 LysoPhD 进行并行分析。分析采用多进程的方式进行，即同时启动 30 个进程，每个进程上运行一组测序数据的 LysoPhD 分析，如果某个进程上的任务完成了，则从排队队列中提取下一组测序数据分配到该进程进行分析。采用这种方式，一个高性能服务器每天能够分析约 700 组测序数据。

截至目前，作者团队已从 NCBI-SRA 数据库中下载了约 20TB（约 40,000 组）细菌测序数据，并从中预测得到了约 2000 个功能性前噬菌体和对应的溶原性噬菌体全序。

4.4　总结

本章介绍了作者团队在前噬菌体大数据分析方面的研究案例，即功能性前噬菌体预测算法的设计和并行化。该算法多次利用原始测序数据，可从细菌基因组上预测功能性前噬菌体和对应的溶原性噬菌体全序。最后介绍了构建溶原性噬菌体数据库的方法，该方法采用多进程的方式对下载的细菌测序数据进行大规模分析，可将预测到的溶原性噬菌体进行汇总，构建溶原性噬菌体数据库。

本章的算法虽然能够预测细菌测序数据中的功能性噬菌体，但是灵敏度仍可以进一步

提高。这里的预测主要是在细菌拼接结果的每一个 contig 上分别进行，但是实际由于拼接效果等原因，功能性前噬菌体有可能断到多个 contig 上，如何智能地寻找前噬菌体在各个 contig 上的分布情况，并将前噬菌体拼全，再进行下一步的预测，是一个亟待解决的问题。

本章的预测算法主要针对第二代双端测序数据（如 MiSeq），但如今第三代测序技术已经兴起，将来会有越来越多的第三代细菌测序数据，预测算法可以进一步提高通用性以适应第三代测序数据的预测。

此外，进一步提高并行性或采用更为强大的计算平台进行批量分析，可以在更快的时间内，获得更加庞大的溶原性噬菌体数据库。

第5章
高通量药物虚拟筛选

根据罗氏制药（Roche）的数据，一种药物从最初的实验室研究阶段到最终投入市场进行销售，平均需要花费 12 年时间。尤其在研究过程中，一般需要投入约 70 亿元人民币，还需要近 400 位研究人员进行约 6500 次实验才能成功。药物设计方法主要分为两类：针对配体的药物设计（Ligand-based Drug Design, LBDD）和针对结构的药物设计（Structure-based Drug Design, SBDD）。如图 5.1 所示，LBDD 建立在定量构效关系或药效基因模型的基础上，根据现有药物的结构、特性、活性关系分析，预测新分子的活性。SBDD 根据受体生物大分子（蛋白质、核酸等）的结构，采用分子模拟的方法使用计算机建立小分子 – 受体复合物的三维结构，预测小分子与受体之间的相互作用，根据结合良好的小分子设计与受体结合（活性）成为互补的新分子。

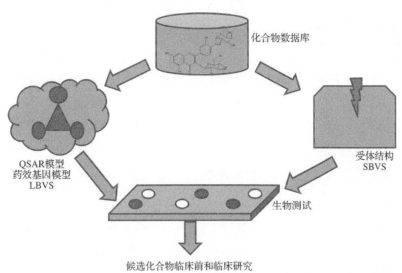

图 5.1　药物虚拟筛选流程

药物虚拟筛选是采用分子对接技术，针对某一靶标的结构，通过分子模拟的方式在化合物库中寻找与靶标结合较好的小分子，预测小分子的生理活性。药物虚拟筛选流程如图 5.1 所示。当突发性传染病爆发时，能否迅速找出可用于治疗新型急性传染病的候选药物至关重要。目前地球上约有 3500 万个已知结构的药物化合物分子，在个人计算机上完成针对单一蛋白靶标的所有筛选工作需要十几年，即使在"天河二号"超级计算机上使用目前的高通量方法，依然需要数十天。因此，必须开发出一款超高通量药物虚拟筛选平台，以应对突发性恶性传染病（如埃博拉、MERS、SARS 等）。

作者团队与中国科学院上海药物研究所合作，在一款重要的通用药物虚拟筛选软件 D³DOCKxb[53] 基础上，针对其核心热点部分拉玛特遗传算法（Lamarckian Genetic Algorithm，LGA）进行了深入并行优化。首先，开发了一款基于 CPU 多核的通用高精度 D³DOCKxb 分子对接软件；然后结合 Intel MIC 众核协处理器的特点，进行了基于 CPU-MIC 异构体系的并行分子对接技术研究，在保证算法精确度的前提下，首次实现了 CPU-MIC 协同的新型并行分子对接算法；最后开发了基于"天河二号"超级计算机的超大规模高通量药物虚拟筛选平台[53]。该平台具有良好的可扩展性，可以在一天之内完成地球上所有已知结构药物化合物分子的筛选，为应对爆发性恶性传染病的快速药物研发提供了强大的计算模拟保障。具体来说，主要包括以下 3 个方面的工作。

1. 基于 CPU 多核的 D³DOCKxb 并行优化

D³DOCKxb 是中国科学院上海药物研究所在国际通用分子对接软件 AutoDock 4.2 基础上，加入了自主研发的基于知识库的新型打分函数 XBPMF 和基于量化的打分函数 XBScore^{QM} 的对接软件，在包含卤键的蛋白靶标和药物分子相互作用中，能够获得比主流对接软件更加精确的对接结果。但是该软件存在内存分配不合理、打分函数和数据结构复杂、计算量较大、程序时空效率不高等问题。针对以上问题，作者团队对算法和数据结构进行了重新设计，提出了打分函数封装、缓冲区替换 I/O、线程绑定、copyin 原语替换等方法和技术，实现了 LGA 迭代算法的并行化，最终研发出一款基于 CPU 多核的通用并行分子对接软件。

2. 基于 CPU-MIC 协同的 D³DOCKxb 并行优化

针对 Intel MIC 新型众核协处理器体系结构的特点，在 offload 模式下，作者团队基于上述通用多核 D³DOCKxb 软件研发了一款 CPU-MIC 协同的分子对接软件；针对 Intel MIC 的体系结构和编译器特性，提出了并行域合并、内存复用、热点函数矢量化等并行优化方法，大幅减少了 CPU/MIC 交互、内存申请释放、热点函数计算等消耗的时间，充分挖掘了 MIC 协处理器的并行加速能力。

3. 基于高效通信引擎的高通量药物虚拟筛选平台

为了进行大规模药物虚拟筛选，程序必须具有较高的并行效率和良好的可扩展性，因此作者团队研发了一个基于"天河二号"超级计算机的大规模高通量药物虚拟筛选平台——mD³DOCKxb。mD³DOCKxb 包括一个新型高效的通信引擎，该引擎包含基于动态任务划分的负载均衡策略和基于梯度休眠的大规模并发通信、I/O 冲突消解策略。

5.1 药物虚拟筛选概述

5.1.1 药物虚拟筛选

药物虚拟筛选是采用分子对接技术，针对某一靶标的结构，通过分子模拟的方式在化合物库中寻找与靶标结合较好的小分子，预测小分子的生理活性。虚拟筛选的目的是从海量药物化合物分子中，发现与靶标结合较好的小分子，使得目标分子集合大大减小，从而降低实验筛选化合物的代价，缩短周期，节约经费。20 世纪 90 年代中期，随着超级计算机的发展，虚拟筛选开始被大规模应用于药物发现，由此促进了高通量虚拟筛选及并行筛选算法的进步。近年来，集群计算机、云计算平台的出现，又进一步促进了其发展[54]。

20 世纪 80 年代，欧文·孔茨（Irwin D. Kuntz）等人提出了分子对接，即通过计算模拟小分子与生物大分子相互作用的三维结构及其结合强度的方法，开发了第一款分子对接软件 Dock[55]。此后，人们在 Dock 的基础上发展了一系列分子对接方法，如 FlexX、AutoDock、GOLD 和 GAsDock 等。在分子对接的基础上，研究人员提出了基于受体三维结构的虚拟筛选方法，进一步发展了高通量并行虚拟筛选。图 5.2 为基于分子对接的虚拟筛选方法流程：第一步的主要目的是生成三维小分子数据库，即根据文献中的小分子化合物结构的描述，组成二维（2D）分子数据库，随后根据小分子的原子类型和化学键归属，生成小分子的三维（3D）结构并进行结构优化；第二步是针对蛋白质结构的操作，即根据电荷分布及质子化归属，确定小分子结合位点，构建能量网络；第三步是分子对接过程，即在打分函数的指导下，计算小分子与蛋白分子的结合能，确定结合强度及结合位置；最后一步是对第三步选出的候选化合物进行生物活性试验。在确定能量网格及小分子结构的过程中，准确地描述其中的原子位置、电荷分布才能保证分子对接的正确性。分子对接过程是整个流程的核心，在受体、配体的结构均已知的情况下，正确的计算方法能够获得更加准确的结果。

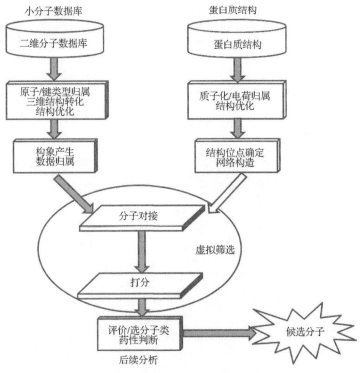

图 5.2　基于分子对接的虚拟筛选方法流程

随着结构生物学的发展,化合物数量和靶标蛋白数量都在不断增加,虚拟筛选应用将面临海量数据存储和大规模计算处理的双重挑战。目前,已知的药物化合物分子数量已达到了 3500 万[56]。随之而来的是海量数据的存储问题,每个小分子数据文件大小约为 20MB,3500 万分子的数据规模约为 700TB。这 700TB 数据中,每个文件的大小为几 KB 到几百 KB,文件数量达到了几十亿,这对文件系统是一个巨大压力。另外,分子对接的计算过程比较耗时,以当前普通工作站为例,针对一种靶标,完成 3500 万分子对接需要十几年;即使使用百万亿次超级计算机,也需要 1 个月。在突发疾病肆虐时,如此漫长的时间显然太长了。因此,必须开发出更加高效的高通量药物虚拟筛选平台,在尽量短的时间内完成所有分子的对接,迅速找到候选化合物。

5.1.2 虚拟筛选软件 D³DOCKxb

D³DOCKxb 是由上海药物研究所开发的一款基于 AutoDock 的虚拟筛选软件,加入了两种新型的卤键打分函数:基于知识的卤键打分函数 XBPMF 和基于量化的卤键打分函数 XBScore^QM[57],可以有效表征卤键体系,弥补了当前虚拟筛选领域无法对卤键体系实行有效对接的缺陷。

D³DOCKxb 拥有 3 种打分函数,图 5.3 为 3 种打分函数引导的对接流程。实线箭头表示 AutoDock 传统打分函数引导流程,虚线和点画线分别表示 XBPMF 和 XBScore^QM 引导的流程。首先是小分子、大分子及参数文件的准备过程,XBPMF 需要借助 OpenBabel 和 Pybel[58] 将原始的原子类型转换为自身可识别的原子类型;由于 XBPMF 和 XBScore^QM 采用了不同于 AutoDock 的打分机制,导致能量网格化(Grid)和对接打分(Dock)两个模块的输入、输出等参数文件产生了变化,需要将 AutoDock 能量网格化参数文件(Grid Parameter File,GPF)和对接参数文件(Dock Parameter File,DPF)转化为 XBPMF 和 XBScore^QM 可识别的参数文件。

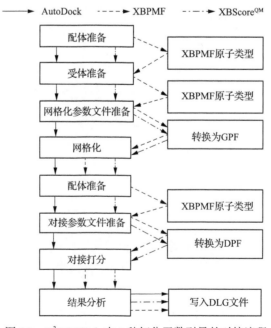

图 5.3 D³DOCKxb 中 3 种打分函数引导的对接流程

具体的对接（Dock）过程采用拉玛特遗传算法[59]（Lamarckian Genetic Algorithm，LGA）多次迭代搜索过程，找出小分子与靶标的最佳结合位置。LGA 就是在普通遗传算法的基础上，加入局部搜索（Local Search，LS）模块，以更快、更好地获得高评分的位置。图 5.4 为普通遗传算法（Genetic Algorithm，GA）与 LS 结合，形成 LGA 的过程。

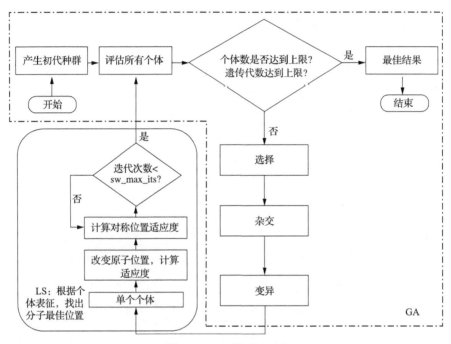

图 5.4　LGA 的形成过程

遗传算法是一种模拟自然进化过程获取最优解的方法。从代表问题可能潜在的解集的一个种群开始，通过某种编码手段编码一定数量的个体；基因聚合而成染色体，染色体决定个体性状，进而决定个体适应度，也就是个体评分；基因在遗传过程中，进行交叉变异，产生出新解集。

在分子对接中，小分子与蛋白质的主要特性、两者的对应关系，以及小分子的状态变量分别被编码。通过能量函数计算小分子和蛋白质之间作用的能量，以此来评价个体适应度。任意两个个体通过染色体杂交产生一组后代，后代自身进行基因变异。随后进行选择操作，通过适应度函数来评判，获得位置更好的小分子。但这种算法有天然缺陷，即容易产生局部最优解。

为解决这一问题，LGA 引入了局部搜索 LocalSearch，以 Solis_Wets 方法为基础，发展了一系列局部搜索算法。局部搜索通过分子内原子的旋转、位置翻转等操作，试图更好地寻找分子位置。

5.2　基于 CPU 多核的药物虚拟筛选并行优化

本节主要介绍 CPU 多核下 D³DOCKxb 的并行优化方法。首先介绍 D³DOCKxb 的程序流程及热点模块，并从算法层面对程序的并行性进行分析，然后详细介绍 $D^3DOCKxb$ 多线程并行技术的设计与实现，主要是对算法和数据结构的重新设计，提出了打分函数封装、缓冲区替换 I/O、线程绑定、用首次写回算法替换 copyin 原语等方法，接着从多个方面详细评估多线程 $D^3DOCKxb$ 的性能。

5.2.1　$D^3DOCKxb$ 程序分析

5.2.1.1　程序执行流程分析

为深入了解程序特性，我们需首先分析 $D^3DOCKxb$ 程序的流程，如图 5.5 所示。$D^3DOCKxb$ 是参数指导型程序，根据 DPF 文件读出命令：首先确定随机数种子，为产生初始种群作准备，随后读取原子类型及蛋白质数据，在取得打分函数的参数之后，读取 fld、map 文件，以及对应的打分数据，随后是读取小分子数据。然后进入算法参数阶段：首先确定全局搜索 GA 的参数，然后确定 LS 算法的参数，最后进入 LGA 迭代部分，计算完成后，将分析结果写入结果文件。在整个程序执行过程中，读和写操作一直存在。

图 5.5 中 LGA 迭代是整个程序的热点，而 LGA 依赖的 GA 和 LS 算法所需时间由算法参数决定。其中比较关键的参数为子代个数（num_evals），遗传代数（num_generations），种群大小（pop_size），以及迭代次数（nruns）。

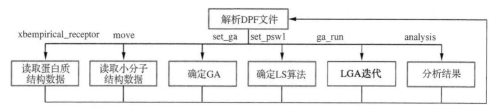

图 5.5　$D^3DOCKxb$ 程序的流程

5.2.1.2　程序热点分析

为确定程序的热点，我们使用 gprof 工具统计程序各函数的运行时间，见表 5.1。从表中可以看出，L_call_glss 函数（也就是 LGA 迭代部分）是程序的热点，占程序总运行时间的 95.5% 以上，所以优化工作主要围绕 LGA 迭代展开。

为进一步查找程序的瓶颈，我们对 LGA 模块的代码进行了深入分析。其中，LS 算法有许多种类，GA 涉及产生子代、交叉、变异、适应度评价等阶段。单次迭代耗时随 LGA 参数的增大而增加，多次迭代的耗时还要考虑到迭代次数。而我们优化的总体方向是将 LGA 部分多次迭代、多线程并行，对于算法内部的各热点函数进行优化。

表 5.1　$D^3DOCKxb$ 各函数运行时间统计

函数	解释	运行时间占比
L_call_glss	LGA 迭代部分	> 95.5%

函数	解释	运行时间占比
M_readPDBQT	读取小分子结构	< 0.5%
M_readmap	读取能量网格图	< 0.1%
M_readRecptorPDBQT	读取蛋白结构	< 1%
M_analysis	分析结果	< 0.1%
Other function	其他	< 3%

5.2.2　基于 CPU 多核的 D³DOCKxb 设计与实现

分析清楚了软件的流程和热点模块，就确定了优化工作的重点和突破口，本小节详细介绍基于 CPU 多核的 D³DOCKxb 的设计与实现，主要包括内存分配优化、文件读写优化、数据依赖优化、多线程优化等方面。通过这些手段，最终实现了 D³DOCKxb 热点部分 LGA 迭代的多线程并行。

5.2.2.1　内存分配优化

在使用 OpenMP 实现 LGA 迭代多线程并行之前，首先要解决 D³DOCKxb 的运行时段错误问题。D³DOCKxb 中的打分函数 XBPMF 和 XBScore^{QM} 依赖于两套巨型矩阵和对应的初始化、计算、存储等函数。这些矩阵占据了太多的栈空间（Stack），造成栈溢出的错误。表 5.2 为两种打分函数所依赖的部分矩阵及其占用的内存，总计占用栈空间多于 1.625GB，是导致栈溢出，造成运行不稳定的关键原因。

表 5.2　XBPMF 及 XBScore^{QM} 函数依赖的部分矩阵及占用内存

XBPMF		XBScore^{QM}	
矩阵	占用内存（MB）	矩阵	占用内存（MB）
xbpmf_hb_label	256	xb_vdw_profile	192
xbpmf_xb_label	256	xb_es_profile	192
xbpmf_2d_hb_pw_parms	16	xb_desolv_profile	192
xbpmf_2d_xb_pw_parms	16		
xbpmf_1d_map	272		
xbpmf_hd_map	272		

我们通过创建两个类将这两类矩阵及对应操作函数进行封装，并进行内存动态分配（见图 5.6），由此解决了内存分配问题，同时提升了程序的可读性和面向对象性。

在打分函数初始化阶段，程序根据参数输入确定打分函数类型（如使用 XBScore^{QM}），随后读取打分函数参数，读取 vdw、es、desolvation 文件，分别存入 3 个大型矩阵。由于这些矩阵是动态分配的，因此不会造成栈溢出的问题。在计算阶段，程序将读取矩阵中的值进行计算，不会大幅增加内存申请与释放。

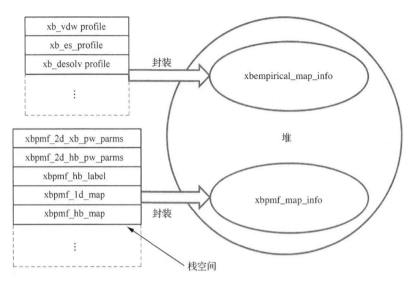

图 5.6 封装打分函数

5.2.2.2 文件读写优化

文件读写优化分为读优化和写优化，读优化主要集中在热点部分之前，而写优化分为热点部分优化和串行部分优化。

D³DOCKxb 有两个显著特点：第一个是在初始阶段需要读取数十个小文件，每次读取都是按行读取，虽然文件总量不大，但是需要花费数千次 I/O，一定程度上浪费了时间；第二个特点是程序的输出不集中在某一段或程序尾部，而是在运行中不断输出内容，虽然程序的总体输出规模不大，但是数千次的输出浪费了时间，也造成热点部分并行困难——多线程读写一方面较慢，另一方面互相干扰，容易造成混乱。

为解决多次读取的问题，我们为每一个文件建立一个缓冲区，一次性读取文件全部内容，然后解析缓冲区；为了解决输出不集中问题，分别申请了两种缓冲区，即串行部分缓冲区 Se_Buffer 和 Pa_Buffer，如图 5.7 所示。Se_Buffer 用于记录热点部分之外的输出，而 Pa_Buffer 是一个二维数组，第一维的维度是线程个数 NUM_THREADS，第二维是一个足够大的字符缓冲区。当程序执行到热点部分时，每个线程将输出写入本线程缓冲区，即将第 i 个线程写入 Pa_Buffer[i]。

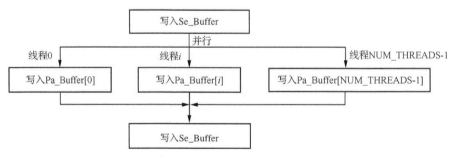

图 5.7 缓冲区写优化

5.2.2.3　数据依赖优化

作为 LGA 迭代并行的最大障碍，数据依赖问题必须得到解决。虽然在逻辑上各次迭代不相关，但是涉及许多变量在循环间重复使用，涉及许多局部静态变量在线程间共享，因此必须解决这些问题。剔除循环依赖的难点不在于剔除，而是精准地定位发生依赖的变量。作为并行优化的核心模块，LGA 涉及的代码超过 20,000 行，要从头到尾将这些函数、变量仔细分析一遍，工程量巨大。

数据依赖的优化思路如图 5.8 所示。首先找出在循环间重复使用的变量，如打分类对象（evaluate）、全局搜索算法类（global_search）、局部搜索算法类（local_search），或普通数组对象（crd、crdpdb）等，然后根据对象类型作相应的处理。对于局部变量，我们使用"#pragma omp parallel private"将其线程私有化；对于静态变量或全局变量，我们使用"#pragma omp parallel threadprivate"将其全局线程私有化。指针对象的私有化更复杂一些：要将指针申请空间的过程包含在并行域之内。还有一种方法可以更加简单、高效地处理线程私有问题：假设有 NUM_THREADS 个线程，对于变量 Var，则声明数组 VarArray[NUM_THREADS]，线程 tID 使用变量 VarArray[tID] 替代。

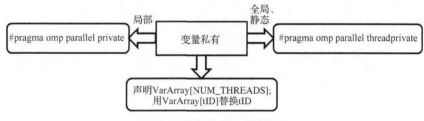

图 5.8　数据依赖的优化思路

5.2.2.4　多线程优化

线程绑定是指将线程绑定到固定的 CPU 核，防止线程的核间迁移或分配不平衡。我们使用线程绑定技术将线程绑定到 CPU 核，确保了 D³DOCKxb 在多线程阶段减小额外开销。线程绑定方式有两种：集中式和分散式，前者是将多个线程尽量集中在单个 CPU 核中，适用于多线程共享大量数据的情况；后者是将多个线程尽量平均分配在各个 CPU 核中，适用于每个线程需要大量访问内存的情况。LGA 部分访问内存操作，主要集中于 evaluate 中的对象，通过每个线程一份 evaluate 的方式，可令各个线程不再共享大量数据，因此我们使用线程均分的方式进行线程绑定，这可以通过设置环境变量"KMP_AFFINITY=granularity=fine,scatter"实现。

另一方面，多线程程序涉及线程栈空间大小的问题，可以通过设置 OMP_STACKSIZE 参数来修改，如 set OMP_STACKSIZE=16MB，即设置线程栈空间为 16MB。在多线程 D³DOCKxb 中，由于 copyin 列表中存在较多矩阵，在运行中经常出现 segment fault 问题。为了使程序更加"健壮"，我们设计了首次写回算法来替换 copyin 原语。

原始 copyin 方式伪代码算法如下：

```
1.#pragma omp parallel for copyin(Var ......)
2.  for i = 0 to nruns-1
3.    …
4.  end for
```

首次写回算法伪代码如下：

```
1.int count=0
2.#pragma omp private(count)
3.VarTemp // 与变量 Var 相同
4.Copy(VarTemp,Var)
5.#pragma omp parallel for
6.  for i=0 to nruns-1
7.    if(count==0)
8.        Copy(Var,VarTemp)
9.    end if
10.   …
11.  end for
```

对于 copyin 变量列表中的任意一变量 Var，我们对应声明相同的变量 VarTemp，在并行域之前执行将 Var 复制到 VarTemp 的操作；在并行域中多线程第一次执行操作之初，执行写回操作，即将 VarTemp 复制到 Var。

5.2.3 性能评估

本节主要从内存分配和 I/O 优化效果、CPU 多核加速比和并行效率、对接精确性分析这 3 个方面对 $D^3DOCKxb$ 进行评估。

5.2.3.1 实验平台和数据

我们在国家超级计算广州中心的"天河二号"超级计算机上对 $D^3DOCKxb$ 进行测试和性能评估。该测试平台的计算节点配置见表 3.1，它包括 16,000 个计算节点和 12.4PB 的全局共享并行存储系统。本测试使用单个节点进行。

本实验采用串行版 $D^3DOCKxb$ 作为基准程序，不支持多线程运行；所有测试均在"天河二号"超级计算机上完成，其中内存分配和 I/O 优化效果使用非多线程版本在单核上测试，加速效果在单节点上测试，对接精确性将使用并行版本对接结果与串行版本对接结果进行对比。

本实验采用实际序列分析中典型的 6std 蛋白体系作为测试蛋白体系，但是本节介绍的优化方法不针对某一蛋白体系，也适用于其他体系。DPF 文件中的 LGA 参数见表 5.3。

表 5.3　DPF 文件中的 LGA 参数

用例	LGA 参数			
	num_evals	num_generations	pop_size	nruns
用例（case1）	50,000	40,000	150	100
用例（case2）	100,000			

5.2.3.2　内存分配及 I/O 优化效果

采用打分函数封装，缓冲区替换 I/O 的方式，一方面可使内存分配更为合理，另一方面可以提高程序运行效率，而且进一步提高了程序固有的并行性，为多线程并行优化打下了良好的基础。

从 Zinc Bank 上下载 3 种小分子 ZINC00001370_0、ZINC00001370_1、ZINC00001370_2 作为测试小分子，采用 case1 参数，分别用 3 种小分子与 6std 蛋白体系对接，统计堆栈空间大小。图 5.9 为内存优化前后，整个程序的内存分配情况，经过封装，栈空间大幅度变小，成功解决了"段错误"问题。

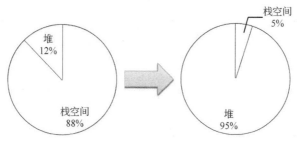

图 5.9　内存优化前后整个程序的内存分配情况

随后我们使用优化后的程序进行对接，参数选用 case1、case2，统计了优化前后的用时。从图 5.10 可以看出，经过 I/O 优化，程序效率提高了 4% 左右，主要原因是减少了程序执行过程中的 I/O 中断。而优化后的程序所用内存总大小比基准程序稍有提高，主要原因是增加了缓冲区 buffer。

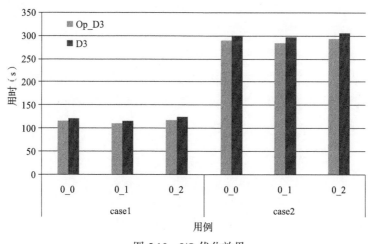

图 5.10　I/O 优化效果

5.2.3.3 加速效果

这里使用多线程技术对 $D^3DOCKxb$ 进行加速,用 LGA 迭代模块作为程序热点,可以各次迭代并行执行。使用 case2 参数,将 3 个小分子分别与 6std 进行对接,测试以下 3 个方面的程序性能:在单路 12 核 CPU 上测试多线程性能,在单路 12 核 CPU 上测试超线程性能,以及在双路 24 核 CPU 上测试线程绑定。

图 5.11 为单路 12 核 CPU 上的多线程加速比情况,为直观感受,我们对纵轴作了对数处理,从中可以看出,多线程版 $D^3DOCKxb$ 呈现近线性加速比。

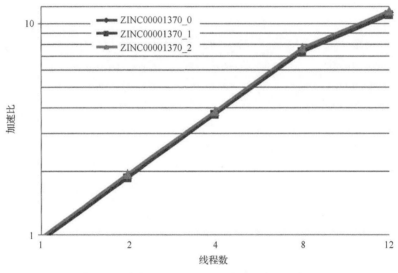

图 5.11 单路 12 核 CPU 上的多线程加速比情况

所谓超线程,是指单个 CPU 核可以启动两个线程,提高吞吐率。图 5.12 为单路 12 核 CPU 上的超线程加速比情况。对于 $D^3DOCKxb$ 来说,超线程的加速比并不理想:在 16 线程时,能够取得 12 倍左右的加速比;但随着线程数增加,加速比不但没有提高,反而有些降低。

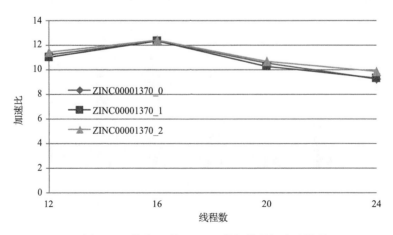

图 5.12 单路 12 核 CPU 上的超线程加速比情况

图 5.13 为多线程方式下，在双路 24 核 CPU 上是否使用线程绑定技术两种情况的加速比对比。从图中可以看出，多线程绑定技术能够实现"线程 - 核"分配平衡，因此获得了更高的加速比。

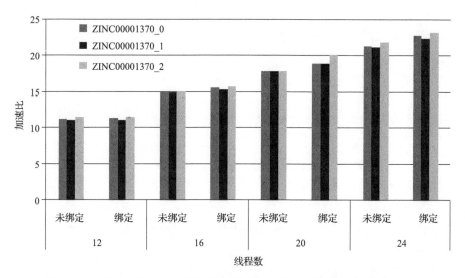

图 5.13　双路 24 核 CPU 上是否使用线程绑定技术两种情况的加速比对比

5.2.3.4　对接精确性分析

在测试了多线程 $D^3DOCKxb$ 的性能之后，我们还需要验证其正确性，尤其是不能改变原有的对接精度。为此我们随机选择了 10 个小分子，分别使用基准串行程序和多线程 $D^3DOCKxb$ 与 6std 对接，其 RMSD 值和结合能（Binding Energy）的最大最小差值、平均值见表 5.4。RMSD 值与结合能的最大差值均小于 0.14 与 1.54，其平均值均小于 0.026 与 0.87，这说明多线程 $D^3DOCKxb$ 的正确性是可信的。

表 5.4　多线程版与串行版 RMSD 值和结合能的差值

指标	RMSD（Å）	结合能（kcal/mol）[①]
平均值	0.026	0.87
最小差值	0.001	0.32
最大差值	0.14	1.54

注：① 1 kcal=4.1868 kJ。

5.3　基于 CPU-MIC 协同的药物虚拟筛选并行优化

本节主要介绍基于 CPU-MIC 协同的 $D^3DOCKxb$ 高效并行算法设计与实现。根据 5.2 节中介绍的程序特点、热点函数等内容，本节首先详细介绍基于 Intel MIC 协处理器的 $D^3DOCKxb$ 移植，然后介绍 CPU-MIC 异构协同的高效并行 $mD^3DOCKxb$ 的设计与实现，接着评估小规模上 $mD^3DOCKxb$ 的性能。

5.3.1 基于 MIC 协处理器的 D³DOCKxb 移植

完成对 D³DOCKxb 的多线程并行优化之后，我们就可以开始进行 D³DOCKxb 的 MIC 移植工作。本小节首先介绍了 offload 模式与 native 模式的不同，并根据 5.2 节介绍的 D³DOCKxb 程序特点选择了 offload 模式，根据 Intel 的 icpc 编译器特性进行了结构优化，然后详细介绍了移植过程中的并行域合并原理，MIC 上的内存复用策略，以及面向 SIMD 的矢量化优化工作。

5.3.1.1 MIC 协处理器

国家超级计算广州中心的"天河二号"超级计算机采用 Intel-MIC 协处理器作为加速部件，提供浮点运算的加速功能。Intel 至强® 系列协处理器基于众核架构（Many Integrated Core，MIC）。MIC 的体系结构如图 5.14 所示，每个 MIC 协处理器包含至少 57 核，每个计算核心的频率约为 1.1 GHz，而且配备 6 GB 以上片上存储空间。每个计算核心包含 4 个硬件线程，并且拥有位宽达 512 bit 的矢量处理单元。单个 MIC 卡的双精度浮点计算峰值性能超过 1 TFLOPS。MIC 采用与 x86 兼容的体系结构和指令集，所以与 GPU 相比，移植软件的工作量更小、速度更快，一些较为简单的软件甚至可以在重新编译后直接在 MIC 上运行。在应用程序中使用 MIC 卡，目前主要有以下两种模式。

（1）native 模式。该模式适合于程序测试和小规模密集计算程序，在 native 模式中，CPU 和 MIC 均拥有程序的一份备份，CPU、MIC 作为网络中的不同计算节点进行合作。

（2）offload 模式。该模式下，CPU 端启动程序，将热点部分卸载到 MIC 上继续运行，计算结束后，CPU 接收结果，继续运行。

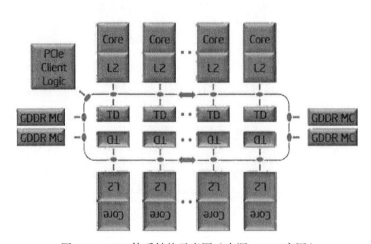

图 5.14　MIC 体系结构示意图（来源：Intel 官网）

5.3.1.2 面向 MIC 程序运行方式的选择

根据 5.2 节的介绍，在初始阶段，D³DOCKxb 需要读取小分子和蛋白质的结构数据、DPF 参数等，大小约 20MB。如图 5.15 所示，这 20MB 数据以约 20 个小文件的形式存储，小到几 KB，大到几 MB。

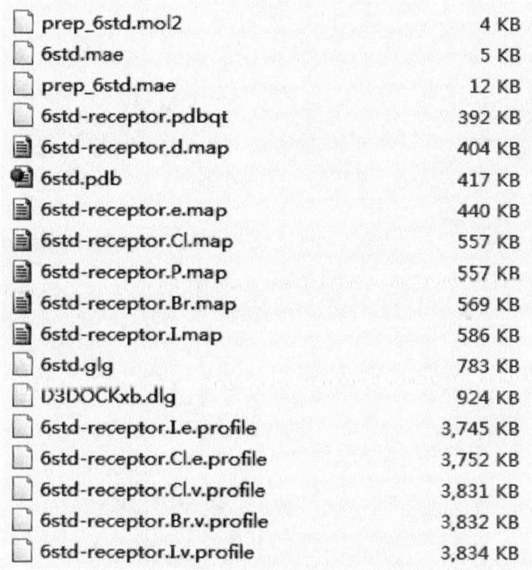

prep_6std.mol2	4 KB
6std.mae	5 KB
prep_6std.mae	12 KB
6std-receptor.pdbqt	392 KB
6std-receptor.d.map	404 KB
6std.pdb	417 KB
6std-receptor.e.map	440 KB
6std-receptor.Cl.map	557 KB
6std-receptor.P.map	557 KB
6std-receptor.Br.map	569 KB
6std-receptor.I.map	586 KB
6std.glg	783 KB
D3DOCKxb.dlg	924 KB
6std-receptor.I.e.profile	3,745 KB
6std-receptor.Cl.e.profile	3,752 KB
6std-receptor.Cl.v.profile	3,831 KB
6std-receptor.Br.v.profile	3,832 KB
6std-receptor.I.v.profile	3,834 KB

图 5.15　$D^3DOCKxb$ 在初始阶段需要读取的小文件形式数据

native 模式适用于进行测试和小规模计算密集型程序。如果使用 native 模式运行程序，需要提前将程序和数据传输到每一个 MIC 卡上。对于分子对接这种应用来说，需要对接的小分子过多，如果全部上传到 MIC 卡上，首先数据划分模式只能选择静态，其次可能会超过 MIC 卡的内存上限。

另一方面，$D^3DOCKxb$ 中存在小部分以 I/O 为主的串行代码，只能单核执行。与 CPU 核相比，MIC 核在主频、逻辑判断等方面较弱，这意味着串行部分 MIC 将花费更多的时间。在 offload 模式下，这些读取部分可以交给 CPU 来做，而热点部分交给 MIC 来做，充分发挥两种硬件的特点。结合我们对两种模式性能的测试，这里选择了 offload 模式移植程序。

5.3.1.3　适应编译器特性

由 Intel 开发的针对 MIC 的 icpc 编译器目前还不够成熟，主要体现在不支持 C++ 中一些复杂的机制，如类模板、纯虚函数等，而 $D^3DOCKxb$ 是采用 C 和 C++ 语言混合编写，其中既有 C 语言的简单语法，也有 C++ 的复杂机制，尤其是涉及遗传算法中个体、种群、GA、各类 LS 算法等的类，采用了类模板、继承、纯虚函数等机制。因此我们需要进行一系列重构，即将从模板继承而来的类拆解开，针对重构的新类实现原父类中的纯虚函数。另一方面，icpc 编译器不允许 offload 变量列表包含有指针元素的对象，因此我们使用了"拆解还原"的方式传递对象：将这些对象拆解开来，将其中的元素以字节的方式存储于缓冲区中，然后将该缓冲区卸载至 MIC 上，同时在 MIC 上声明相同的对象，在缓冲区中将对象元素一一读出，然后组合写回对象中。适应度类 evaluate 部分指针元素如下：

```
int recep_natom;
    Real(*recep_crdpdb)[SPACE];
    char(*recep_atomtypes)[MAX_LEN_AUTOGRID_TYPE + 1];
    char(*xbligand_atomtypes)[MAX_LEN_AUTOGRID_TYPE + 1];
```

```
Real(*xbpmf_1d_pw_parms)[XBPMF_AT_NUM][XBPMF_SHELL_NUM];
Real(*xbpmf_2d_hb_pw_parms)[XBPMF_AT_NUM][XBPMF_SHELL_NUM][XBPMF_BIN_NUM];
Real(*xbpmf_2d_xb_pw_parms)[XBPMF_AT_NUM][XBPMF_SHELL_NUM][XBPMF_BIN_NUM];
MapType(*xbpmf_1d_map)[MAX_GRID_PTS][MAX_GRID_PTS][XBPMF_AT_NUM];
MapType(*xbpmf_hb_map)[MAX_GRID_PTS][MAX_GRID_PTS][XBPMF_AT_NUM];
    int recep_acceptor_natom;
    Real(*recep_acceptor_crdpdb)[NTRN];
    char(*recep_acceptor_atomtype)[MAX_LEN_AUTOGRID_TYPE + 1];
```

我们需要将这些元素内容取出，写入 buffer 中，传入 MIC 内存，然后重组对象。

5.3.1.4　并行域合并原理

根据 offload 模式原则，LGA 迭代作为热点部分需要运行于 MIC 上。多线程版本的 $D^3DOCKxb$ 有 8 个并行域，如果按照传统的模式，需要 8 次卸载，也就是 CPU 和 MIC 之间需要交互 8 次。然而，CPU 和 MIC 之间的交互是相当耗时的。因此我们采用"单个作业，单次卸载"的策略：合并各并行域，以减少交互次数，提高程序执行效率。

根据 DPF 文件中的各命令，$D^3DOCKxb$ 对应执行操作，如读取文件内容，确定 LGA 各参数等。我们修改了并行域命令的对应代码，对这些命令只记录、不处理，统一集中在 offload 代码块处理。

5.3.1.5　MIC 上的内存复用策略

与 CPU 端主存相比，MIC 上进行的内存分配与释放是较慢的。实验测试表明，在 MIC 上申请 1GB 内存需要 6 秒左右。因此，必须降低 MIC 上的申请、释放频率。单个 $D^3DOCKxb$ 进程执行单次作业不存在内存复用的可能，但是单个 $D^3DOCKxb$ 进程在多次处理作业时，复用 MIC 上的内存将极大地提高效率。

数据复用算法伪代码如下：

```
1. count=1
2. Var[L1][L2]
3. #define ALLOC alloc_if(1) free_if(0)
4. #define USE      alloc_if(0) free_if(0)
5. while More Jobs
6.      if count==1
7.          #pragma offload target(mic:mic_no) in(Var:length(L1*L2) ALLOC)
8.          {......}
9.      else
10.         #pragma offload target(mic:mic_no) in(Var:length(L1*L2) USE)
11.         {......}
12.     end if
13.     count++
14. end while
```

上面展示的数据复用算法，首先声明了一个计数器 count，用于记录执行作业个数，当单个进程处理第一个作业时，对于任一连续内存变量 Var，使用 "alloc_if(1) free_if(0)" 申请需要的内存；从第二个作业开始，使用 "alloc_if(0) free_if(0)" 复用该部分内存。

5.3.1.6　面向 SIMD 的矢量化优化

MIC 核中的 512 bit 矢量处理单元，能够一次性处理 16 个单精度浮点数，拥有强大的数据处理能力。D³DOCKxb 中存在大量细粒度可并行的循环，如适应度评价类 evaluate 中的初始化函数和个体 population 类的 set_eob 函数，通过添加矢量化指导语句 "#pragma simd" 可以实现矢量化。

适应度评估函数 eval 占用了大量运行时间，我们对它进行了部分矢量化。如图 5.16 所示，eval 函数主要由 torsion、transform、trilinterp、eintcal 这 4 个函数组成。其中 torsion、transform 占据时间较少，trilinterp、eintcal 占据时间较多。

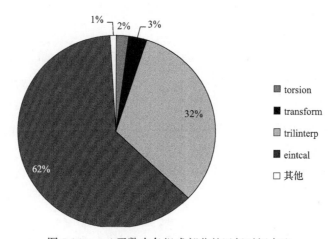

图 5.16　eval 函数中各组成部分的运行时间占比

torsion 函数中的循环主要进行 crd 矩阵元素的计算，虽然各次循环之间不存在相关性和依赖，但是 crd 的维度为 2048×3，也就是第二维不能被 8 或 16 整除：

```
crd[mvatm][X] = (double)crdtemp[X] + d[X] + k[X][X] + d[Y] * k[X][Y] + d[Z] * k[X][Z];
crd[mvatm][Y] = (double)crdtemp[Y] + d[X] + k[Y][X] + d[Y] * k[Y][Y] + d[Z] * k[Y][Z];
crd[mvatm][Z] = (double)crdtemp[Z] + d[X] + k[Z][X] + d[Y] * k[Z][Y] + d[Z] * k[Z][Z];
```

我们将维度 2048×3 变为 2048×4，即可实现矢量化：

```
crd[mvatm][X] = (double)crdtemp[X] + d[X] + k[X][X] + d[Y] * k[Y][X] + d[Z] * k[Z][X];
crd[mvatm][Y] = (double)crdtemp[Y] + d[X] + k[X][Y] + d[Y] * k[Y][Y] + d[Z] * k[Z][Y];
crd[mvatm][Z] = (double)crdtemp[Z] + d[X] + k[X][Z] + d[Y] * k[Y][Z] + d[Z] * k[Z][Z];
crd[mvatm][S] = (double)crdtemp[S] + d[X] + k[X][S] + d[Y] * k[Y][S] + d[Z] * k[Z][S];
```

transform 函数的主循环中，单次循环存在读写冲突，如下所示：

```
for (a = 0; a < natom; a++) {
```

```
        temp.x = ((double)tcoord[a][X])*r11 + ((double)tcoord[a][Y])*r21 + ((double)
tcoord[a][Z])*r31 + T.x;
        temp.y = ((double)tcoord[a][X])*r12 + ((double)tcoord[a][Y])*r22 + ((double)
tcoord[a][Z])*r32 + T.y;
        temp.z = ((double)tcoord[a][X])*r13 + ((double)tcoord[a][Y])*r23 + ((double)
tcoord[a][Z])*r33 + T.z;
      tcoord[a][X] = tmp.x;
      tcoord[a][Y] = tmp.y;
      tcoord[a][Z] = tmp.z;
    }
```

我们通过对上述循环进行拆解及矩阵转换，实现了矢量化：

```
    for (a=0; a<natom; a++)
    {
    tmp[a][X] = ((double)tcoord[a][X])*r11 + ((double)tcoord[a][Y])*r21 + ((double)
tcoord[a][Z])*r31 + T.x;
    tmp[a][Y] = ((double)tcoord[a][X])*r12 + ((double)tcoord[a][Y])*r22 + ((double)
tcoord[a][Z])*r32 + T.y;
    tmp[a][Z] = ((double)tcoord[a][X])*r13 + ((double)tcoord[a][Y])*r23 + ((double)
tcoord[a][Z])*r33 + T.z;
    tmp[a][S] = ((double)tcoord[a][X])*r13 + ((double)tcoord[a][Y])*r23 + ((double)
tcoord[a][Z])*r33 + T.z;
    }
    for (a=0; a<natom; a++)
    {
    tcoord[a][X] = tmp[a][X];
    tcoord[a][Y] = tmp[a][Y];
    tcoord[a][Z] = tmp[a][Z];
    tcoord[a][S] = tmp[a][S];
    }
```

然而，trilinterp 函数和 eintcal 函数虽然占据了大部分运行时间，但是其中主循环中存在不可预知结果的判断语句，因此难以进行矢量化。

5.3.2 CPU-MIC 异构协同的 mD³DOCKxb

CPU-MIC 异构协同分为两种模式：一种是单个任务，即由 CPU-MIC 一起处理；另一种是 CPU-MIC 处理各自的任务，总体上协同加速。下面具体讨论两种 CPU-MIC 协同的方案，并给出具体实现策略。

5.3.2.1　基于异步传输的 CPU-MIC 协同方案

基本的 offload 模式中，CPU 启动 offload 代码段，随后等待 MIC 计算完成，收集结果后继续工作。当 offload 代码执行时间较长时，就会浪费 CPU 时间。为了充分利用两者的计算能力，我们提出了基于异步传输的 CPU-MIC 协同方案。如图 5.17 所示，系统将任务根据 CPU 和 MIC 的计算能力进行划分，通过异步传输的手段将任务传输给 MIC，CPU 并不进行等待，而是处理自己那份任务。当 offload 代码段执行完毕，MIC 会根据信号量通知 CPU 并传回数据结构。

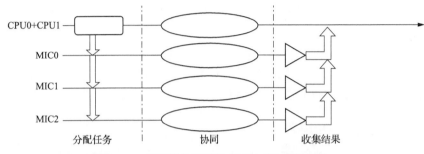

图 5.17　基于异步传输的 CPU-MIC 协同方案

该协同方案有一个基本条件和一个技术要点。基本条件是单个任务的规模已经不能短时间内使用 CPU 和 MIC 单独完成，尤其是热点部分并行维度必须达到数百甚至数万，单次迭代时间和同步时间相比足够长。技术要点是根据 MIC 卡和 CPU 对任务的处理能力，合理划分任务量，将同步时间降到最低。

但是 D³DOCKxb 中的热点部分是 LGA 迭代部分，其迭代次数为并行维度。不管对于粗略对接还是精确对接，并行维度不会超过 200，典型的值为 100。而单块 MIC 卡即拥有至少 57 个物理核，每个核可以启动 4 个超线程，即使最佳性能是每个核启动 2 个线程，也就是启动 112 个超线程，大于 LGA 的并行维度。因此该协同方案虽然有巨大的理论优势，但并不适合 D³DOCKxb 处理分子对接任务，于是我们采用基于任务独立的 CPU-MIC 协同方案。

5.3.2.2　基于任务独立的 CPU-MIC 协同方案

单个分子对接任务虽然并行维度少，但是多个分子对接任务之间毫不相关，因此可以使用基于任务独立的 CPU-MIC 协同方案：单节点内启动多个进程，通过 cpu_bind 参数分配各进程所占用的 CPU 核，其中对应单块 MIC 卡的进程仅使用一个 CPU 核，对应 CPU 的进程使用剩余的 CPU 核。cpu_bind 参数用于决定单个节点上每个进程占用的 CPU 核数。offload 模式下，进程的串行读写部分运行于 CPU，并行搜索部分运行于 MIC，而前者是不需要多线程的，也就是可以使用单 CPU 核执行。因此运行于 MIC 上的进程可以分配一个 CPU 核，而运行于 CPU 上的进程可以分配尽量多的核。如图 5.18 所示，某节点共有 3 块 MIC 卡、24 核 CPU，需要运行 4 个进程，此时可以加入如下参数：

--cpu_bind=mask_cpu:0x000001,0x000002,0x000004,0xfffff8

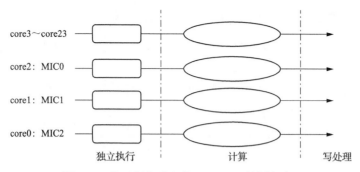

图 5.18　基于任务独立的 CPU-MIC 协同方案

5.3.3　性能评估

本节主要从不同 MIC 运行模式的效率、MIC 卡加速效果、单节点 CPU-MIC 异构协同加速效果这 3 个方面对 mD³DOCKxb 的性能进行评估。

5.3.3.1　实验平台和数据

同样在"天河二号"超级计算机上对 mD³DOCKxb 进行测试和性能评估，测试平台的计算节点配置见表 3.1，包括 16,000 个计算节点和 12.4PB 的全局共享并行存储系统。

本实验采用 D³DOCKxb 作为基准程序，不支持多线程运行。所有测试均在"天河二号"超级计算机上完成，其中不同 MIC 模式性能、单 MIC 卡加速效果在 MIC 卡上测试，CPU-MIC 异构协同加速效果在单节点下测试。

本实验采用实际序列分析中典型的 6std 蛋白体系作为测试蛋白体系，但是优化方法不针对于某一蛋白体系，也适用于其他体系。

5.3.3.2　offload 模式与 native 模式的对比

本次性能测试使用从 Zinc Bank 上下载的小分子 ZINC00001370_0 进行。首先我们测试 offload 模式下的性能，然后使用参数"-mmic"重新编译程序，将程序和蛋白体系、小分子结构数据传输到 MIC 卡上，进行 native 模式下的测试。表 5.5 为不同 MIC 模式下 D³DOCKxb 中各部分运行时间对比。

表 5.5　不同 MIC 模式下 D³DOCKxb 中各部分运行时间对比

模式	用例 1（case1）			用例 2（case2）		
	I/O（s）	LGA（s）	Total（s）	I/O（s）	LGA（s）	Total（s）
offload 模式	0.9	7.7	8.6	0.9	21.4	22.3
native 模式	10.5	8.3	18.8	10.5	22.3	32.8

根据表 5.5，我们制作了更加直观的图 5.19，从表 5.5 和图 5.19 中可以发现：

（1）在 I/O 方面，offload 模式优于 native 模式，native 模式下，程序针对各数据文件的读取需花费 10 秒左右的时间，远远高于 offload 模式；

（2）两种模式在 LGA 迭代上耗时接近；

（3）对 mD^{3}DOCKxb 来说，使用 offload 模式优于 native 模式。

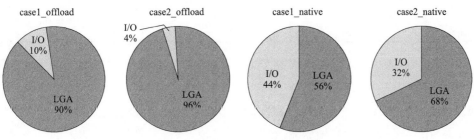

图 5.19　不同 MIC 模式的性能对比

5.3.3.3　单 MIC 卡加速效果

对单 MIC 卡加速效果的评估，需要从优化效果、加速效果、与 CPU 对比效果这 3 个方面进行分析。

仍然使用从 Zinc Bank 上下载的 3 个小分子 ZINC00001370_0、ZINC00001370_1、ZINC00001370_2 进行优化效果测试，LGA 参数使用 case1、case2，分别使用优化过的 MIC 版本 Op_D3、未经优化的 MIC 版本 NOp_D3 分别进行对接。优化效果对比如图 5.20 所示，可以看出，单个任务优化比不优化提高 30% 左右。

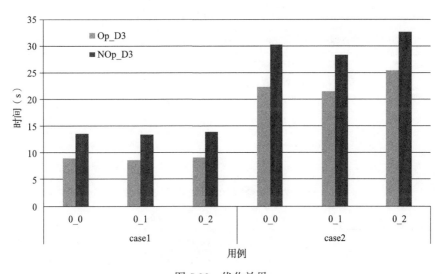

图 5.20　优化效果

接下来测试优化后的 MIC 版本加速效果。我们使用控制变量的方式：LGA 参数 num_evals 变化，控制迭代次数 nruns 保持不变；迭代次数 nruns 变化，控制 LGA 参数 num_evals 不变。我们扩展了测试用例，添加了 case3、case4，并将 num_evals 从 50,000 变为 500,000（见表 5.6）。

表 5.6　参数 num_evals 变化测试用例

用例	LGA 参数			
	num_evals	num_generations	pop_size	nruns
case3	200,000	40,000	150	100
case4	500,000			

分别使用 3 个小分子与 6std 蛋白体系进行对接，用例选择 case1、case2、case3、case4。

测试结果如图 5.21 所示，为直观显示加速效果，我们只画出了加速比。从图中看出，随着 num_evals 变大，加速比略微变大，最后保持在 12 左右，主要原因是随着 num_evals 变大，单个任务运行时间变长，I/O 时间在程序运行过程中所占比例大幅降低。

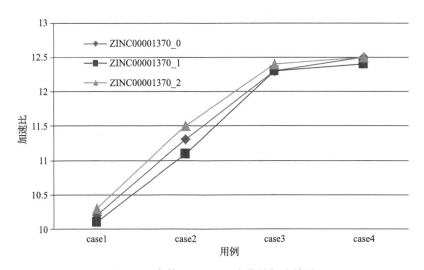

图 5.21　参数 num_evals 变化的加速效果

随后我们添加了 4 个测试用例 case5、case6、case7、case8（见表 5.7），分别使用 3 个小分子与 6std 蛋白体系进行对接。

表 5.7　参数 nruns 变化测试用例

用例	LGA 参数			
	num_evals	num_generations	pop_size	nruns
case5	200,000	40,000	150	100
case6				112
case7				168
case8				224

测试结果如图 5.22 所示，从图中看出，随着 nruns 变大，加速比呈线性增长，主要原因是随着 nruns 变大，并行度提高。

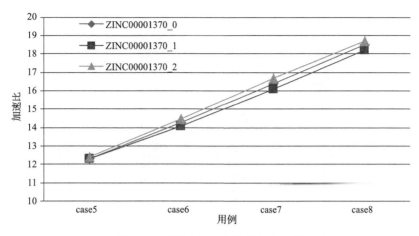

图 5.22 参数 nruns 变化的加速效果

最后我们在测试用例 case3 下，使用上述 3 个小分子进行对接，将优化后 MIC 版本程序与 12 核 CPU 加速能力进行对比。如图 5.23 所示，优化后单块 MIC 卡与 12 核 CPU 的计算能力基本持平。

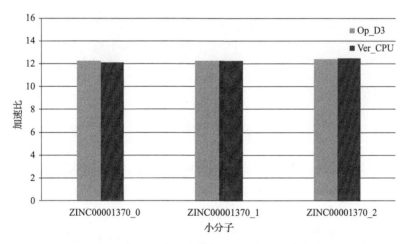

图 5.23 优化后 MIC 卡版本程序与 12 核 CPU 的加速效果对比

5.3.3.4 CPU-MIC 协同加速效果

为了测试基于任务独立的 CPU-MIC 协同方案的单节点加速能力，我们设计了一个小的任务调度驱动：将所有小分子名称记录在任务文件 task 中，单节点启动 4 个进程，各进程动态从 task 中获取任务。

然后从 Zinc Bank 上下载了 100 个小分子数据，分别随机选择出 20、40、60、80 份数据。选用用例 case3，使用串行程序首先对接一遍，记录时间，然后使用协同版程序进行对接，根据所花费时间计算加速比，如图 5.24 所示，单节点可以获得 50 倍以上的加速比。

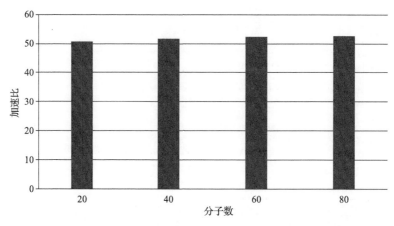

图 5.24　基于任务独立的 CPU-MIC 协同方案的单节点加速比

5.4　基于"天河二号"超级计算机的大规模高通量药物虚拟筛选平台

本节主要介绍基于 CPU-MIC 异构协同的高通量虚拟筛选软件 mD^{3}DOCKxb 的设计与实现。首先简要介绍高通量虚拟筛选的挑战和需要解决的问题，然后详细介绍 CPU-MIC 异构协同高通量虚拟筛选算法的设计与实现，接着评估 mD^{3}DOCKxb 的性能，最后应用 mD^{3}DOCKxb 进行埃博拉病毒对接分析。

5.4.1　高通量虚拟筛选的主要挑战

随着超级计算机的发展，其计算能力飞速提高，规模也越来越大。以 CPU 核数为例，2008 年，DOVIS2 仅仅使用 256 核；到了 2014 年，Launcher 使用了 Stampede 超级计算机上的 65,536 核 CPU。以硬件为例，超级计算机已从单纯的多节点多核 CPU，发展到使用 CPU-GPU 异构体系，再到使用云计算平台。规模的扩大，意味着更多的挑战，而任何高通量应用都面临两方面挑战：I/O 挑战和通信挑战。下面具体分析 mD^{3}DOCKxb 面临的挑战。

5.4.1.1　I/O 挑战

I/O 层面的第一个挑战是目前庞大的已知结构的药物化合物分子数量（3500 万个以上）带来的海量数据存储需求（700TB 以上）。

第二个挑战是对海量小文件的支持：单个对接任务，需要数十个几 KB 到几 MB 的小文件数据，而数千万个对接任务则需要几十亿个小文件的支持。如何让超级计算机的文件系统支持海量小文件，是需要解决的重大问题。

第三个挑战是瞬时 I/O 量的问题。每一个超级计算机系统都有其 I/O 带宽上限，一旦程序瞬时 I/O 量达到或超过这个上限，程序效率就会迅速下降，甚至可能导致超级计算机系统崩溃。

5.4.1.2　通信挑战

高通量应用面临的通信挑战，也就是瞬时通信堵塞通信管道的问题。有些高通量应用直接取消了通信手段，如 Launcher，依然获得了较高的并行效率，但这样做是采用了固定任务划分，对应用领域有限制。除了基因序列对比、虚拟筛选等所处理的任务都是独立的之外，基因组装、分子动力学所需要处理的任务必须进行通信，进行进程、线程间信息交换。引起通信障碍的原因有几种，如瞬时通信量超过通信带宽上限、进程个数过多导致同步操作、原子操作开销过大，这些都会引起程序效率降低。

5.4.2　高通量虚拟筛选的算法设计

本小节详细介绍基于 CPU-MIC 异构协同的超大规模高通量虚拟筛选算法的设计与实现，包括分段处理与多层控制算法、进程梯度休眠算法、文件操作优化，最后进行通信引擎可扩展性分析。

5.4.2.1　总体架构

mD^{3}DOCKxb 的总体架构如图 5.25 所示。总体上，mD^{3}DOCKxb 处理海量任务的过程分为两个阶段：单主控分发任务阶段、多组控动态索取阶段。第一阶段，用户可以选择完成多少任务，如 5%、10%，由主控节点以轮转方式分配任务；第二阶段，各组长节点自动申请任务，能者多劳，组长将任务分发给组员。下面具体分析 mD^{3}DOCKxb 的各模块与算法。

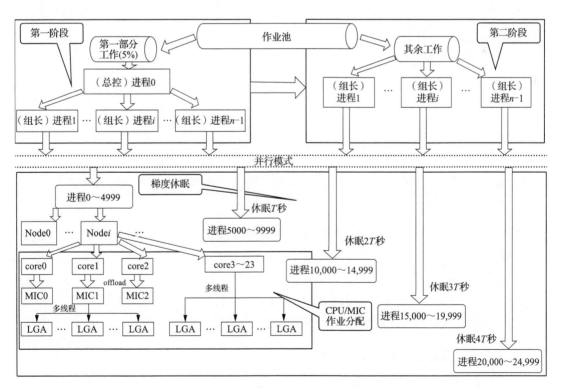

图 5.25　mD^{3}DOCKxb 的总体架构

5.4.2.2 分段处理与多层控制算法

为了采用动态任务划分，实现负载均衡，我们提出了分段处理与多层控制算法。

第一阶段采用三层控制结构，用于处理第一部分任务；第二阶段采用二层控制结构，用于处理第二部分任务。假设在 T 个节点上共有 N 个进程，n 个控制进程，$n \sim N\text{-}1$ 号进程为计算进程。N 和 n 的值由用户控制，可以根据目标机器的配置和计算需求来设置。MPI 默认将所有进程平均分配到各个节点，也就是每个节点有 N/T 个进程。

图 5.25 中"第一阶段"部分展示了第一阶段的工作模式：0 号进程为总控进程，$1 \sim n\text{-}1$ 号进程为组长进程。总控进程从任务池中获取任务，将其以"轮转"的方式按作业号发送给组长进程，规则为 N_{job} 号任务被发送给 $N_{job}\%n$ 号组长。组长进程将这些任务以"先到先得"的方式分发给组员。重复该过程直到所有任务的前 5% 全部处理完毕。

在第二阶段，总控进程降级成为 1 组的组长进程，如图 5.25 中"第二阶段"所示。组长进程完成任务分发，然后从任务池中获取一定数量的任务，然后将其以"先到先得"的方式分发给组员，同时将剩余任务首位置通知各组长。当第二阶段结束时，所有任务均被处理完毕。

5.4.2.3 进程梯度休眠算法

为了缓解 I/O、通信压力，实现异步 I/O 与通信算法，我们采用了进程梯度休眠的手段。处理首个作业前，计算过程将根据进程编号休眠一定时间：假设 G 为休眠梯度，休眠时间为 t 秒，编号为 P 的进程休眠 t 秒。用户可以根据集群 I/O 带宽及通信带宽，设定 G 和 t 的数值大小。

5.4.2.4 文件操作优化

首先是数据复用优化。针对某一蛋白体系对接多个小分子，蛋白结构数据、能量网格数据及打分函数数据（vdw、es、desolv）保持不变，因此我们可以对其采用数据复用的手段，降低每次对接的 I/O 量。

然后是使用绝对路径替换链接（link）路径，其主要效果是减少文件索引操作。链接文件并不实际存在，只存在一份真实的文件索引。链接文件的存在会增加小文件数量，且任何关于文件的额外操作都会降低程序的效率。

最后是取消了程序中更改目录的操作。早期的大规模实测表明，在存在海量小文件夹的父文件夹里，任何目录更改都会导致系统崩溃。因此，我们删除了 chdir 操作，随之修改了程序中所有根据文件名访问小分子文件夹里面数据文件的方式，替换方式如下：修改原主函数 [slave_main()] 的参数，增加小分子目录，在读取数据时，使用"目录 + 文件名"的方式，也就是绝对路径。

5.4.2.5 通信引擎可扩展性分析

1. 负载均衡

不同的药物分子有不同的结构，这会导致对接任务耗时的差异。静态数据划分可能导致某些进程过载，造成负载不平衡。因此，动态数据划分是必要的：在进程组内采用"先到先得"的方式，能够在最短时间内完成本组任务；在进程组间，采用"能者多劳"的原则。我们综合使用两者，实现了数据的动态划分，有效地达成了负载均衡的目标。

2. 多层控制分析

在初始阶段如果只有两层控制，组长进程将会获取相同的任务，进行重复计算。因此在第一阶段以三层控制手段、轮转的方式分发任务是必要的。在第二阶段，当某个组长进程从任务池中获取到任务时，它会发送消息通知其他组长进程剩余任务的首位置。通过这两个阶段的配合，我们有效地减少了重复计算。

3. 流水线式 I/O 和通信

利用进程梯度休眠策略，所有进程都能够在并行执行的同时，实现流水线式 I/O 和通信。举例说明：单个任务 I/O 量为 20 MB，休眠梯度为 5000，则梯度内 I/O 总量是 100 GB，这约等于"天河二号"超级计算机的 I/O 带宽，梯度内通信量为 5000。我们将休眠时间 t 设置为 10 秒，瞬时 I/O 最大为 10 GB/s，小于 100 GB/s。如图 5.26 所示，每一行代表一个休眠梯度，当第一梯度进程进入 I/O 阶段时，第二梯度进程处于通信阶段，由此实现了流水线式的 I/O 和通信。用户可以通过集群的 I/O 和通信带宽来调整休眠梯度的大小和休眠时间以达到最佳效率，如 {10,000，10}，{10,000，5}。

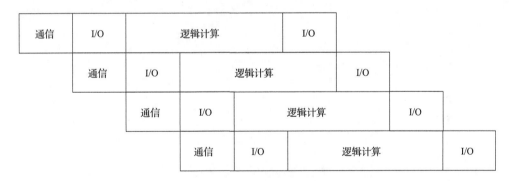

图 5.26　流水线式 I/O 和通信

5.4.3　性能评估

首先，我们测试了单层主从模式可扩展性极限。然后，为了全面掌握 mD³DOCKxb 的性能，我们进行了 5 个方面的测试：使用进程梯度休眠的通信引擎的优越性、强可扩展性、弱可扩展性、I/O 和通信延迟、对接结果精确性。

5.4.3.1　测试准备

我们在"天河二号"超级计算机上对 mD³DOCKxb 进行测试。"天河二号"系统的具体配置见表 5.8。测试体系仍然使用蛋白质体系 6std。

表5.8 "天河二号"系统的具体配置

配置	说明
高速互联网络	自主定制的高速互联系统，采用光电混合技术、"胖树"拓扑结构，点点带宽为160 Gbit/s，可高效均衡扩展
I/O 系统	采用 lustre 文件系统（为解决海量存储问题而设计的全新文件系统），可支持 10,000 个节点，PB 级的磁盘空间，以及 100GB/s 的传输带宽，拥有高安全性和可管理性

5.4.3.2 单层主从模式可扩展性极限测试

MPI 方式支持自主实现任务划分、进程调度，能做到进程间负载均衡，以实现蛋白质结构数据的复用。为了测试单层主从模式可扩展性极限，我们分别准备了 30 万个、60 万个、90 万个作业作为测试数据，并实现了单层主从模式 sD³DOCKxb。如图 5.27 所示，以单核计算能力为基准，当核数达到 10,000 的时候，sD³DOCKxb 的并行效率高于 80%；当核数达到 60,000 时，sD³DOCKxb 的并行效率下降到 14% 左右。经过对性能文件（profile）的过滤，我们发现瓶颈集中在 I/O 和通信上：I/O 时间增加了 18 倍，而通信延迟达到了 1 小时。

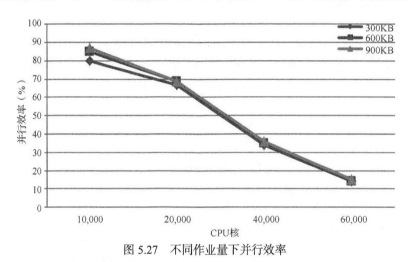

图 5.27 不同作业量下并行效率

5.4.3.3 使用进程梯度休眠的通信引擎的优越性测试

我们准备了使用进程梯度休眠和不使用梯度休眠的两个版本的通信引擎（分别记为 V1、V2），仍然选择 6std 蛋白体系，将 LGA 参数设置为 case3，分别使用上述两种版本，在节点数分别为 2000、4000、6000 的情况下，处理 300,000 个作业。每个节点启动 4 个进程，1 个进程使用 21 核 CPU，另外 3 个进程对应 3 块 MIC 卡。根据本书 5.3 节的介绍，单节点每分钟可以处理 6.65 个任务。表 5.9 展示了测试结果，"核数"行中的 c 代表 CPU 核，m 代表 MIC 核。以下所有关于并行效率的测试基准程序均为单节点计算能力。

表5.9 通信引擎优越性的测试结果

节点数	2000		4000		6000	
通信引擎	V1	V2	V1	V2	V1	V2
核数	48,000c + 342,000m		96,000c + 684,000m		144,000c + 1,026,000m	
时间（s）	1725	1497	1015	766	1731	515
效率（%）	78.43	90.38	66.67	88.34	25.21	84.74

更加直观的结果如图 5.28 所示，从中可以看出以下几点。

（1）在超过 6000 个节点时，与 V1 相比，V2 获得了 3 ～ 4 倍的性能提升。尤其是在 6000 个节点时，并行效率仍然能够达到 84.74%。

（2）随着节点数的增加，V2 的并行效率仍然有些下滑。这主要是由于程序启动、结束时间增加，通信延迟增大，I/O 压力加大，这些耗费在程序运行时间中的比例增加，总的运行时间却在降低。

（3）进程梯度休眠有良好效果，有效解决了 I/O 瓶颈，也解决了通信瓶颈。

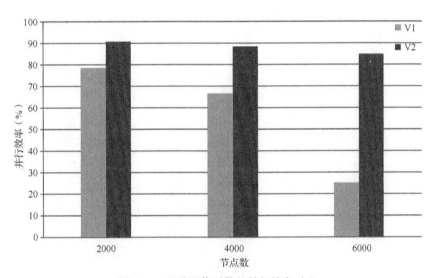

图 5.28　两种通信引擎的并行效率对比

5.4.3.4　强可扩展性与弱可扩展性的对比测试

我们分别测试了 mD³DOCKxb 的强可扩展性和弱可扩展性，由此评估它的总体性能。我们首先准备了 300,000 份对接任务，LGA 参数仍然使用 case3，分别在节点数为 500、1000、2000、4000、6000、8000 的情况下，测试 mD³DOCKxb 的性能。表 5.10 为 mD³DOCKxb 强可扩展性的测试结果，表中"核数"行中的 c 代表 CPU 核，m 代表 MIC 核。

表 5.10　mD³DOCKxb 强可扩展性的测试结果

节点数	500	1000	2000	4000	6000	8000
核数	12,000c + 85,500m	24,000c + 171,000m	48,000c + 342,000m	96,000c + 684,000m	144,000c + 1,026,000m	192,000c + 1,368,000m
时间（s）	5658	2931	1497	766	515	373
效率（%）	95.67	92.34	90.38	88.34	87.65	84.74

然后，我们针对 4000、6000、8000 节点分别准备 400,000、600,000、800,000 份任务，即任务数 = 节点数 ×100，随着节点数增加，任务数成比例增加。表 5.11 为 mD³DOCKxb 弱可扩展性的测试结果。

表 5.11　mD³DOCKxb 弱可扩展性的测试结果

节点数	4000	6000	8000
任务数	400,000	600,000	800,000
时间（s）	963	997	1063
效率（%）	93.62	90.49	84.91

根据图 5.29 展示的结果，不管是强可扩展性还是弱可扩展性，mD³DOCKxb 都有着良好的效果。而相对强可扩展性，mD³DOCKxb 的弱可扩展性更胜一筹，主要原因是程序总体运行时间并未随着任务规模扩大而减少，因此延迟耗费在程序运行时间中的比例提升不明显。

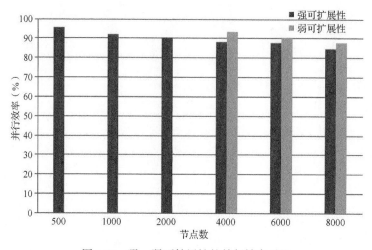

图 5.29　强、弱可扩展性的并行效率对比

5.4.3.5　I/O 和通信延迟测试

根据程序运行过程中的性能文件（profile），我们可以得到 mD³DOCKxb 在节点数为 4000、6000、8000 时的读写文件延迟、消息发送接收延迟。

从表 5.12 可以看出，随着并行规模的扩大，I/O 方面的 MAP 文件、LIG 文件读取速度，通信方面的 MPI 延迟增大幅度都很小。这意味着，通过通信引擎，mD³DOCKxb 成功地避免了 I/O 堵塞、通信拥塞。

表 5.12　I/O 和通信延迟的测试结果

节点数	4000			6000			8000		
文件	MAP	LIG	MPI	MAP	LIG	MPI	MAP	LIG	MPI
最小值	0.32	0	0	0.32	0	0	0.32	0	0
平均值	0.93	0.01	0.22	1	0.01	0.31	1.28	0.02	0.32
最大值	2.38	0.32	5.78	2.89	0.32	6.73	3.52	0.32	12.34

5.4.3.6　对接结果精确性分析

我们准备了 1000 组蛋白质 - 小分子来测试 mD³DOCKxb 相对于 D³DOCKxb 的对接结果正确性。首先使用 D³DOCKxb 对 1000 组测试用例进行串行测试，随后使用 mD³DOCKxb

并行完成对接。表 5.13 为每一组对接的 RMSD、结合能的差值。从中可以看出，RMSD 的最大差值小于 0.23，结合能的最大差值小于 3.78，并行两者的平均差值小于 0.037 和 1.83。因此，mD³DOCKxb 对接结果是可信的。

表 5.13　RMSD 和结合能的差值

	RMSD（A）	结合能（kcal/mol）[①]
平均差值	0.037	1.83
最小差值	0.002	0.51
最大差值	0.23	3.78

注：① 1 kcal=4.1868 kJ。

5.4.4　应用研究

埃博拉病毒（Ebola Virus，EBOV）[60] 是一种能导致人类及脊椎动物患出血热的致死性病毒，病死率高达 90%。2014 年 2 月，西非开始爆发大规模埃博拉病毒疫情。截至 2014 年 12 月 2 日，已累计出现埃博拉确诊、疑似和可能感染病例 17,290 例，其中 6128 人死亡。可惜的是，目前还没有应对该病毒的有效疫苗。病毒蛋白 35（Virus Protein 35，VP35）[61] 在该病的发病机理中起着重要作用，包括病毒 mRNA 的合成和负义 RNA 的复制。不论在体内还是体外，VP35 干扰素抑制结构域关键的碱性氨基酸残基的突变，会导致病毒的衰减。在体外抑制 VP35 和病毒核蛋白的相互作用，能够在细胞水平显著降低病毒复制率。

5.4.4.1　目标

我们希望针对 VP35，完成地球上所有可用化合物的虚拟筛选，考虑到每天不断涌现的新化合物，任务设计时多加了 20% 的冗余，总共 4200 万份药物化合物分子数据。

5.4.4.2　对接准备

如前所述，每一个对接任务都需要读取蛋白质数据文件、能量网格文件、小分子结构文件、DPF 参数文件，其中前两者都是通用的，而后两者各有各的不同，因此我们实现了前两者的数据复用，后两者则需进行读取。

考虑到"天河二号"文件系统的特点，单个文件夹下过多的小文件会导致严重的 I/O 问题。因此我们将 4200 万份小文件夹分成每 100 万份一组，并且修改了 mD³DOCKxb 中文件目录的操作，提出了 chdir() 一类的改变目录的做法；同时修改了 DPF 文件中，仅列出蛋白质文件名、网格能量文件名的方式，改为绝对路径访问。

5.4.4.3　结果收集

在"天河二号"超级计算机上，我们使用 8000 个节点，采用不间断的方式每次对接 100 万个分子，在 1 天时间里完成了任务。随后我们完成了脚本 CollectDlg，按照顺序将每 100 万个分子的对接结果收集到 1 个文件夹。

5.4.4.4　不同平台效率对比

我们分别计算了使用不同通信引擎完成 4200 万虚拟筛选任务所需的时间，如图 5.30 所示。

（1）仅使用单层主从模式的 MPI，最佳扩展规模为 12,000 核 CPU，并行效率为 80%，需要 35 天。

（2）使用多级并行技术，MPI 依然采用单层主从模式，最大扩展规模为 6000 个节点，需要 14 天。

（3）使用最优版本 mD^{3}DOCKxb，需要约 20 小时。

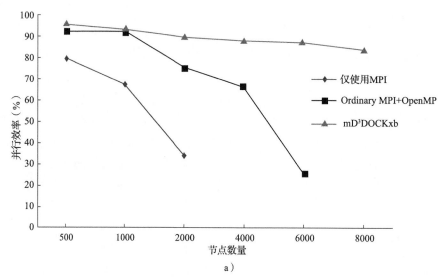

a）

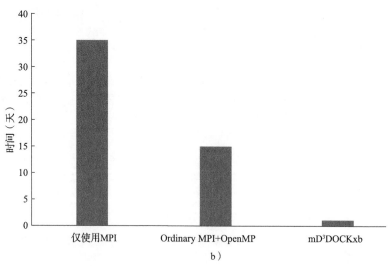

b）

图 5.30　3 种通信引擎所需时间

a）扩展性对比　b）消耗的时间

5.4.4.5　目前埃博拉特效药物的研发进展

我们将数据交给中国科学院上海药物研究所进行聚类统计，找出了大约 100 个对接良好的小分子。一些药物小分子具有良好的对接效果，上海药物研究所以最低结合能为标准从中选取了 3 种小分子。

表 5.14 为这 3 种对接良好的药物小分子的 Zinc 编号、RMSD 值及结合能。图 5.31 为 3 种药物小分子和 VP35 之间的相互作用。最终这 3 种药物小分子能否作为埃博拉出血热特效药，还需要体外活性测试及临床测试证明。一旦实验结果良好，将进行临床试验和特效药物研发生产。

表 5.14　3 种对接良好的药物小分子的 Zinc 编号、RMSD 值及结合能

Zinc 编号	RMSD（A）	结合能（kcal/mol）①
ZINC03870993_0	12.198	−7.51
ZINC12502437_0	10.060	−7.4
ZINC12503234_0	15.151	−7.36

注：① 1 kcal=4.1868 kJ。

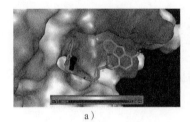 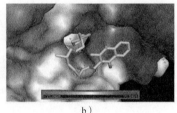 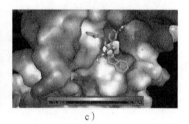

a） b） c）

图 5.31　3 种药物小分子与 VP35 间的相互作用

a）ZINC03870993_0　b）ZINC12503234_0　c）ZINC12502437_0

5.5　总结

我们选取了重要的药物虚拟筛选软件 D³DOCKxb，以递进的方式分别完成了多核、CPU-MIC 协同、超大规模虚拟筛选平台等工作，具体工作主要包括以下 3 个方面。

（1）对 D³DOCKxb 算法和数据结构进行了重新设计，提出了打分函数封装、缓冲区替换 I/O、线程绑定、针对 copyin 原语的写回替换，实现了 LGA 迭代并行化，最终实现了基于共享内存的高效并行 LGA 算法，大幅提高了算法效率。在"天河二号"超级计算机上进行了实测，单节点（24 核 CPU）可以获得线性加速比。

（2）将 D³DOCKxb 成功移植到 MIC 协处理器上，并通过并行域合并、内存复用等手段，特别是热点函数计算部分的矢量化，大幅减少了 CPU/MIC 交互时间、内存申请释放时间及热点函数计算时间，充分利用了 MIC 协处理器的加速能力，使单块 MIC 卡拥有 12~18 倍的加速比。最后，实现了 CPU-MIC 异构协同分子对接算法。实测表明，在"天河二号"

超级计算机上进行单节点（24 核 CPU+3MIC 卡）测试，CPU-MIC 协同的 $D^3DOCKxb$ 可以获得 50 倍以上加速比。

（3）开发了高效的通信引擎。通信引擎采用 MPI 技术，利用多层控制结构、任务分段处理，成功地解决了任务动态划分和负载均衡问题，并利用梯度休眠策略，解决了瞬时 I/O、通信量过大的问题，对加强程序的高可扩展性具有重大作用。在"天河二号"超级计算机上的实测表明，在节点数为 500、1000、2000、4000、6000、8000 的情况下，程序保持了 84% 以上的并行效率。特别是在 8000 个节点（196,000 个 CPU 核 +1,368,000 个 MIC 核）时，程序的并行效率为 84.7%。通过使用高通量药物虚拟筛选平台，我们选取了 4200 万个真实药物化合物小分子与埃博拉病毒关键蛋白 VP35 进行对接，并在 20 小时之内，完成了对接任务。

针对本章研究中存在的不足之处，并结合分子对接领域及高性能计算领域的发展趋势，未来作者团队还将在以下方面展开进一步的研究。

（1）针对 GA 各主要部分，尤其是 trilinterp、eintcal 等函数的优化工作。我们没有实现这两个关键函数的矢量化，因为其关键循环中有大量的判断语句，尤其是不可预测的判断语句。希望在进一步的工作中，这些关键循环能够得到更清晰、明确的"解剖"，从而实现矢量化或部分矢量化，并在 MIC 卡上获得更高的加速比。

（2）针对超大规模虚拟筛选的通信引擎部分，将研究提到更高的层次。高通量应用有一定相似性：任务独立、不需要同步、海量数据、瞬时 I/O 通信等，而我们的通信引擎很好地解决了这些问题。未来，也许可以继续将通信引擎提高到更高的层次，从而获得更高的普适性。

第三篇

生物医药大数据的智能分析

本篇主要关注机器学习在生物医药大数据分析中的应用。首先在第6章介绍机器学习（特别是深度学习）的基础知识，及其在生物医药大数据上的应用，然后在第7、8、9章介绍具体的研究案例。

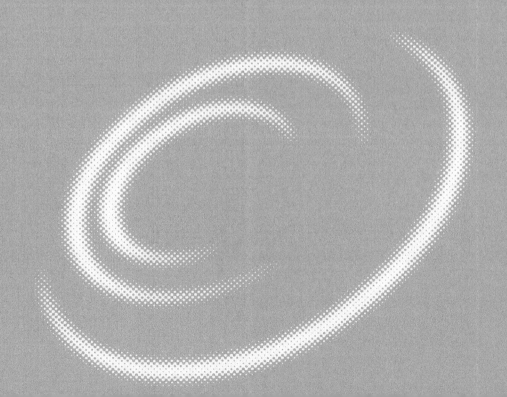

第**6**章

生物医药大数据的智能分析基础

生物医药等领域迎来了大数据时代，高通量测序数据、生物医学图像等随处可见的大数据为我们进一步探索生命的奥秘提供了数据保证。通常情况下，在数据量不大的时候，常规的机器学习方法如支持向量机、决策树等都能很好地分析数据，得到精确的预测或分类结果。然而，这些所谓的"大数据"通常具有数据体量巨大、数据类型繁杂、价值密度低、速度快、时效高等特点，这时再用这些常规的机器学习方法往往都不再那么奏效了。近年来，异军突起的深度学习技术以其独特的优势迅速占领了生物医药大数据分析技术的主流阵地。本章介绍机器学习的基础知识，作为后续研究案例的铺垫。首先简要介绍传统的机器学习方法，然后详细介绍深度学习技术在生物医药大数据分析行业的应用现状，以及利用深度学习技术进行生物医药大数据研究的一般方法。通过本章的内容，希望可以使读者对机器学习和深度学习的基本理论、主要技术和方法有基本了解。

6.1 传统的机器学习技术

机器学习是计算机科学中的一门传统学科，相关的教材非常丰富，因此本章只做简要概述。在机器学习的基本概念中，机器（即计算机）被编程为从数据中学习的模式。机器学习基于一套数学规则和统计假设，其目标是基于给定数据集的特征之间的统计关联来开发预测模型[62]。然后，学习的模型可用于预测任何输出范围，如二元响应、分类标签或连续值。简而言之，对于一个感兴趣的问题，如在新测序的基因组中识别和注释基因，机器学习算法将学习现有注释基因组的关键特性（如构成转录起始位点的基因和基因的特定基因组特性、GC 含量和密码子使用）；对于新测序的基因组，该算法将应用其从训练数据中学到的知识来预测基因组的假定功能组织。

机器学习方法旨在基于底层算法和给定数据集生成预测模型。机器学习算法的输入数据通常由一组样本中的特征和标签组成。特征是所有样本的测量数据，这些数据可能是原始的，也可能是通过数学变换得来的，而标签是机器学习模型旨在预测的模型输出。机器学习算法也可以处理缺少标签的数据集。一般的机器学习工作流程首先是处理输入数据，然后是学习或训练基础模型（一组定义学习规则的数学公式和统计假设），最后再使用机器学习模型对新数据进行预测。

数据包括在许多样本上测量的特征，包括基因、蛋白质、代谢物和网络边缘的量化。基于预测任务，数据的基础属性及是否被标记用来选择机器学习方法。如果数据未标记，则需要无监督的方法，如 PCA 或分层聚类[63]；如果数据被标记，则可以应用监督方法，基于输入标签生成用于回归或数据分类的预测模型。在应用适当的机器学习方法后，必须对预测进行验证。最后，可以生成或收集新数据用于改进学习模型，改进预测性能并开发新的生物学假设。

机器学习过程就是找到最佳模型参数集，将输入数据中的特征转换为标签的准确预测。通过一系列来回步骤找到参数、估计参数、评估模型性能、识别和纠正错误，然后重复该过程。该过程称为训练，训练将持续进行，直到通过最小化模型误差评估认为模型性能已无法改进为止。一旦识别出最佳参数，该模型就可使用新数据进行预测。训练数据的数量和输入数据的质量是整个机器学习过程的关键。

目前的机器学习方法有两种类型，即无监督学习和监督学习。当输入数据上的标签未知时，使用无监督方法，这类方法仅从输入数据的特征模式中学习。常用的无监督方法包括主成分分析和层次聚类。无监督方法的目标是基于相似特征对数据的子集进行分组或聚类，并识别数据中存在多少组或簇。

尽管传统的机器学习在生物医药领域取得了一定的成果，但只在少数领域取得了较为满意的结果，在处理大数据集、精确度等方面始终差强人意，直到近年来深度学习出现，才引领机器学习迈上了一个新的台阶。

6.2　深度学习在生物医药大数据中的应用

与传统的机器学习方法相比，深度学习往往结构更加复杂，拥有更多的网络层次，并且需要更多的数据作为支持。但是与传统机器学习方法相比，深度学习从原始数据中自动提取特征的能力大大增强，如果数据充足而且训练方法得当，其准确性会大大提高。实际上，深度学习的动机在于建立一个模拟人脑进行分析和学习的深层神经网络。

事实上，深度学习技术有着悠久的历史，其基本思想来源于沃伦·麦卡洛克（Warren S. McCulloch）和沃尔特·皮茨（Walter Pitts）在 1943 年开发的 MCP 模型。然后，弗朗克·罗森布拉克（Frank Rosenblatt）在人造神经元的基础上提出了感知器的概念。1974 年，保罗·沃伯斯（Paul Werbos）在他的博士论文中提出了反向传播算法，使多层神经网络成为现实。深度学习技术最重要的突破发生在 2006 年，当时杰弗里·辛顿（Geoffrey Hinton）有效地解决了反向传播中梯度消失的问题，并揭示了深度学习技术在未来的巨大潜力。现在深度学习已经进入快速发展的黄金时代，有以下 3 个原因：

（1）随着大数据时代的到来，数据量越来越大，数据结构越来越复杂，一般的机器学习算法对此是无能为力的，其相对简单的结构难以拟合如此庞大且复杂的数据；

（2）计算机硬件（尤其是高性能 GPU）的发展使得训练深度学习模型成为可能，而在 10 年前，要训练如此庞大的神经网络是不可想象的，光是计算量就足以使人们望而生畏；

（3）目前，包括谷歌、微软等大公司在内的深度学习研发力量每年都在迅速成长，不断地拓展深度学习理论和算法，提出新的深度学习模型。

近年来，深度学习技术在图像识别、语音识别和自然语言处理方面取得了巨大的成功。与此同时，生物医药等领域也进入了大数据时代。以基因组、转录组和蛋白质组为代表的生物信息学数据正在呈指数规模增长。许多著名的生物数据项目或数据库如 DNA 元素百科全书（ENCODE）、基因表达数据库（GEO）等可以为我们提供越来越多的公共数据。在这种情况下，生物大数据更加需要深度学习技术的支持。一方面，尽管许多新的生物实验方法（如 X 射线晶体学、核磁共振波谱学）也能产生准确的实验结果，但是过程费时又费力，在保证同样甚至更高数据精度的情况下，利用深度学习技术根据已有的数据产生新数据通常花费更少的时间和成本；另一方面，现有的大部分数据都是分散的、复杂的、高维的，这增加了数据分析的难度。深度学习技术能够解决这两个问题。与传统实验方法相比，深度学习具有无与伦比的速度和经济优势；与传统的机器学习方法相比，深度学习技术更擅长处理当今生物信息学的复杂情况。自 2000 年以来，利用深度学习技术解决生命科学的问题逐渐成为趋势。

本节分别从组学研究、生物医学影像、生物医学信号处理及药物研发 4 个方面，简要介绍近年来深度学习应用方面的研究进展。

6.2.1　在组学研究中的应用

以基因组学、转录组学和蛋白质组学为代表的组学研究是生物信息学科的重要组成部分。随着新一代测序等技术的出现，这类数据显示出了呈指数级增长的趋势。与之相应的，深度学习技术在分析这些组学大数据方面发挥了不可替代的作用。

在基因组学研究中，首先我们可以利用深度学习技术预测和鉴定 DNA 序列中的功能单位，包括复制域、转录因子结合位点、转录起始点、增强子和基因缺失等[64]。其次，我们还能利用深度学习技术预测基因的表达情况，如预测目标基因的表达量、预测基因的功能、对基因调控网络进行建模等。此外，把深度学习技术应用到关联基因组与疾病及表观基因组学也未尝不可，目前也有不少在这方面取得成功的例子。

在转录组学研究中，首先我们可以利用深度学习技术分析 RNA 序列的结构，包括预测 RBP 结合位点、可变剪接位点及确定 RNA 类型等。例如在 2015 年，Zhang S 等人就曾利用一个 DBN 神经网络来预测 RNA 结合蛋白结合位点。该模型使用 RNA 序列信息、RNA 二级结构信息和 RNA 三级结构信息作为训练数据，与先前的 GraphProt 方法相比，错误率降低了 22%。当然，同基因组学一样，利用深度学习技术也可以关联 RNA 与各种疾病。例如在 2014 年，拉尼亚·易卜拉欣（Rania Ibrahim）等人训练了一个可以对癌症进行分类的 DBN 模型，该模型使用 miRNA 数据作为训练数据，最终结果显示，其 F1 度量值比平均机器学习方法提高了 6% ～ 10%。

在蛋白质组学研究中，同样可以利用深度学习技术鉴定蛋白质的结构，包括蛋白质二级结构预测、蛋白质三级结构预测、蛋白质模型质量评估、蛋白质接触图预测等 [65]。其次，深度学习技术还可以被用来预测蛋白质的功能。例如，阿米罗塞因·塔瓦奈（Amirhossein Tavanaei）等人训练了一个 CNN 网络模型来预测蛋白质功能，该模型使用蛋白质的三级结构作为训练数据，其最终预测准确率达到 87.6%。最后，深度学习技术也可用于预测蛋白质 - 蛋白质相互作用、蛋白质在细胞内分布情况和许多其他领域 [66]。

6.2.2　在生物医学影像中的应用

生物医学影像是深度学习技术在生物大数据研究中另一个广泛应用的领域。许多用于临床治疗患者的生物医学图像，包括核磁共振成像（MRI）、放射照相成像、正电子发射断层成像和组织病理学成像等，每时每刻都在大量地积累着，而仅靠人眼去一张张识别这些图像是十分耗时的，而且有的影像模糊不清，仅靠人眼也很难做出正确的判断。对于这些问题，利用深度学习技术去识别或分类这些图像是一个不错的解决办法。

深度学习技术在生物医学影像领域应用最多的是疾病的异常分类。这些疾病包括癌症、阿尔茨海默病、精神分裂症等。深度学习模型可以深刻地洞察医学影像中正常状态与疾病状态影像之间的不同，并做出准确度判断，让病人可以及早地治疗，从而挽救病人生命。

深度学习技术在分析细胞的显微结构、神经元结构等方面也大有可为。常规情况下，显微图像往往不是那么清晰，靠人眼很容易产生错误的判断，但只要有大量正确的样本可以利用，深度学习就能学会如何识别和分类显微图像，对推动学科发展有重要意义。

此外，深度学习技术还可以用于检测骨折等伤病情况。X 光片通常是检查是否骨折最有效的手段，大部分情况下是否骨折通过 X 光片一目了然。但有时候轻微的骨裂等情况却很难通过肉眼看出，容易造成误诊情况。深度学习技术可以突破图片分辨率的限制，因为它是以图片的单个像素作为特征的，这样图片之间细小的差别也能被识别出来，从而提高诊断正确率。

6.2.3　在生物医学信号处理中的应用

生物医学信号处理是研究人员利用人体记录的电活动解决生物信息学问题的一个领域。常见的生物医学信号包括脑电图（EEG）、脑皮层电图（ECoG）、心电图（ECG）、肌电图（EMG）和眼电图（EOG）等。

目前深度学习技术在生物医学信号领域最主要的应用是使用脑电信号和异常分类来诊断疾病。但由于生物信号普遍存在噪声大、干扰多的缺点，因此想要利用深度学习技术在这个领域取得突破性进展还很难，这需要更先进的生物信号记录技术及特征提取技术的支持。目前，被记录下来的生物医学原始信号在被用作深度学习算法中的输入之前，经常被分解成小波或频率分量。此外，一些研究中还会使用归一化衰减和峰值变化等方法来改善结果。

6.2.4 在药物研发中的应用

新药研发涉及从上游到下游的几个环节，即药物靶标的确定、先导化合物的筛选、先导化合物的优化，以及最终的临床实验，具有研发周期长、资金投入大、失败率高等特点，一直是制药界的痛点。通常，开发一种新药的平均成本是 30 亿美元左右（其中包括失败的花费），大约需耗费至少 10 年时间，其中大部分时间用于候选药物的临床试验测试。

有报告表明，深度学习可以将新药研发的成功率从 12% 提高到 14%，可以为生物制药行业节省数十亿美元。目前很多制药企业纷纷布局人工智能（深度学习）领域，主要应用于新药发现和临床试验阶段，包括化合物高通量筛选、发掘药物靶点、预测药物分子动力学指标（ADMET）、发掘药物新适应症等。

1. 化合物高通量筛选

化合物筛选，是指通过规范化的实验手段，从大量化合物或新化合物中选择对某一特定作用靶点具有较高活性的化合物的过程。而要从数以万计的化合物分子中筛选出符合活性指标的化合物，往往需要很长的时间和巨大成本。

深度学习应用于化合物筛选的典型代表是位于硅谷的 Atomwise 的 AtomNet 平台，该平台是基于深度学习的药物虚拟发现平台。通过大数据训练，AtomNet 已经可以识别重要的化学基团，如氢键、芳香度和单键碳，同时该系统可以分析化合物的构效关系，识别医药化学中的基础模块，用于新药发现和评估新药风险。

2. 发掘药物靶点

现代新药研究与开发的关键是寻找、确定和制备药物靶点。

深度学习应用于药物靶点发掘的典型代表是 Exscientia。Exscientia 与葛兰素史克（GSK）在药物研发达成了战略合作，通过基于深度学习的药物研发平台为 GSK 的 10 个疾病靶点开发创新小分子药物。该平台可以从每个设计周期里的现有数据资源中学习，其原理与人类的学习方式相似，但在识别多种微妙变化以平衡药效、选择性和药代动力学方面要更加高效，其完成新药候选的时间和资金成本只需要传统方法的 1/4。

3. 预测药物分子动力学指标（ADMET）

ADMET 是 "Absorbtion, Distribution, Metabolism, Excretion, Toxicity" 的首字母缩写，即药物的吸收、分配、代谢、排泄和毒性。预测 ADMET 是当代药物设计和药物筛选中十分重要的方法。过去药物 ADMET 性质研究以体外研究技术与计算机模拟等方法相结合，研究药物在生物体内的动力学表现。

为了进一步提升 ADMET 性质预测的准确度，已有生物科技企业探索通过深度神经网络（Deep Neural Network，DNN）算法有效提取结构特征，加速药物的早期发现和筛选过程。其中晶泰科技通过应用人工智能高效地动态配置药物晶型，能完整预测一个小分子药物的所有可能的晶型，大大缩短晶型开发周期，更有效地挑选出合适的药物晶型，降低成本。

4. 发掘药物新适应症

利用深度学习技术，可以将临床药物与新的适应症相匹配，绕过动物实验和安全性实验。

例如，沙利度胺曾被用来治疗麻风病，后来研究人员发现其对多发性骨髓瘤具有疗效。由于该药物已经积累了大量的安全性与剂量数据，研究人员能够绕过第一阶段的安全性和剂量试验。根据实验结果，美国 FDA 在 2006 年批准沙利度胺治疗多发性骨髓瘤。据彭博（Bloomberg）预测，这个过程总共花费了 4000 万～ 8000 万美元。如果从零开始，开发一款新药所需的费用平均约为 30 亿美元。

6.3　常见的深度学习模型和框架

深度学习发展到今天已经有许多可利用的模型，本小节介绍 3 种在生物医药大数据的处理中最常用到的深度学习模型，它们分别是深度神经网络（DNN）、卷积神经网络（Convolutional Neural Network，CNN）、循环神经网络（Recirculating Neural Network，RNN）。

6.3.1　常见的深度学习模型

6.3.1.1　深度神经网络

深度神经网络（DNN）有时候泛指深度学习，包括 CNN、RNN 等多种神经网络[67]。但在这里，我们把 DNN、CNN 及 RNN 区分开来，用 DNN 代指那些由多层感知机、自动编码器、限制玻尔兹曼机等堆叠形成的全连接深层神经网络，下面分别介绍这些组成 DNN 的基本元件。

多层感知机（Multi-Layer Perceptron，MLP）是一种最简单的深度学习模型元件。一个 MLP 除了包含输入和输出层之外，中间还有多个隐藏层。一种最简单的 MLP 模型如图 6.1a 所示。通过输入大量的训练数据，MLP 可以不断调整两个神经元之间的权重，从而在输出层和输入层之间建立正确的网络。在训练过程中使用的调整算法通常是反向传播算法。很显然，MLP 使用的是监督学习的方法，因此当有大量的标签数据可用时，使用 MLP 来进行预测或分类通常是一个不错的选择。实际上，由于其结构和原理比较简单，MLP 被许多生物信息学研究者用作入门级的深度学习模型。

自动编码器也是深度学习模型中一个很常见的组件。图 6.1b 就是一种最简单的自动编码器结构。自动编码器通常使用贪心分层预训练的方法来实现无监督学习。在生物大数据中，一个训练好的自动编码器通常用于数据缩减或特征提取，而且自动编码器的学习属于无监督学习，也就是说在训练自动编码器的时候不需要数据标签，而在生物医药大数据的研究中，有相当多的数据是很难得到标签的，因此自动编码器在此类应用中也很广泛。除了常规的自动编码器，现在还有许多改进的版本如稀疏编码器、降噪编码器、收缩自动编码器等，在这里不做过多介绍。

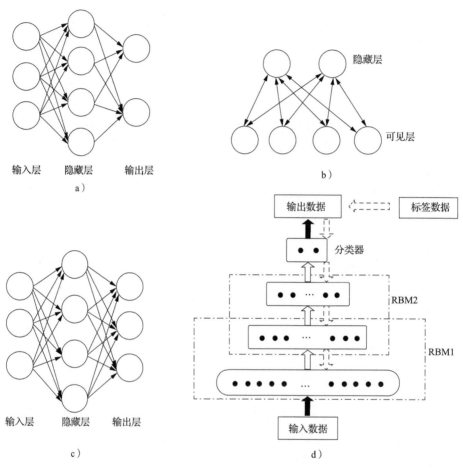

图 6.1　组成 DNN 的基本元件

a）一种最简单的 MLP 模型　b）一种最简单的自动编码器模型　c）RBM

d）由 RBM 构成的深度信念网络模型

限制玻尔兹曼机（Restricted Boltzmann Machine, RBM）来源于玻尔兹曼机（Boltzmann Machine, BM），之所以被加上"限制"两字，是因为它不允许同一层中神经元的连接。神经元的输出只有两种状态，一般使用二进制的 0 和 1 表示。RBM 模型如图 6.1c 所示。

一个 RBM 包含一个可见层和一个隐藏层。RBM 主要通过无监督的方法进行训练，如对比散度算法。在生物大数据研究中，RBM 主要有两种用途：一种是对数据进行编码，然后用监督学习方法进行分类或回归，如深层信念网络；另一种是利用 RBM 得到反向传播神经网络的初始权重矩阵和偏移量。

下面介绍一种 2006 年以来最常用到的 DNN 模型——深度信念网络（Deep Belief Net,

DBN），帮助读者对上面这些元件的作用形成宏观的了解。

DBN 是由多层 RBM 组成的 DNN 模型，如图 6.1d 所示。对 DBN 的训练由两个步骤组成。第一步是沿图中的实线箭头方向预先训练每一层 RBM，第二步是根据标签沿图中的虚线箭头方向微调网络。长期以来，DBN 在生物大数据领域发挥了十分重要的作用，许多常见的问题（如蛋白质残基接触预测和 RNA 结合蛋白位点预测）都依靠 DBN 取得了很好的预测和分类效果。

既然 DBN 是多个 RBM 堆叠的结果，那么堆叠 MLP 和自动编码器是否也可以呢？答案是肯定的。而且，在日常应用中，不只同一类元件可以互相堆叠，不同种类的元件也可以直接联系起来构成更加复杂的网络。例如，我们可以首先堆叠多个自动编码器来提取特征，然后把提取的特征传给多层感知机去拟合和学习这些特征。

总体来说，DNN 是一种最普遍、最通用的深度学习模型，接下来将要介绍的 CNN 及 RNN 都是 DNN 的"变种"。而正是由于 DNN 的通用性和普遍性，它几乎能适用于所有的生物大数据问题。

6.3.1.2　卷积神经网络

卷积神经网络（CNN）是由美国纽约大学的杨乐昆（Yann LeCun）于 1989 年首次提出的。近年来，CNN 已经在语音识别、人脸识别、一般物体识别、运动分析和自然语言处理等方面取得了显著进步。当然，CNN 在许多生物医药大数据研究中也发挥了重要作用，如基因表达预测、蛋白质分类和基因结构预测 [68]。

一般来说，CNN 由多个卷积层、多个池化层及用于分类和输出的全连接层组成。一个简单的 CNN 结构如图 6.2 所示。卷积层的作用是进行卷积操作，而卷积操作的效果是提取图像的各种特征。在卷积操作中，卷积核可以在输入窗口上进行滑动，使卷积核上的权重参数乘以所滑过得图像对应的像素；然后再把所得结果进行求和操作，以提取特征。池化层的作用是抽取原始特征信号，减少训练参数，同时降低过拟合的程度。池化操作可以分为最大池化和平均池化。最大池化是选择对应像素的最大值作为采样结果，平均池化是计算相应像素的平均值作为采样结果。图 6.3 为卷积操作和池化操作的原理。

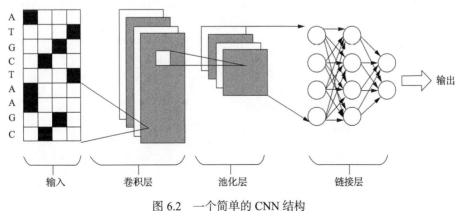

图 6.2　一个简单的 CNN 结构

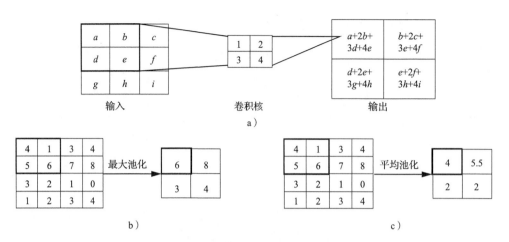

图 6.3 卷积操作和池化操作的原理

a）卷积操作示意图　b）最大池化操作　c）平均池化操作

与传统方法相比，CNN 具有出色的分析空间信息的能力，并且需要较少的数据预处理步骤。所以 CNN 特别擅长处理图像数据，而且将生物数据编码成二维图像矩阵的形式通常相当容易。事实证明，CNN 在鉴定蛋白结合位点和增强子序列等各种基因序列结构方面取得了很好的成果。另外，CNN 的转移学习能力非常强大，当难以获得大量的可用标记组学数据时，我们可以直接把在一个数据集上训练好的网络作为另一个数据集的初始化网络，这是非常有用的。

6.3.1.3　循环神经网络

循环神经网络（RNN）是在 20 世纪 80 年代后期被提出的一种神经网络模型。近年来，RNN 在自然语言处理、图像识别和语音识别等领域取得了不俗的成果。在组学研究中，RNN 具有多种应用，如确定基因的外显子 / 内含子边界、预测 RNA 序列特异性偏差等。

一个简单的 RNN 结构如图 6.4 所示。其中，H_t 是时刻 t 时隐藏层的状态；O_t 是时刻 t 时的输出；U 是输入层与隐藏层之间的权重参数，它将原始的输入抽象为隐藏层输入；W 是隐藏层与隐藏层之间的权重参数，隐藏层是网络的内存控制器，负责调度内存；V 是隐藏层到输出层的权重参数；X_t 是时刻 t 时输入层的状态。

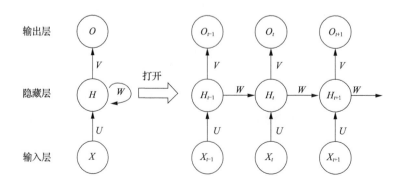

图 6.4　一个简单的 RNN 结构

目前，在生物医药大数据领域应用最广的两种 RNN 架构分别是 LSTM 网络和 GRU 网络。鉴于 RNN 强大的时间记忆能力，它可以很好地解决时间序列问题，可用来提取时间序列信息。大多数生物信息学数据之间都存在依赖关系，如核苷酸序列和氨基酸序列。RNN 可以自动从这些数据中学习序列中元素的相关性，并提取全局序列特征。因此，RNN 在生物大数据研究中也占有不可替代的地位。

我们已经简单介绍了 3 种在生物大数据研究中最常用到的深度学习模型，但有两点值得注意：一是深度学习技术在不断地发展之中，每时每刻都有新的、更先进的深度学习模型出现，我们不应故步自封，只拘泥于这几种基本的模型；二是这 3 种深度学习模型之间并不是相互独立的，相反，两种或多种模型结合起来共同解决一个问题往往能取得意想不到的好效果。

6.3.2　常见的深度学习框架

尽管深度学习在许多领域都显示出了巨大的优势，但对没有计算机背景的研究人员来说，通过编程实现一个深度学习模型是一件十分复杂的事情。幸运的是，随着深度学习热潮的掀起，许多知名公司和机构（如谷歌和微软）都开始着手搭建集成的深度学习框架，现在只需要学习如何在这些框架上构建一个深入的学习模型就可以了，而学会如何使用这些深度学习框架可能仅需要花费几天时间就足够了。下面详细介绍 4 种目前最常用的深度学习框架。

1. TensorFlow

TensorFlow 是相对高阶的机器学习库。与 Theano 相比，TensorFlow 的一个优势是编译速度极快。

除了支持常见的 CNN、RNN 外，TensorFlow 还支持深度强化学习乃至其他计算密集的科学计算（如偏微分方程求解等）。

2. Caffe

Caffe 是一个得到广泛使用的开源深度学习框架，其主要优势包括如下几点：

（1）容易上手，网络结构都是以配置文件形式定义，不需要用代码设计网络；

（2）训练速度快，能够训练 state-of-the-art 的模型与大规模的数据；

（3）组件模块化，可以方便地拓展到新的模型和学习任务中。

3. Theano

Theano 诞生于 2008 年，由蒙特利尔大学 Lisa Lab 团队开发并维护，是一个高性能的符号计算及深度学习库。Theano 的主要优势如下：

（1）集成 NumPy，可以直接使用 NumPy 的 ndarray，API 接口学习成本低；

（2）计算稳定性好，如可以精准地计算输出值很小的函数 $\left[\,如 \log_2(1+x)\,\right]$；

（3）可以动态地生成 C 或 CUDA 代码，用以编译成高效的机器代码。

4. Keras

Keras 是一个高度模块化的神经网络库，使用 Python 实现，并可以同时运行在 TensorFlow 和 Theano 上。

Keras 同时支持 CNN 和 RNN，支持级联的模型或任意图结构的模型，从 CPU 上计算切换到 GPU 加速不需要改动任何代码。因为底层使用 Theano 或 TensorFlow，用 Keras 训练模型与前两者相比基本没有什么性能损耗，只是简化了编程的复杂度，节约了尝试新网络结构的时间。

6.4 深度学习解决生物大数据问题的一般方法

随着组学领域的深度学习技术的发展，使用深度学习技术解决生物大数据问题已经成为一种流行趋势。在这里，我们总结了使用深度学习解决这类问题的一般步骤，包括数据获取及编码、数据预处理、模型训练和性能评估等。

6.4.1 数据获取及编码

随着生物医药的发展，该领域每年都会产生大量的数据。随着各种数据库的建立，数据采集不再是一个难题，我们随时可以从网上下载所需要的数据，而不需要像以前那样在进行系统分析之前经过复杂的湿实验来获取数据。表 6.1 总结了研究中常用的几种生物信息学数据库。

表 6.1　常用生物信息学数据库

类别	数据库
基因组数据库	NCBI
	Ensembl
	USUC
核酸序列数据库	EMBI
	GenBank
	DDBJ
蛋白质序列数据库	SWISS—PROT
	PIR
蛋白质结构数据库	PDB
蛋白质结构分类数据库	SCOP
	CATH

需要注意的是生物信息学数据有自己的行业标准。除了常见的生物医学图像数据外，fasta、fastq、gff2、bed 等也都是该领域中常用的数据格式。显然，这种数据类型很难直接用于深度学习。但实际上这些数据格式并不复杂，只需要花费少量时间来进行简单的学习，就能了解这些数据格式的内部机制，然后我们可能需要学习一些脚本语言，比如 Perl、

R 或 Python，以从这些数据中提取需要的信息。幸运的是，这些脚本语言的学习成本往往很低。

在生物大数据中，常用的深度学习模型输入数据包括测序数据（DNA 测序数据、RNA 测序数据、氨基酸测序）、基因表达数据、图像数据（如原位杂交图像）、蛋白质或氨基酸的物理化学性质、接触图（3D 结构中氨基酸对的距离）等。总的来说，我们需要做的是下载这些数据，然后将其提取出来，整理成深度学习模型可以理解的形式（如矢量和矩阵）。

合理的数据输入形式对于深度学习模式的最终学习效果影响很大。一般来说，深度学习或常规机器学习最常用的数据输入形式是矢量或矩阵。在生物大数据中，最常见的数据类型是序列数据，如 DNA 序列、RNA 序列和氨基酸序列。对于序列数据，我们经常使用以下 3 种方法将它们编码为矩阵形式。

（1）独热编码：这是目前最常用的编码方法，可以用于核苷酸和氨基酸序列。在 DNA 序列的情况下，一次独热编码后的序列 ATGCT 如图 6.5a 所示，其中黑色块代表 1，白色块代表 0。

（2）位置特异性评分矩阵（Position Specific Scoring Matrix，PSSM）：该编码方法可用于编码氨基酸序列和核苷酸序列。矩阵可以显示一个位置上存在碱基或某个氨基酸的概率。有些软件（如 PSI-BLAST）可以生成 PSSM。图 6.5b 为一个简单的 PSSM。

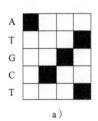

POS	1	2	3	$\cdots$	n	$n+1$
A	0.3	0.7	0.5	$\cdots$	0.1	0.4
C	0.4	0.1	0.2	$\cdots$	0.3	0.5
G	0.2	0.1	0.1	$\cdots$	0.3	0.1
T	0.1	0.1	0.1	$\cdots$	0.3	0.0

a）　　　　　　　　　　　b）

图 6.5　独热编码及位置特异性评分矩阵

a）独热编码　b）一个简单的 PSSM

（3）PAM 矩阵和 BLOSUM：PAM（Point Accepted Mutation）矩阵和 BLOSUM（Blocks Substitution Matrix）是序列相似性的评分矩阵。这两种编码方法主要用于编码氨基酸序列。目前，BLOSUM 的应用频率更加频繁。一些成熟的工具（如 BLAST）为这两个矩阵提供了很好的支持。

除序列数据外，还有一些生物数据，如接触图和图像数据（如原位杂交图像和显微图像），它们本身就是二维矩阵的形式，可以直接用于深度学习模型。一些数据，如基因表达数据、蛋白质或氨基酸的物理和化学性质，其本身是数值矢量的形式，将它们整合到矩阵中是比较简单的。

6.4.2　数据预处理

深度学习可以自动学习和提取数据的特征，但这并不意味着可以将原始数据直接输入深度学习模型中。对数据进行适当的预处理可以大大提高深度学习模型的准确性和速度。在生物大数据中最常用的数据预处理方法是数据清理、标准化和降维。

1. 数据清理

我们得到的生物数据可能包含很多缺失值、误差值和噪声，这可能会在模型训练中引起严重的问题，所以需要尽可能地提高数据的质量。数据清理通常在编码操作之前完成，主要涉及处理缺失值和异常值、删除重复数据及处理噪声数据。对于缺失的数据或异常值，可以用 KNN 算法、回归、决策树分析等方法填充不完整的数据；对于噪声数据，可以通过聚类、回归和分箱来处理；对于重复的数据，可以通过消除相似度大于阈值的数据来降低重复率。

数据清理是一项费时又费力的工作，而且由于数据种类不同，很难判断哪种数据清理方法最好。许多生物研究人员没有机器学习的基础知识，也很难靠自己去实现上面提到的各种算法。幸运的是，一些软件如 OpenRefine、DataKleenr 等可以很好的完成数据清理任务，学习使用这些软件要比自己实现清理算法容易得多。

2. 标准化

标准化是指在一定程度上限制数据的范围。一个好的标准化方法可以缓解陷入局部最优的问题。通常情况下，标准化是在我们把数据进行编码之后进行的。这里介绍两种常用的标准化方法：最小最大标准化和零均值标准化。标准化方法的选择取决于需要处理的数据类型。

当我们的生物数据的数值分布不符合正态分布，而且在计算过程中不涉及距离运算和协方差运算时，可采用第一种标准化方法。例如，可以使用这种方法处理图像数据（如原位杂交图像），即对每个维度的数据执行以下操作：

$$x = \frac{x - \min}{\max - \min} \tag{6.1}$$

式中，max 是样本数据的最大值，min 是样本数据的最小值。

有些情况下得到的生物数据的值是符合正态分布的，但是我们不想破坏这种分布，而且样本之间的距离对分类效果也是很重要的。在这种情况下，通常采用第二种标准化方法。实际上，这种标准化方法也是目前最常用的方法。例如，氨基酸的理化性质和基因表达谱数据通常采用这种标准化方法，其计算方法如下：

$$x = \frac{x - u}{\sigma} \tag{6.2}$$

式中，u 是所有样本的均值，σ 是所有样本的标准偏差。

3. 降维

一般来说，生物医药数据通常是高维的，例如基因表达谱数据的维度范围通常在

2000 ～ 20,000 维。但是高维并不一定意味着更好的学习效果，因为里面可能包含很多无用特征，会直接影响最终学习效果。适当降低数据维度可以去除那些无用特征或噪声特征，以提高最终准确率和训练速度。尽管 RBM 和自编码器等许多深度学习模型都具有降维的功能，但在训练之前有时还需要使用传统的机器学习方法来降低原始数据的维度。常见的降维方法包括主成分分析（PCA）、线性判别分析（LDA）、局部线性嵌入（LLE）等。在组学降维方面最常用的降维方法是 PCA。例如，在基因表达谱的降维中 PCA 就很常见。一些现成的工具可以帮助我们直接调用各种降维方法，此处不再赘述，感兴趣的读者可自行搜索。

6.4.3　模型训练

训练一个深度学习模型是一件很复杂的事情，需要考虑很多问题。

首先需要考虑硬件。由于深度学习模型的参数数量规模庞大，运算过程复杂，训练一个深度学习网络可能需要很长时间。因此在训练大型网络时，GPU 已经成为了训练深度学习模型的主流硬件。相对于 CPU，GPU 具有众多的核心可用于并行处理，在图像等矩阵运算方面有着无法比拟的速度优势。目前，许多深度学习框架已经支持 GPU 加速。

其次，在训练之前要注意数据集的分配。一般来说，样本分为 3 个部分：一个训练集、一个验证集和一个测试集。训练集用于训练模型；验证集用于确定控制模型复杂性的网络结构或参数；测试集用于测试模型的性能。一般用 70% 的数据样本做训练和验证，30 ％的数据做测试工作，但这不是绝对的，可以根据样本的大小做适当的调整。

网络模型中各种函数的选择也是决定模型最终效果的关键问题。深度学习模型通常包括两类函数：激活函数和损失函数。常见的激活函数包括 sigmoid、tanh、softmax、ReLU 和 maxout，常见的损失函数包括均方误差损失函数、对数似然损失函数、交叉熵损失函数等。激活函数和损失函数是配套使用的。

激活函数可以分为输出层激活函数和隐藏层输出函数。我们首先考虑输出层：当想要实现一个简单的回归任务时，使用一个简单的线性函数作为激活函数，并使用均方误差损失函数作为损失函数就足够了；当想要实现一个二元分类任务时，通常使用 sigmoid/tanh 作为激活函数，以交叉熵损失函数作为损失函数；当实现多类分类任务时，通常使用 softmax 作为激活函数，而对数似然损失函数作为损失函数。

对于隐藏层，在选择激活函数时，由于使用 sigmoid 和 tanh 经常发生梯度消失或梯度爆炸问题，现在 ReLU 和 maxout 已经成为最广泛使用的激活函数。但 ReLU 的缺点是神经元容易死亡，而 maxout 虽然改善了 ReLU 功能的缺点，但是数据量和参数都有所增加。我们可以根据自己的需要选择合适的函数。

dropout 技术在深度学习模型的训练中也很常见。当用很少的训练数据训练一个大型网络，或者所得到的数据包含大量噪声时，很容易出现过拟合的问题。为了解决这个问题，Hinton 在他的文章中提出了 dropout 技术，即在每次训练时，都会按照一定的概率从网络中暂时丢弃一些神经元单元，从而提高网络的泛化能力。原理虽然很简单，但是非常有效，值得尝试。当然，除了 dropout 技术之外，还有很多方法可以防止过拟合，如早停、权重衰减等。而且这些方法之间是不冲突的，可以叠加使用。

另外，深度学习模型中还有很多超参数需要自行调整和设置，如学习率、权重初始化等，这是深度学习的难点。我们总结了一些常用的超参数设置，见表 6.2。当然，表中超参数的设置只能作为参考，其中加粗的代表常用值。如果想训练出一个令人满意的深度学习网络，往往需要频繁尝试和积累经验。另外，很多算法支持超参数的自动调整，如网格搜索、随机搜索和贝叶斯优化，这有助于在一定程度上缓解超参数调整的困难。

表 6.2　常用深度学习模型中一些常用的参数设置

参数名称	常见设置
学习率	初始化为 0.1，然后使用 Adam 算法动态调整
超参数优化方法	SGD、momentum、Adagrad、Adadelta、RMSprop、**Adam**
权重初始化方法	Gaussian、**Xavier**、MSRA
批规模	64、**128**、256
节点数	如 16、32、128，但不能多于样本数
丢弃率	0.3、**0.5**、0.7

6.4.4　性能评估

K 折交叉验证通常是检查算法准确性的第一步。以 10 折交叉验证为例，将数据集分成 10 份，轮流将其中 9 份作为训练数据，1 份作为测试数据，进行实验。每次实验都会得出相应的正确率（或差错率）。10 次实验结果的正确率（或差错率）平均值可以作为对算法准确性的估计，一般还需要进行多次 10 折交叉验证（如 10 次 10 折交叉验证），再求其平均值，以精确估计算法的准确性。

此外，我们有很多标准来衡量一个深度学习模型的表现，如精度、F1 度量等。表 6.3 中总结了组学研究和深度学习的常用性能评测指标，以及它们的计算方法，见表 6.3。

表 6.3　常用的性能评测指标及计算方法

性能指标	计算方法
准确率（Accuracy）	$\dfrac{TP+TN}{TP+TN+FN+FP}$
灵敏度 / 真正例率 / 查全率 （Sensitivity / TPR / Recall）	$\dfrac{TP}{TP+FN}$
查准率（Precision）	$\dfrac{TP}{TP+FP}$
特异度 / 真负例率 （Specificity / TNR）	$\dfrac{TN}{TN+FP}$
假正例率（FPR）	$\dfrac{FP}{TN+FP}$

续表

性能指标	计算方法
假负例率（FNR）	$\dfrac{FN}{TP+FN}$
F1 度量（F1-measure）	$\dfrac{2\times TP}{2\times TP+FP+FN}$
ROC 下面积（AUROC）	计算受试者工作特征曲线（ROC）下的面积
PRC 下面积（AUPRC）	计算查准率 - 查全率曲线（PRC）下的面积
几何平均 (Geometric mean, Gm)	$\sqrt{TPR\times TNR}$
平均绝对误差（MAE）	$\dfrac{1}{N}\sum_{i=1}^{N}|z'-\overline{y}_i|$
均方误差（MSE）	$\dfrac{1}{N}\sum_{i=1}^{N}(y_i-\overline{y}_i)^2$

注：① 表中，TP 是真正例，FP 是假正例，TN 是真负例，FN 是假负例，具体介绍参见本书第 9 章；

② MAE、MSE 两指标的计算方法中，N 是样本数量，y_i 是第 i 个样本的真实值，$\overline{y}_i$ 是第 i 个样本的预测值。

另外，训练速度是评估模型时非常重要的一个方面。准确率高但速度却很慢的深度学习算法也是不成功的，我们也不能忽视这一点。

6.5　总结

本章我们介绍了深度学习在组学、生物医学影像、生物信号处理、药物研发等生物医药大数据重要领域的应用，简要介绍了常见的深度学习模型和框架，并总结了使用深度学习解决生物大数据问题的一般步骤。

第 7 ～ 9 章将介绍传统机器学习和深度学习在生物医药大数据分析中的应用。其中，第 7 章属于辅助诊疗领域，是传统机器学习在肿瘤表达谱分类中的应用；第 8 章、第 9 章是深度学习在基因序列分析领域中的探索。通过这些研究实例，希望读者能够对生物医药大数据的智能分析形成较为深刻的认识，能够在自己的工作中，结合应用领域的需求和数据的特点，灵活运用传统机器学习或深度学习等人工智能技术，获得更为精准的分析结果。

第 7 章
基于字典学习的肿瘤基因表达谱分类

肿瘤是一种严重威胁人类生命健康的疾病。肿瘤类型众多，即使是同一种肿瘤也可以分为许多不同的亚型，而不同亚型肿瘤的治疗手段是不同的。因此，准确而快速地确定肿瘤的类型能最大程度地发挥治疗效果，延长甚至挽救病人的生命。利用肿瘤基因表达谱对肿瘤进行分类是当前一种比较新型的肿瘤分类手段，该方法速度快，分类过程自动化，能节省大量的人力、物力资源，已经成为当前肿瘤分类领域的研究热点。但当前大部分传统机器学习方法对肿瘤基因表达谱分类的准确率普遍较低，需要设计更适合的分类算法。本章主要介绍作者团队在基于字典学习的肿瘤基因表达谱分类算法方面的工作[69]，主要分为以下 3 个部分。

1. 基于判别投影的字典学习分类算法

字典学习分类算法是一种比较适合处理基因表达谱数据的算法，但一般的字典学习模型只注重提升所训练的字典对样本的重构能力，而忽视了其对样本的鉴别能力。针对该问题，作者团队设计了基于判别投影的字典学习分类模型。在训练过程中，该模型为每一类训练样本都训练出一组子字典，每类子字典都只能对同类样本进行低误差同构。在训练字典的同时，还训练出一个投影矩阵，利用该投影矩阵对测试样本进行投影能拉大不同类别样本之间的距离，最后利用字典对测试样本的重构误差判断样本的类别。在多个公共数据集上的实验结果表明，该方法的分类准确率要高于当前主流方法。

2. 结合集成学习思想的字典学习分类算法

针对单个字典学习分类器分类能力较弱的问题，把集成学习的思想与字典学习结合起来。从训练样本的所有基因中随机抽取部分基因作为训练数据，训练专门设计的字典学习分类算法作为集成学习的弱分类器，同时训练多个这样的弱分类器，最后结合多个弱分类器的投票结果决定测试样本的类别。当多个分类器相互独立且单个分类器的分类准确率大于 50% 时，集成多个分类器投票后的分类准确率会有较大提升。在 9_Tumors 等多个数据集上的实验结果也表明，该方法的分类准确率要高于其他方法。

3. 针对基因表达谱数据的特征选择方法

针对基因表达谱数据有大量冗余和噪声的特点，作者团队设计了一种特征选择方法以把数据中的关键基因筛选出来。首先把数据中的异常值替换为合理的值，然后对数据进行归一化处理。利用随机序列和样本距离这两种判断准则各筛选出一定数目的关键基因，取这些关键基因的交集作为最终的关键基因。和其他常规的特征基因过滤方法相比，该方法能在选出更少关键基因的情况下实现更高的分类准确率。

7.1　肿瘤基因表达谱分类概述

7.1.1　肿瘤与基因表达谱

肿瘤是人类健康的重大威胁。近几十年的医学研究表明，肿瘤是机体在物理、化学、生物等各种因素的作用下，局部组织的细胞在基因层面上失去了对其正常凋零的调控，导致细胞的异常增生而形成的赘生物。因此，从本质上来讲，肿瘤属于基因疾病。

从分子层面上来讲，导致肿瘤发病的根本原因就是基因突变，如位点突变、基因缺失、甲基化状态改变等。而基因的各种形式的突变都能在基因是否表达或表达量上体现出来。基因表达谱正是一种能描绘特定的组织或细胞在特定生化条件下基因的表达种类和丰度信息的数据。因此，基因表达谱数据中包含对肿瘤检测或分类的关键信息。

当前大部分基因表达谱数据都是通过基因芯片实验获得的。在基因芯片实验中，我们选取不同生理状态的样本，分别记作实验样本和参考样本。我们在这两种样本的 mRNA（信使 RNA）逆转录的过程中，分别用红、绿色荧光基团对其进行标记，并将标记后的 mRNA混合起来，与微阵列芯片上的探针序列进行杂交，然后经过洗脱、激光扫描等步骤后就得到了对应于每种荧光标记的荧光强度图像，分别记作 Cy5 和 Cy3。每个探针上 Cy5 和 Cy3的比值可被看作该基因在当前样本中的表达水平。然后再对原始图像进行提取、量化组合等操作后就可以得到公共数据集中常见的数据形式。基因表达谱数据的提取过程如图 7.1所示。

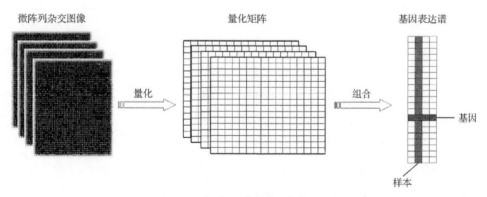

图 7.1　基因表达谱数据的提取过程

如图 7.1 所示，一个制备好的基因芯片可能包含成千上万个基因在某个样本中的基因表达量，多个样本的基因表达情况就构成了一个 $G \times N$ 的数据矩阵 M。其中 G 代表基因数量，

N 代表样本数量，一般情况下 G 远大于 N。这样，基因表达谱矩阵中每一行代表一个基因在不同生理状态下的表达水平，每一列代表在某一特定生理状态下各个基因的表达水平。对基因表达谱矩阵进行科学的数据分析就有可能发现关键的致癌基因，并对癌症进行检测和分类。

7.1.1.1 基因表达谱数据特点

1. 数据规模大

基因芯片技术正变得日益成熟，各个数据库中收录的基因表达谱数据也日益增加。当前，世界上比较著名的基因表达谱数据库包括 GEO（Gene Expression Omnibus）、ArrayExpress、SMD（Stanford Microarray Database）等。仅 GEO 数据库就已经包含了涉及4500 个平台，共 8300 个记录中的 214,628 个样本。随着功能基因组学的深入研究，基因表达数据的数据规模将变得更大。

2. 高维小样本

一个基因表达谱数据集通常只包含少量的样本，但一个样本中却包含成千上万个基因。以表 7.1 中从 gems 网站下载的 5 个数据集为例，其中 9_Tumors 数据集中 9 种类别的样本，其样本总数才 60 个，但却包含 5726 个特征，这种数据分析起来十分困难，会导致计算量大且分类准确率低。

表 7.1　基因表达谱数据高维小样本样例

数据集	基因数	样本数	类别数
9-Tumors	5726	60	9
11-Tumors	12,533	174	11
Lung Cancer	12,600	203	5
Brain_Tumor1	5920	90	5
Prostate-_Tumor	10,509	102	2

3. 大量冗余和噪声

基因表达谱数据中通常包含成千上万个基因，然而真正与肿瘤分类相关的基因却不多，大部分基因都属于冗余基因，这些冗余基因不仅对提升肿瘤分类效果没有帮助，还会增加计算量。此外，在基因表达谱制备的过程中，由于各种因素的影响，难免会出现一些噪声或异常值，这也会对正确地识别肿瘤类别造成很大的干扰。因此，在利用基因表达谱数据进行分类前，去除冗余和噪声是非常必要的。

4. 数据类别分布不均衡

大多数基因表达谱数据都存在类别分布不均衡的问题，以多类别的数据集为甚。以表 7.2 中 2 个数据集为例，最夸张的样本类别比达到了 23.2∶1，而传统的分类算法在应对类别分布不均衡的数据集时分类性能都会有所下降，找到当前此类问题的有效解决方案也是一项值得研究的工作。

表 7.2　基因表达谱数据分布不均衡样例

数据集	最大类别样本数	最小类别样本数	样本类别比
Lung Cancer	139	6	23.2：1
Brain_Tumor1	60	4	15：1

7.1.1.2　基因表达谱数据处理

1. 数据预处理

在基因芯片实验中，往往会存在一些实验误差，这些误差会造成基因表达谱数据出现缺失、异常等问题，导致分类结果不准确，甚至影响分类算法的运行。因此，有必要在分类之前对数据进行适当的预处理操作。

缺失数据通常需要进行填补。如果基因表达谱数据中只有少量的缺失数据，我们通常可以用 0 值或平均值进行填补。但如果缺失数据较多，用 0 值或平均值替换就不再适用，因为这样会导致实验数据与真实数据偏差过大。因此，对于这种情况，我们通常是根据缺失数据周围的数据来预测缺失位置的实际值，常用的方法有基于 K 临近的修正方法、基于非负矩阵的分解修正方法、贝叶斯缺失值修补法等 [70]。我们可以根据实际需要来选择合适的算法。

异常数据通常是指与大部分数据都明显不同的数据，如那些单个的、特别小或特别大的数据。异常数据不再具有生物学意义，反而会对正确的分类造成干扰，因此需要对这些数据进行剔除或修正。通常的做法是根据整个数据集的分布设定一个阈值，规定大于该阈值的数据属于异常数据，然后根据实际情况对这些数据进行修正或直接剔除。

对基因表达谱进行缺失数据填补和异常数据处理之后，还需要对数据进行转换。在处理基因表达谱数据时常用的转换方法有对数转换和标准化。

对数转换对于处理原始基因表达谱数据是十分有必要的。考虑把基因表达谱数据用 R_i 表示，且 $R_i=t_i/c_i$，其中 t_i 是实验样本的荧光强度，c_i 是参考样本的荧光强度。对该比值进行对数转换有利于其数值连续分布在原点附近，这更符合正态分布规律，从而满足很多算法对数据分布的要求。对数转换中常用的对数底有 2、e、10。以 2 为底为例，对数转换后 R_i 的值变成

$$R_i = \log_2 \frac{t_i}{c_i} \tag{7.1}$$

为了方便比较和统计，通常还需要将基因表达谱的所有数据转换到同一个量纲范围。一般情况下，把样本转换到同一范围有两种常用的方法，即归一化和标准化。在不涉及距离度量、协方差计算且数据不符合正态分布的时候，可以使用归一化方法。但在基因表达谱的分类实验中，我们有时会需要样本间距离来度量样本之间的相似性，有时还需要主成分分析（Principal Components Analysis，PCA）技术来进行降维操作，这种情况下最常用的是标准化方法。一种常见的标准化方法为

$$x^* = \frac{x - u}{\sigma} \tag{7.2}$$

式中，u 是样本的均值，σ 是样本的标准差。经过处理后数据的均值为 0，标准差为 1。

2. 基因表达谱的特征选择

基因表达谱数据通常具有高维度、小样本的特点，而且原始数据集中还存在大量的冗余数据和噪声数据，因此直接使用原始数据集进行分类不仅会增加计算量、影响分类速度，还会使分类准确率大大降低。实际应用中，在对基因表达谱进行分类之前通常还要经过特征提取或特征选择操作。其中特征提取操作是采用特定的映射算法将原始数据由高维空间映射到特征更明显的低维空间，如 PCA 算法等。利用特征提取后的数据进行分类有可能取得更准确的分类效果，但这种方法对原始数据中的噪声是十分敏感的，噪声会大大干扰特征提取算法的准确性。此外，该类算法提取出的特征没有明确的生物学意义，难以解释，不利于找出真正的致病基因。因此，相比于特征提取方法，特征选择方法的应用更加广泛。

特征选择方法是利用一些统计学分析方法选出一组对分类有帮助的特征基因子集，然后利用这些选出的基因子集去做后续的分类以增强分类准确率。按照特征子集选择算法与分类算法的关系来划分，特征选择方法可分为 3 类：过滤法、缠绕法和嵌入法。其中，缠绕法和嵌入法都是将特征选择过程与分类器结合起来，虽然能获得较少的基因子集及较高的分类准确率，但这两类方法的计算量过大，而且选出的特征子集只针对特定的分类算法，泛化能力差。因此，我们采用的特征选择方法是过滤法。作为对比，下面简要介绍几种比较典型的过滤方法。

（1）基于信噪比的过滤法又被称为特征积分（FSC）准则法。首先，为每一个基因计算其特征积分 FSC，然后根据 FSC 值对所有基因从大到小排序，选择前 p 个基因作为特征基因。p 的大小一般由先验知识或实验经验确定，通常在不影响分类准确率的前提下，p 越小越好。FSC 的计算公式为（其中 g_i 表示第 i 个基因）

$$\text{FSC}(g_i) = \left| \frac{u_i^+ - u_i^-}{\sigma_i^+ + \sigma_i^-} \right| \tag{7.3}$$

（2）基于 T 检验的过滤法。T 检验可以衡量两类正态分布的总体差异大小。在基因表达谱数据分析中，通常我们无法获取某一类别的全部样本的均值，因此，我们常检验假设 H_0，即 $\mu_1 = \mu_2$，其中 μ_1 和 μ_2 分别为两种类别的总体均值。当两种类别的总体方差未知而且不相等，且两类样本的数目 $n_1 \neq n_2$ 时，这两个总体近似服从 t 分布，且自由度为 v，检验的统计量应为

$$T = \frac{\bar{X}_1 - \bar{X}_2}{\sqrt{\dfrac{S_1^2}{n_1} + \dfrac{S_2^2}{n_2}}} \tag{7.4}$$

式中，S_1^2 和 S_2^2 分别是样本 X_1 和 X_2 的方差。

在式（7.4）中，分子是正、负两类样本均值的差，分母是正、负两类样本的方差和，因此，T 的绝对值越大，就认为该基因的表达水平在正、负两类样本中的变化就越明显，就越有可能是和肿瘤分类相关的关键基因。在 T 检验特征选择中，我们通常也根据经验选取前 p 个 T 的绝对值最大的基因作为关键基因。

（3）基于样本距离的过滤法是一种最直观的方法，即通过距离来测定某个基因对于正、负两类样本的可分性测度。一个和肿瘤相关的关键基因的表达水平应该有这样的特点：该基因在不同类别样本中的类间距离应该足够大，在同类样本中的类内距离应该足够小。一种衡量该特性的公式如下：

$$Score = \frac{B_c}{W_{c1} + W_{c2}} \tag{7.5}$$

式中，B_c 是正、负两类样本之间的距离，W_{c1} 是正类样本的类内距离，W_{c2} 是负类样本的类内距离。类间距离和类内距离都有多种计算方法，如类间距离可以用正、负两类样本的均值之差表示，类内距离可以用该类的所有样本到该类均值之间距离之和的平均值表示。显然 Score 越大，正、负两类样本的可分度越高。我们根据实验经验选择前 p 个 Score 值最大的基因作为关键基因。

7.1.2　分类算法

一个好的分类器对于最终的分类效果具有决定性的作用，作者团队的工作重心也放在了设计一种能进一步提高基因表达谱分类准确率的算法上。文献中常见的肿瘤基因表达谱分类算法有支持向量机、K 最邻近算法、稀疏表示分类算法等，作为与本书方法的对比，下面简单地介绍这 3 种分类算法。

7.1.2.1　支持向量机

支持向量机（SVM）最早是由科琳娜·科尔特斯（Corinna Cortes）和弗拉基米尔·万普尼克（Vladimir N. Vapnik）于 1995 年提出的 [71]。经过 20 多年的发展，现在支持向量机已经成为应用最广泛的分类器之一，在解决小样本、非线性等分类问题中表现出了很大的优势。许多研究人员也已经把支持向量机应用到肿瘤基因表达谱分类中，并取得了不错的分类准确率。支持向量机的主要思想是通过把数据映射到高维空间，使得本来不线性可分的样本在高维空间变得线性可分，然后在这个高维空间中寻找一个能将不同类别的样本分开的超平面，根据样本和超平面的几何位置来判定样本的类别。

假设样本分为两类，如图 7.2a 所示，可以看出，有多条直线可以将两类样本分开，但在这些直线中，和样本距离太近的直线不是最优的，因为此类直线分类性能不稳定，泛化能力较差，再加入新的数据时就有可能出现错误分类。因此我们需要找到一条与所有样本的距离最远的直线。而 SVM 算法的核心思想也是找出一个与所有训练样本的最小距离最大化的超平面。这个最小距离的 SVM 术语称为间隔（margin）。也就是说，最优分割超平面能将不同类别的训练数据的间隔最大化，如图 7.2b 所示。

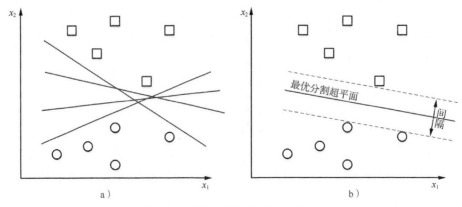

图 7.2 支持向量机的最优超平面

超平面的表达式可用以下公式定义:

$$f(\boldsymbol{x}) = \beta_0 + \boldsymbol{\beta}^{\mathrm{T}} \boldsymbol{x} \tag{7.6}$$

式中, β_0 为偏置, $\boldsymbol{\beta}$ 为权重矢量。习惯上用下式来表达一个最优超平面:

$$\left| \beta_0 + \boldsymbol{\beta}^{\mathrm{T}} \boldsymbol{x} \right| = 1 \tag{7.7}$$

式中, $\boldsymbol{x}$ 表示距离超平面最近的样本, 这些样本也被称为支持矢量。由几何知识可求出, 样本 $\boldsymbol{x}$ 到超平面的距离为

$$D = \frac{\left| \beta_0 + \boldsymbol{\beta}^{\mathrm{T}} x \right|}{\|\boldsymbol{\beta}\|} = \frac{1}{\|\boldsymbol{\beta}\|} \tag{7.8}$$

因此, 最小距离也就是间隔 (margin) 的值为 D 的两倍, 即

$$M = \frac{2}{\|\boldsymbol{\beta}\|} \tag{7.9}$$

现在需要解决的就是 M 最大化的问题, 将这个问题转化为在限制条件下的最小化函数 $L(\boldsymbol{\beta})$, 限制条件就是超平面将训练样本全部正确分类的条件:

$$\min_{\beta, \ \beta_0} L(\boldsymbol{\beta}) = \frac{1}{2} \|\boldsymbol{\beta}\|^2 \ \text{满足} \ y_i(\boldsymbol{\beta}^{\mathrm{T}} x_i + \beta_0) \geqslant 1 \ \forall i \tag{7.10}$$

式中, y_i 为 -1 或 1, 表示负类或正类。该式可通过拉格朗日乘数法求得最优超平面对应的 $\boldsymbol{\beta}$ 和 β_0。

在利用 SVM 进行分类时, 通常还可以通过核函数把数据从低维空间映射到高维空间, 常见的核函数包括线性核函数、多项式核函数、高斯 (RBF) 核函数及 sigmoid 核函数等。在基因表达谱分类中, 最常用的核函数是线性核函数。

7.1.2.2 K 最邻近分类

K 最邻近 (K-Nearest Neighbor, KNN) 分类最早是由 Thomas Cover 等人在 1968 年提出的,

属于惰性学习方法。KNN 分类算法的理论成熟，是最简单的分类法之一。该方法的主要思想是：如果一个待分类样本与其 k 个最邻近的样本中的大多数都属于某一种类别，就认为该待分类样本也是属于这个类别的。需要注意的是，在 KNN 分类算法中，所选择的相邻样本应都保证有正确的类别标签。详细的计算过程如下。

假设一个数据集有 n 个类别，每一类别有 n_i 个样本，需要计算所有样本与待分类样本邻近的程度。邻近的程度可以用欧几里得距离、曼哈顿距离、马哈拉诺比斯氏距离等方法衡量。以欧几里得距离为例，设两个样本 x 和 y 分别为，$x=(x_1, x_2, x_3, \cdots, x_n)$, $y=(y_1, y_2, y_3, \cdots, y_n)$，则欧几里得距离为

$$(x, y) = \sqrt{(x_1 - y_1)^2 + (x_2 - y_2)^2 + \cdots + (x_n - y_n)^2} \tag{7.11}$$

对求出的欧几里得距离进行排序，选择距离最小的前 k 个样本，然后比较这 k 个已知标签的样本在哪一类别中分布更多，便判断待分类样本也是属于哪一类别的。如图 7.3 所示，在与待判别样本 Y 最邻近的 k（图中为 4）个样本中有 3 个属于类别 1，有 1 个属于类别 3，我们就认为 Y 属于类别 1。

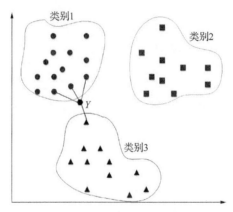

图 7.3　KNN 分类算法原理

7.1.2.3　稀疏表示分类

假设有肿瘤基因表达谱训练集 $A=[A_1, A_2, A_3, \cdots, A_i, \cdots, A_c]$, $A \in \mathbf{R}^{d \times n}$，其中 c 代表总的类别数，A_i 代表类别为 i 的训练样本子集，d 代表样本的基因数目，n 代表总的样本个数。现有一个待分类的测试样本 y, $y \in \mathbf{R}^d$，首先需要利用训练集 A 对 y 进行稀疏线性表示，可用如下形式来表示：

$$\min_{v} \|v\|_0 \quad 满足 \ y = Av \tag{7.12}$$

其中，v 为稀疏线性表示矢量，把 L_0 范数 $\|v\|_0$ 最小化代表矢量 v 中非零元素数目在满足条件的情况下要尽可能的小。然而 L_0 范数最小化问题有无穷多个排列组合，是一个 NP 难的问题，幸运的是，对于大多数欠定线性方程组，最小 L_1 范数解也是其最稀疏解[72]。因此，上面的优化问题可转化为

$$\min_{v} \|v\|_1 \quad 满足 \ y = Av \tag{7.13}$$

如果在优化过程中容忍一定的噪声，即找到这样的一个矢量 v，使得以下目标函数最小化：

$$v = \arg\min_{v} \|y - Av\|_2^2 + \lambda \|v\|_1 \tag{7.14}$$

式中，第一项 $\|y - Av\|_2^2$ 代表训练集 A 对测试样本 y 的重构误差；第二项代表稀疏表示矢量的稀疏程度，λ 是一个控制稀疏度程度的参数。该目标函数的整体含义是求出这样一个矢量 v：v 保证在与训练样本的乘积最拟合 y 的同时还要保证一定程度的稀疏性。在对式（7.14）优化的过程中，常用的方法有 MP 算法、OMP 算法等。

式求出满足条件的矢量 v 后，就可以逐一计算每一类样本对测试样本 y 的重构残差，如下：

$$e_i = \|y - A_i \bar{v}_i\|_2 \tag{7.15}$$

式中，$\bar{v}_i$ 代表所求出的稀疏表示矢量 $\bar{v}$ 中与子训练集 A_i 相对应的子矢量。残差最小的训练样本子集所在的类就可认为是 y 的类别，如下：

$$\mathrm{identity}(y) = \arg\min_{i}\{e_i\} \tag{7.16}$$

7.2 基于判别投影的字典学习基因表达谱分类

7.2.1 字典学习分类算法

稀疏表示分类算法的原理简单、鲁棒性强，且适用于解决基因表达谱这样的高维小样本数据。目前，该方法已经在基因表达谱分类、人脸识别等多个领域取得了显著的成果。但原始的稀疏表示分类算法是利用训练样本对未知类别的样本进行稀疏线性表示，这种方法存在许多弊端：一是训练样本中存在许多冗余和噪声，这些冗余和噪声会削弱训练样本的线性表示能力，从而使得分类能力下降；二是随着基因表达谱制备技术的成熟和时间的推移，肿瘤基因表达谱数据集必将越来越大，样本数也会越来越多，利用训练样本对未知类别的样本进行稀疏线性表示的计算量也会越来越大，从而不能对样本进行快速分类。

幸运的是，一种被称为字典学习的方法可以很好地解决上述两个弊端。通过学习数据集中最本质的特征，可以训练出一组具有很强线性表示能力的字典原子。这组字典原子理论上也可以对任何测试样本进行还原度比较高的稀疏线性表示。训练这组字典原子的过程就被称为字典学习。一般的稀疏表示分类算法直接利用原始训练数据集作为字典原子对测试样本进行稀疏线性表示，而字典学习算法还多出一个训练字典原子的过程，而训练好的字典不仅线性表示能力更强，而且占用空间更小，对测试样本进行稀疏线性表示的计算时间也更少。一个典型的字典学习的过程如图 7.4 所示。

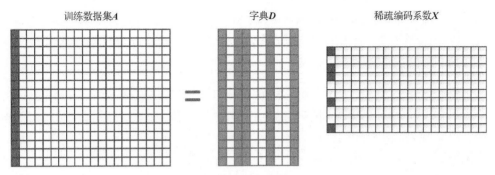

训练数据集A　　　　字典D　　　　稀疏编码系数X

图 7.4　典型的字典学习过程

图 7.4 中，训练数据集 **A** 里的每一列代表一个样本；字典 **D** 里的每一列代表一个字典原子；稀疏编码系数 **X** 里的每一类对应训练数据中的一列。一个典型的字典的学习过程可用式（7.17）来表示：

$$J_{(D,X)} = \arg\min_{(D,X)} \left\{ \|A - DX\|_2^2 + \lambda \|X\|_1 \right\} \tag{7.17}$$

式中，最小化第一项 $\|A-DX\|_2^2$ 代表字典 **D** 和稀疏编码系数 **X** 的乘积要尽可能地拟合训练数据 **A**，也就是字典 **D** 要对训练集 **A** 中每一个样本都能以很小误差线性表示出来；第二项 $\lambda\|X\|_1$ 代表稀疏编码系数 **X** 要保持一定的稀疏性，系数 λ 控制系稀疏程度。

常用于解决上述优化函数的方法有 MOD（Method of Optimized Directions）算法、ILS-DLA（Iterative Least Squares-Dictionary Learning Algorithms）及 K-SVD 算法等。无论用哪种优化方法，其优化思路都如图 7.5 所示。

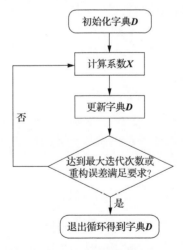

图 7.5　字典的训练过程

如图 7.5 所示，在初始化字典时可以用随机数列或原始数据的相应转换来获得一个原始字典，然后固定字典 **D**，即把 **D** 看成一个已知矩阵，计算稀疏编码系数矩阵 **X**，即求解一个 LASSO 问题。**X** 计算完毕后，就可以把 **X** 固定，即把 **X** 看成一个已知矩阵，更新字典 **D**。字典更新的通常方法是一个原子一个原子逐列进行，这相当于解一个凸 QP 问题。字典

D 更新完毕后，就可以判断字典 D 和系数 X 是否已能很好地还原训练集 A 或是否已达到最大迭代次数。如果没满足要求则继续进入循环，经过多轮 X 和 D 迭代更新并退出循环后，我们就得到了一个字典矩阵 D，完成字典训练。

在字典训练完成后，接下来面临的就是分类问题。利用学习好的字典进行分类有两种常用的方法。一种方法是为所有的训练集训练出一个公共的字典 D，以及这些训练集的稀疏编码系数矩阵 X，然后利用字典 D 对一个测试样本 y 进行稀疏编码，得到编码系数 x，最后将矩阵 X 和矢量 x 作为特征输入 SVM 等分类器进行分类。但这种方法没有利用字典的分类能力，分类效果也较差。还有一种方法是为每一类训练样本都训练出一类子字典，然后把多类子字典组合起来形成一个字典，利用组合的字典对测试样本进行稀疏编码，最后用不同类别字典对测试样本的重构误差判断测试样本的类别[73]。这种方法充分利用了已知标签信息，分类效果也较好，已经成为了目前最通用的字典学习分类方法。

7.2.2 基于判别投影的字典学习算法

已经有不少研究证明了，利用训练好的字典对测试样本进行稀疏编码并分类的准确率要高于原始的 SRC 方法[74-77]。2011 年，杨猛[78] 等人提出了一种基于 Fisher 判别法的字典学习方法，通过训练一个结构化的字典，同时把 Fisher 判别准则作用到编码系数上，然后利用字典的重构误差和编码系数之间的距离共同判断一个测试样本的类别。在多个公共数据库上的实验结果显示，该方法对人脸的识别准确率要高于之前的其他方法。2013 年，Zhizhao Feng 等人提出了一种联合判别降维的字典学习方法[79]，通过训练样本训练出的降维矩阵可以将高维度的测试样本投影到更容易区分的低维度空间，进一步提升识别的准确率。然而，肿瘤的基因表达谱数据通常具有大量冗余和噪声，而且样本数量较少、数据分布也极不均衡，和人脸图像还是有较大差距，之前的方法都难以适用。为此，作者团队针对基因表达谱数据的特点，提出了一种新的字典学习算法。该算法可以训练出一个带判别能力的字典，每一类训练样本都有其对应的子字典。在训练子字典的过程中，该算法注重加强子字典对同类别样本的线性表示能力，削弱其对非同类样本的线性表示能力。在训练字典的同时，该算法还训练了一个投影矩阵 P，用 P 投影测试样本可以拉大不同类别的测试样本之间的距离。我们将该方法命名为判别投影字典学习（Discriminant Projection Dictionary Learning，DPDL）。

7.2.2.1 DPDL 模型

为了提高字典学习分类算法在基因表达谱数据上的分类准确率，我们提出了判别投影字典学习（DPDL）模型。假设有肿瘤基因表达谱训练集 $A=[A_1,A_2,A_3,\cdots,A_i,\cdots,A_c]$，$A \in \mathbf{R}^{d \times n}$，其中 c 是总的类别数，A_i 是类别为 i 的训练样本子集，d 是样本的基因数目，n 是总的样本个数。投影矩阵 $P \in \mathbf{R}^{p \times d}$，负责将训练样本及测试样本投影到更容易分类的 p 维空间。字典 $D=[D_1,D_2,D_3,\cdots,D_i,\cdots,D_c]$，$D \in \mathbf{R}^{p \times m}$，其中 D_i 为对应训练样本 A_i 的子字典。稀疏编码系数 $X=[X_1,X_2,X_3,\cdots,X_c]$，$X \in \mathbf{R}^{m \times n}$。整个算法可用式（7.18）表示：

$$J(\boldsymbol{D},\boldsymbol{X},\boldsymbol{P}) = \arg\min_{(\boldsymbol{D},\boldsymbol{X},\boldsymbol{P})} \left\{ \begin{array}{l} r(\boldsymbol{D},\boldsymbol{X},\boldsymbol{P}) + \lambda\|\boldsymbol{X}\|_1 - \gamma_1\|\boldsymbol{PA}_t\|_F^2 \\ -\gamma_2\|\boldsymbol{PA}_b\|_F^2 \end{array} \right\} \quad \text{s.t.} \ \boldsymbol{PP}^{\mathrm{T}} = \boldsymbol{I} \qquad （7.18）$$

式中，$r(\boldsymbol{D},\boldsymbol{X},\boldsymbol{P})$ 是判别保真项，它尽可能地保证 $\boldsymbol{DX}$ 能最大程度的还原 $\boldsymbol{PA}$，如图 7.6 所示。其定义如下：

$$r(\boldsymbol{D},\boldsymbol{X},\boldsymbol{P}) = \sum_{i=1}^{c} \left\{ \|\boldsymbol{PA}_i - \boldsymbol{DX}_i\|_F^2 + \|\boldsymbol{PA}_i - \boldsymbol{D}_i\boldsymbol{X}_i^i\|_F^2 + \sum_{j=1,\,j\neq i}^{c} \|\boldsymbol{D}_j\boldsymbol{X}_i^j\|_F^2 \right\} \qquad （7.19）$$

式中，$\boldsymbol{X}_i^i$ 是训练数据子集 $\boldsymbol{A}_i$ 对应的编码系数 $\boldsymbol{X}_i$ 中对应于子字典 $\boldsymbol{D}_i$ 的部分，$\boldsymbol{X}_i^j$ 是训练数据子集 $\boldsymbol{A}_i$ 对应的编码系数 $\boldsymbol{X}_i$ 中对应于子字典 $\boldsymbol{D}_j$ 的部分。

最小化第一项 $\|\boldsymbol{PA}_i - \boldsymbol{DX}_i\|_F^2$ 可以使得整个字典 $\boldsymbol{D}$ 能将投影后的每一类训练样本以很小的误差还原出来；最小化第二项 $\|\boldsymbol{PA}_i - \boldsymbol{D}_i\boldsymbol{X}_i^i\|_F^2$ 可以使得每一类子字典都能对投影后的同类训练样本体现出很强的线性表示能力；最小化第三项 $\sum_{j=1,\,j\neq i}^{c}\|\boldsymbol{D}_j\boldsymbol{X}_i^j\|_F^2$，即在对训练样本 $\boldsymbol{A}_i$ 进行稀疏线性表示时，除 $\boldsymbol{D}_i$ 以外的子字典的重构贡献要最小化，这样就削弱了每一类子字典对其非同类训练样本的线性表示能力。

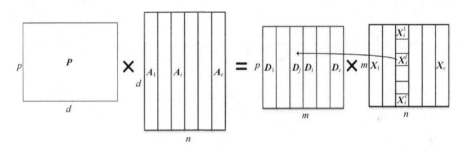

图 7.6　DPDL 模型原理

目标函数 $J(\boldsymbol{D},\boldsymbol{X},\boldsymbol{P})$ 的第二项 $\lambda\|\boldsymbol{X}\|_1$ 为稀疏项，能令编码系数矩阵 $\boldsymbol{X}$ 保持一定的稀疏性，其中系数 λ 用来控制稀疏程度。

目标函数 $J(\boldsymbol{D},\boldsymbol{X},\boldsymbol{P})$ 的第三项 $\gamma_1\|\boldsymbol{PA}_t\|_F^2$ 和第四项 $\gamma_2\|\boldsymbol{PA}_b\|_F^2$ 负责训练投影矩阵 $\boldsymbol{P}$。其中，γ_1 和 γ_2 都为系数，需要靠实验经验来确定；$\boldsymbol{A}_t = \boldsymbol{A} - \boldsymbol{M}$；$\boldsymbol{A}_b = [\boldsymbol{M}_1 - \boldsymbol{M}, \cdots, \boldsymbol{M}_i - \boldsymbol{M}, \boldsymbol{M}_c - \boldsymbol{M}]$，其中 $\boldsymbol{M}$ 为所有训练样本的均值矢量，$\boldsymbol{M}_i$ 为第 i 类训练样本的均值矢量。

通过最小化 $-\|\boldsymbol{PA}_t\|_F^2$，即最大化 $\|\boldsymbol{PA}_t\|_F^2$，也就是在经过 $\boldsymbol{P}$ 投影后，所有的训练样本都尽量远离整个样本的均值矢量，使得样本之间更为发散；通过最小化 $-\|\boldsymbol{PA}_b\|_F^2$，即最大化 $\|\boldsymbol{PA}_b\|_F^2$，也就是在经过 $\boldsymbol{P}$ 投影后，每一类训练样本的均值矢量也变得更为发散，类间间距变大。$-\gamma_1\|\boldsymbol{PA}_t\|_F^2 - \gamma_2\|\boldsymbol{PA}_b\|_F^2$ 共同作用，最后训练出一个能够拉大样本类间距离的投影矩阵 $\boldsymbol{P}$。

7.2.2.2　DPDL 模型优化

目标函数 J 中包含 3 个变量，即 $\boldsymbol{D}$、$\boldsymbol{X}$、$\boldsymbol{P}$。要想同时得到这 3 个变量的最优解是很难的，因为这是一个非凸优化问题。幸运的是，固定 3 个变量中的 2 个，然后求解剩余变量的最优解，这个问题就可以变成一个临时凸优化问题。因此，DPDL 模型可以通过分别固定目标函数的 2 个变量求第 3 个变量的方式来迭代求解。

首先用随机数序列初始化字典 $\boldsymbol{D}$，用训练集 $\boldsymbol{A}$ 的 PCA 转换矩阵初始化投影矩阵 $\boldsymbol{P}$。此时字典 $\boldsymbol{D}$ 和投影矩阵 $\boldsymbol{P}$ 可被暂时看作已知矩阵，待求的变量只有稀疏编码系数矩阵 $\boldsymbol{X}$，此时的问题就变成了一个 SRC 中常见的稀疏编码问题。这里我们采用逐类计算 $\boldsymbol{X}$ 的策略，当计算 $\boldsymbol{X}_i$，即计算对应训练数据子集 $\boldsymbol{A}_i$ 的稀疏编码矢量时，$\boldsymbol{X}$ 中其他的编码系数 $\boldsymbol{X}_j \, (j \neq i)$ 都被固定住。此时目标函数 $J(\boldsymbol{D}, \boldsymbol{X}, \boldsymbol{P})$ 变成了如下形式：

$$J(\boldsymbol{X}_i) = \arg\min_{(\boldsymbol{X}_i)} \left\{ \left\| \boldsymbol{P}\boldsymbol{A}_i - \boldsymbol{D}\boldsymbol{X}_i \right\|_F^2 + \left\| \boldsymbol{P}\boldsymbol{A}_i - \boldsymbol{D}_i \boldsymbol{X}_i^i \right\|_F^2 + \sum_{j=1, j\neq i}^c \left\| \boldsymbol{D}_j \boldsymbol{X}_i^j \right\|_F^2 + \lambda \left\| \boldsymbol{X}_i \right\|_1 \right\} \tag{7.20}$$

可以看出，上式中只有一个变量 $\boldsymbol{X}_i$，其余的 $\boldsymbol{P}$、$\boldsymbol{A}$ 等都可以看作常数。对于这个稀疏编码问题，我们采用了投影迭代法[80]来计算每一类样本的编码系数 $\boldsymbol{X}_i$，最后把每一类样本的 $\boldsymbol{X}_i$ 组合成稀疏编码矩阵 $\boldsymbol{X}$。

在计算完编码系数矩阵 $\boldsymbol{X}$ 后，我们把投影矩阵 $\boldsymbol{P}$ 和 $\boldsymbol{X}$ 看作已知常数，然后更新字典 $\boldsymbol{D}$。同计算系数 $\boldsymbol{X}$ 一样，我们更新字典 $\boldsymbol{D}$ 也是一类一类轮流进行的，此时目标函数 $J(\boldsymbol{D}, \boldsymbol{X}, \boldsymbol{P})$ 变成了下式的形式：

$$J(\boldsymbol{D}_i) = \arg\min_{(\boldsymbol{D}_i)} \left\{ \left\| \boldsymbol{P}\boldsymbol{A} - \boldsymbol{D}_i \boldsymbol{X}^i - \sum_{j=1, j\neq i}^c \boldsymbol{D}_j \boldsymbol{X}^j \right\|_F^2 + \left\| \boldsymbol{P}\boldsymbol{A}_i - \boldsymbol{D}_i \boldsymbol{X}_i^i \right\|_F^2 + \sum_{j=1, j\neq i}^c \left\| \boldsymbol{D}_j \boldsymbol{X}_i^j \right\|_F^2 \right\} \tag{7.21}$$

最后，字典 $\boldsymbol{D}$ 和系数 $\boldsymbol{X}$ 都更新完成后，我们还需要计算和更新投影矩阵 $\boldsymbol{P}$。把字典 $\boldsymbol{D}$ 和系数 $\boldsymbol{X}$ 当成已知的常数，此时目标函数 $J(\boldsymbol{D}, \boldsymbol{X}, \boldsymbol{P})$ 变成了下式的形式：

$$J(\boldsymbol{P}) = \arg\min_{(\boldsymbol{P})} \left\{ r(\boldsymbol{D}, \boldsymbol{P}, \boldsymbol{X}) - \gamma_1 \left\| \boldsymbol{P}\boldsymbol{A}_t \right\|_F^2 - \gamma_2 \left\| \boldsymbol{P}\boldsymbol{A}_b \right\|_F^2 \right\} \quad \text{s.t.} \, \boldsymbol{P}\boldsymbol{P}^{\mathrm{T}} = \boldsymbol{I} \tag{7.22}$$

与更新 $\boldsymbol{X}$ 和 $\boldsymbol{D}$ 不同，我们把投影矩阵 $\boldsymbol{P}$ 作为一个整体进行更新而不是逐类更新。为了使计算过程更容易，我们将投影矩阵 $\boldsymbol{P}$ 直接投影到整个训练样本 $\boldsymbol{A}$ 而不是每类样本 $\boldsymbol{A}_i$ 上。因此，判别保真度项 $r(\boldsymbol{D}, \boldsymbol{P}, \boldsymbol{X})$ 可以简化为：

$$r(\boldsymbol{D}, \boldsymbol{P}, \boldsymbol{X}) = \left\| \boldsymbol{P}\boldsymbol{A} - \boldsymbol{D}\boldsymbol{X} \right\|_F^2 \tag{7.23}$$

因此，此时目标函数 $J(\boldsymbol{D}, \boldsymbol{X}, \boldsymbol{P})$ 可进一步化简为：

$$J(\boldsymbol{P}) = \arg\min_{(\boldsymbol{P})} \left\{ \left\| \boldsymbol{P}\boldsymbol{A} - \boldsymbol{D}\boldsymbol{X} \right\|_F^2 - \gamma_1 \left\| \boldsymbol{P}\boldsymbol{A}_t \right\|_F^2 - \gamma_2 \left\| \boldsymbol{P}\boldsymbol{A}_b \right\|_F^2 \right\} \quad \text{s.t.} \, \boldsymbol{P}\boldsymbol{P}^{\mathrm{T}} = \boldsymbol{I} \tag{7.24}$$

可以得知，$J(\boldsymbol{P})$ 本身是非凸的，但我们可以用一些矩阵转换方法得到该目标函数的局部最优解。首先，既然 $\boldsymbol{P}\boldsymbol{P}^{\mathrm{T}} = \boldsymbol{I}$，即 $\boldsymbol{P}$ 是正交的，那么 $\left\| \boldsymbol{P}\boldsymbol{A} - \boldsymbol{D}\boldsymbol{X} \right\|_F^2$ 可以表示成下式的形式：

$$\left\| \boldsymbol{P}\boldsymbol{A} - \boldsymbol{D}\boldsymbol{X} \right\|_F^2 = \mathrm{tr}\left(\boldsymbol{P} \quad \varphi(\boldsymbol{P}) \quad \boldsymbol{P}^{\mathrm{T}} \right) \tag{7.25}$$

式中，$\varphi(\boldsymbol{P}) = (\boldsymbol{A} - \boldsymbol{P}^{\mathrm{T}} \boldsymbol{D}\boldsymbol{X})(\boldsymbol{A} - \boldsymbol{P}^{\mathrm{T}} \boldsymbol{D}\boldsymbol{X})^{\mathrm{T}}$。对于目标函数 $J(\boldsymbol{P})$ 的后两项，我们设 $\boldsymbol{S}_t = \boldsymbol{A}_t \boldsymbol{A}_t^{\mathrm{T}}$，令

$S_b = A_b A_b^T$，此时，$\|PA_t\|_F^2 = \mathrm{tr}(PS_t P^T)$，$\|PA_b\|_F^2 = \mathrm{tr}(PS_b P^T)$。因此，目标函数可被进一步写为

$$J(P) = \arg\min_{(P)} \left\{ \mathrm{tr}(P\varphi(P)P^T) - \gamma_1 \mathrm{tr}(PS_t P^T) - \gamma_2 \mathrm{tr}(PS_b P^T) \right\}$$
$$= \arg\min_{(P)} \mathrm{tr}(P[\varphi(P) - \gamma_1 S_t - \gamma_2 S_b]P^T) \quad \text{s.t.} \; PP^T = I \tag{7.26}$$

对于上述目标函数，我们采用梯度下降的思想求解一个局部最优解，即通过多次迭代去近似得到最优解。假设 $P_{(h-1)}$ 代表第 $h-1$ 次迭代时 P 的值，$P_{(h)}$ 代表第 h 次迭代时 P 的值。通过对第 $h-1$ 次迭代时的情况进行特征值分解，有

$$[U, \Sigma, U] = \mathrm{EVD}(\varphi(P) - \gamma_1 S_t - \gamma_2 S_b) \tag{7.27}$$

式中，Σ 代表 $\varphi(P) - \gamma_1 S_t - \gamma_2 S_b$ 的特征值组成的对角矩阵，我们可以用 U 中前 i 个最重要的特征值更新 P。为了防止更新 P 因过大而变得不稳定，我们在每次更新 P 时通过多次小步调整逐步进行，如下所示：

$$P_{(h)} = P_{(h-1)} + c[U(1:i,:) - P_{(h-1)}] \tag{7.28}$$

式中，c 是每次更新 P 时更新幅度的控制参数。

DPDL 模型的整体优化过程见表 7.3。

表 7.3　DPDL 模型优化过程

序号	步骤	说明
1	初始化 D 和 P	使用随机序列初始化字典 D，用训练集 A 的 PCA 转换矩阵初始化投影矩阵 P
2	计算和更新稀疏编码系数矩阵 X	固定字典 D 和投影矩阵 P，通过投影迭代算法一类一类地计算 X
3	更新字典 D	固定系数 X 和投影矩阵 P，一类一类地更新字典 D
4	更新投影矩阵 P	固定系数 X 和字典 D，通过多次小步更新使投影矩阵 P 趋近最优点
5	输出	返回步骤2，直到达到最大迭代次数或重构误差趋于平稳，不再明显变化

7.2.2.3　分类判定准则

通过对 DPDL 模型进行训练和优化，我们得到了 3 个训练好的矩阵，分别为字典 D、稀疏编码系数矩阵 X 和投影矩阵 P。假设现在有一个未知类别的样本 y，需要判断其类别，首先需要利用投影矩阵 P 对 y 进行投影，使其投影到一个更容易分类的空间维度，得到投影后的样本。然后我们用字典 D 对其进行稀疏线性表示，得到稀疏编码矢量 u。最后我们利用重构误差及稀疏编码矢量之间的距离共同作为判定类别的依据，如下式：

$$\mathrm{identity}(y') = \arg\min_i \{\mathrm{error}_i\} \tag{7.29}$$

式中，$\mathrm{error}_i = \|y' - D_i u\|_2^2 + \omega \|u - M_i\|_2^2$，且 y' 为所判定的类别，M_i 为系数矩阵 X 中第 i 类训练样本 A_i 对应的系数的均值矢量，为权值参数，需要人为设定，在实验中，我们把它设为 0.5。

7.2.3 性能评估

为了验证所提出模型的有效性，我们从 gems 网站下载了 6 个常见的公共肿瘤数据进行了测试。这 6 个数据集中包含 2 个二分类数据集和 4 个多分类数据集，它们的详细信息见表 7.4。

表 7.4 6 个常见的公共肿瘤数据集

数据集	样本数	基因数	类别数	简介
Colon	62	2000	2	结肠癌样本
Prostate_Tumor	102	10,509	2	前列腺肿瘤样本
Brain_Tumor1	90	5920	5	4 种脑瘤和正常小脑样本
Lung Cancer	203	12,600	5	4 种肺癌和正常肺样本
9_Tumors	60	5726	9	非小细胞肺癌等 9 种人体常见肿瘤
11_Tumors	174	12,533	11	软巢癌等 11 种人体常见肿瘤样本

DPDL 模型中包含众多的参数，如 λ、P 等。我们利用 5 折交叉验证，对各个数据集的参数进行了实验调整，以 Brain_Tumor1 数据集为例，首先考虑模型优化时的迭代次数。理论上，迭代次数越多，字典就训练得越好，越能从训练集中学到更关键的信息，从而提高分类准确率。但迭代次数过多时，计算成本会增加，而且当迭代次数达到一定程度时，字典已经能很好地对各个训练样本进行线性表示，即使再增加迭代次数，线性表示的重构误差也不会再明显变化，分类准确率也不会再有变化。重构误差随迭代次数的变化如图 7.7 所示。

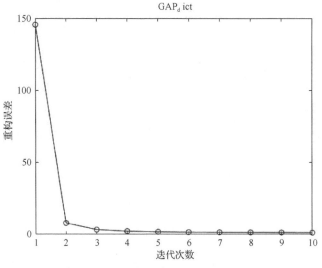

图 7.7 重构误差随迭代次数的变化

因此，我们把迭代次数定为 10，而且迭代次数为 10 在其他数据集上也基本适用。控制稀疏编码矢量稀疏程度的 λ 也是一项重要的参数，以 Brain_Tumor1 数据集为例，通过设置不同的 λ 值，我们发现当 $\lambda=0.05$ 时，分类的准确率达到最高，如图 7.8 所示。在不同的

数据集上 λ 的最优值是有区别的，需要根据数据集的不同而在具体实验中调整。此外，我们根据实验经验将迭代次数和 λ 分别设为 10 和 1，在计算投影矩阵 $\boldsymbol{P}$ 时将每次的迭代步长 c 设为 0.005。

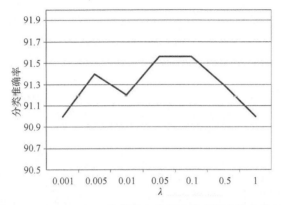

图 7.8　Brain_Tumor1 数据集上分类准确率随参数 λ 的变化

这里采用 10 折交叉验证来测试模型的分类准确率，即把所有的训练样本尽量随机地分成 10 份，每次选取其中的 9 份作为训练集，另外一份作为测试集，共测试 10 次，这样每一份数据都有机会做一次测试集，然后取这 10 次测试的平均准确率作为真正的分类准确率。为了消除随机性对分类准确率的波动影响，我们列出的准确率都是 30 次 10 折交叉验证的平均值。

此外为了更客观地对本书的模型的分类准确率做出评价，我们还同时测试了 SVM、KNN、常规 SRC 等分类器作为对比，所有分类器在这 6 个数据集上的平均分类准确率都列在了表 7.5 中。

表 7.5　不同数据集上不同算法的分类准确率

数据集	Linear SVM	Kernel SVM	KNN	SRC	MSRC	DPDL
Colon	80.97	88.31	81.05	81.94	90.00	89.24
Prostate_Tumor	90.69	89.83	79.31	92.65	88.48	92.94
Brain_Tumor1	87.13	89.33	89.50	90.55	90.55	91.56
Lung Cancer	92.53	93.07	91.85	93.11	95.20	95.20
9_Tumors	63.34	64.53	62.00	64.43	65.53	67.00
11_tumors	94.81	92.66	88.88	92.98	94.43	96.00

表中，Linear SVM 和 Kernel SVM 代表两种常见的 SVM 算法，算法原型来自 Cortes 等人提出的算法；KNN 算法来自 MATLAB 程序自带的 KNN 分类器；SRC 来自 Xiyi Hang 和 Fangxiang Wu 等人的论文 [81]，该分类器可以代表最原始的 SRC 分类器；MSRC 分类器来自 Chunhou Zheng 等人的论文 [82]，可以代表最经典的字典学习稀疏表示分类器。从实验结

果可以看出，就表 7.5 中的几个基因表达谱数据集而言，采用稀疏表示分类原理的几个分类器的分类准确率要普遍更高，这说明稀疏表示分类器还是适用于基因表达谱分类的。而且根据后面 3 个分类器的分类结果来看，我们所提出的 DPDL 算法在大多数数据集上表现出了最高的分类准确率，而且即使是在表现相对较差的 Colon 数据集上，DPDL 算法的分类准确率也接近于 MSRC 的最高分类准确率。这说明本书所提出的算法对基因表达谱数据集是有效的，相对于普通的稀疏表示分类算法及字典学习分类算法，该算法能切实提高分类准确率。

尽管 DPDL 算法在表 7.5 中所列几个公共数据集上实现了较高的分类准确率，但还是有许多不足之处。首先，模型中涉及了太多超参数，这些超参数都需要根据先验知识或实验经验进行人为设定，这是一项费时费力的工作，而且如果超参数设置不当还会使模型陷入局部最优的情况，从而使得分类准确率大大降低。其次，算法的时间复杂度高。DPDL 算法在更新投影矩阵 $\boldsymbol{P}$ 的过程中需要利用到求解特征值及特征矢量的操作，其时间复杂度为 $O(n^3)$。而在基因表达谱分类中，待求解的矩阵往往是成千上万维的，因此该步骤的计算量是巨大的，在普通个人计算机上要想训练好一组字典往往需要数小时。以 Brain_Tumor1 数据集为例，取该数据集中 80% 的样本作为训练数据，SRC、MSRC 和 DPDL 这 3 种方法所花费的训练时间见表 7.6。可以看出，DPDL 算法的训练时间要远远高于其他两种方法，而且其多出的训练时间大都用在了求解投影矩阵 $\boldsymbol{P}$ 中，这与我们设计该算法时的“快速分类”的初衷是相违背的。最后，该算法的分类准确率也还有提升的空间。对于一些数据质量较差、样本数目较少的数据集（如 9_Tumors 等），由于难以从训练集中学到有用的特征，DPDL 算法的分类准确率和其他方法一样普遍较低，还远远达不到实际应用的水平，需要从多方面进行改进。

表 7.6　Brain_Tumor1 数据集上不同算法的训练时间

算法	更新字典耗时（s）	更新编码系数耗时（s）	更新投影矩阵耗时（s）	总训练时间（s）
SRC	0	0	0	0
MSRC	12.3	11.1	0	23.4
DPDL	14.5	11.0	1820	1845.5

7.3　结合集成学习的字典学习基因表达谱分类

7.3.1　集成学习

从本质上讲，集成学习并不是一种单独的机器学习方法，而是通过结合多个机器学习模型来共同完成一个分类或回归任务的一种手段。通常情况下，就分类任务而言，通过某种结合策略把多个弱分类器组合起来构成一个强分类器往往能提高分类准确率。在集成学习时，多个弱分类器有两种选择。第一种选择是多个弱分类器都是一个种类的，也就是同质的，如选择使用的弱分类器可以都是决策树或神经网络。第二种是集成学习中包含的弱学习器不全是同一种类的，也就是异质的。例如现在有一个分类问题，我们可以同时使用 SVM 分类器、贝叶斯分类器及 KNN 分类器作为集成学习中的弱分类器，然后再通过某种结合策略来组合成一个强分类器。

就目前而言，同质弱分类器的应用是最广泛的，其中使用最多的模型是神经网络和 CART 决策树。按照多个同质弱分类器之间是否存在依赖关系，我们可以将集成学习方法分成两类：一类是多个弱分类器之间存在很强的依赖关系，后一个分类器的某些参数需要在前一个弱分类器的基础上确定，其代表算法是 Boosting 算法；还有一类是各个弱分类器之间完全独立，可以同时进行学习和分类，其代表算法是 Bagging 算法和随机森林算法。

Boosting 算法的工作原理就是首先从训练集中利用初始权重训练第一个弱分类器，然后根据该弱分类器的分类误差来更新训练样本的权重，从而增大在该分类器上误差率比较高的训练样本的比例，使得这些样本在之后的分类器中被更加重视。然后，利用调整权重后的训练样本来训练第二个分类器，然后再次调整权重，不断反复进行，直到训练完初始时指定的 T 个分类器。最后，将这 T 个分类器利用某些结合策略结合起来，组成一个强分类器用于分类。Boosting 算法的整体过程如图 7.9 所示。

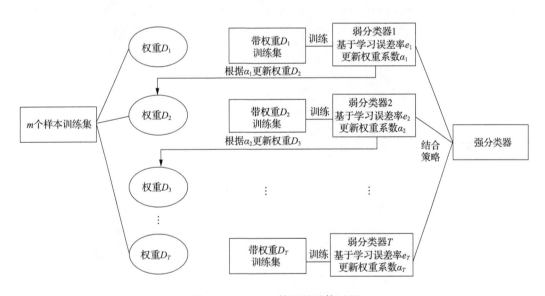

图 7.9　Boosting 算法的整体过程

Bagging 算法的工作原理和 Boosting 算法有所不同。Bagging 算法的多个弱分类器之间是没有任何依赖关系的，可以同时进行训练和分类。Bagging 算法中的每个弱分类器的训练样本都是通过随机采样的方法得到的，例如对于一个拥有 m 个训练样本的数据集，每次可以先随机选取一个样本，然后把该样本放回，这样下次采样的时候该样本还是有可能被选取。经过 m 次采样，最后能得到一个数目小于 m 个样本的训练集，而且采样的随机性使得每个弱分类器的训练集是不同的。这样根据这些训练集可以训练出多个不同的弱分类器，并组合成一个强分类器进行最终的分类工作，如图 7.10 所示。

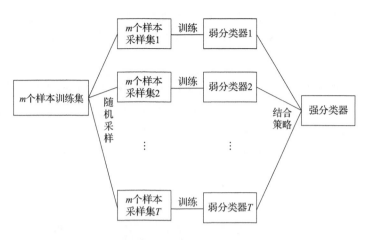

图 7.10　Bagging 算法思想

在分类任务中，最常见的结合策略是投票法。其中，最简单的投票方法是相对多数投票法，该方法遵从少数服从多数的原则，也就是在多个弱分类器的分类结果中，出现频率最高的类为最终分类的类别。还有一种略微复杂的投票方法是绝对多数投票法，也就是要想决定一个样本的类别，不仅需要获得最高票，而且要求投票的数量超过总投票数的一半，否则会拒绝分类。最复杂的投票方法是加权投票法，在该方法中，每个弱分类器的分类票数要乘以相应的权重，根据权重对各个类别的总票数加权求和，总分最高的类别被确定为最终类别。

7.3.2　结合集成学习的字典学习算法

7.3.2.1　字典学习模型及其优化

基于判别投影的字典学习算法在多个公共肿瘤数据集上都表现出了比当前主流方法更高的分类准确率，但该算法有许多不足之处，主要表现在参数众多、调试困难且计算量大，如果按照集成学习的思想来考虑，训练多个这样的分类器，其计算量和计算时间必将是难以想象的。因此，作者团队提出了一种更为精简的字典学习算法，命名为简化字典学习（Simplified Dictionary Learning，SDL）。该算法调参过程简单、计算量小，而且也能保证较高的分类准确率。

假设有肿瘤基因表达谱训练集 $A=[A_1,A_2,A_3,\cdots,A_i,\cdots,A_c]$，其中 c 是总的类别数，A_i 是类别为 i 的训练样本子集。需要训练出一组字典矩阵 $D=[D_1,D_2,D_3,\cdots,D_i,\cdots,D_c]$，其中 D_i 是对应训练样本 A_i 的子字典。此外 $X=[X_1,X_2,X_3,\cdots,X_i,\cdots,X_c]$ 是稀疏编码系数矩阵，其中，X_i 是第 i 类训练样本 A_i 所对应相对于字典 D 的稀疏编码矩阵。这里的字典学习训练模型可表示为

$$J(\boldsymbol{D},\boldsymbol{X}) = \arg\min_{(\boldsymbol{D},\boldsymbol{X})}\left\{r(\boldsymbol{D},\boldsymbol{X}) + \lambda\|\boldsymbol{X}\|_1\right\} \qquad (7.30)$$

该模型分为两部分，其中第一部分 $r(\boldsymbol{D}, \boldsymbol{X})$ 的作用是确保字典 $\boldsymbol{D}$ 能对训练样本具有很强的线性表示能力及对不同类别样本的区分能力。把 $r(\boldsymbol{D}, \boldsymbol{X})$ 展开可得

$$r(\boldsymbol{D}, \boldsymbol{X}) = \sum_{i=1}^{c} \left\{ \left\| \boldsymbol{A}_i - \boldsymbol{D}\boldsymbol{X}_i \right\|_F^2 + \left\| \boldsymbol{A}_i - \boldsymbol{D}_i \boldsymbol{X}_i^i \right\|_F^2 + \sum_{j=1, j \neq i}^{c} \left\| \boldsymbol{D}_j \boldsymbol{X}_i^j \right\|_F^2 \right\} \tag{7.31}$$

式中，$\boldsymbol{X}_i^i$ 是第 i 类训练样本 $\boldsymbol{A}_i$ 对应的编码系数 $\boldsymbol{X}_i$ 中对应于子字典 $\boldsymbol{D}_i$ 的部分；$\boldsymbol{X}_i^j$ 是训练数据子集 $\boldsymbol{A}_i$ 对应的编码系数 $\boldsymbol{X}_i$ 中对应于子字典 $\boldsymbol{D}_j$ 的部分；$\|\boldsymbol{A}_i - \boldsymbol{D}\boldsymbol{X}_i\|_F^2$ 是字典 $\boldsymbol{D}$ 这个整体要对每一类训练样本 $\boldsymbol{A}_i$ 都能以很小误差线性表示出来。

从图 7.11a 可以看出，虽然整个字典 $\boldsymbol{D}$ 可以对 $\boldsymbol{A}_i$ 进行低误差重构，但是重构 $\boldsymbol{A}_i$ 的重构贡献 $\boldsymbol{R}$ 可能来自于各个子字典，在这种情况下只强调了整体字典的线性表示能力，忽略了字典对不同类别样本的鉴别能力。因此，式（7.31）中的第二项 $\|\boldsymbol{A}_i - \boldsymbol{D}_i \boldsymbol{X}_i^i\|_F^2$ 代表每一类子字典 $\boldsymbol{D}_i$ 都要能对和它属于同一类的样本 $\boldsymbol{A}_i$ 进行低误差重构，如图 7.11b 所示。但考虑到这种情况下，虽然 $\boldsymbol{D}_i$ 已经能对 $\boldsymbol{A}_i$ 进行低误差重构，但不能避免其他类的子字典 $\boldsymbol{D}_j$（$j \neq i$）也能对进行低误差重构，如图 7.11b 所示，有可能 $\boldsymbol{D}_i$ 和 $\boldsymbol{D}_{i-1}$ 对 $\boldsymbol{A}_i$ 的重构贡献 $\boldsymbol{R}_i$ 和 $\boldsymbol{R}_{i-1}$ 大体相当，这样在分类时就有可能把属于第 i 类的训练样本误分到第 $i-1$ 类。因此还需要引入第三项 $\sum_{j=1, j \neq i}^{c} \|\boldsymbol{D}_j \boldsymbol{X}_i^j\|^2$，这样子字典 $\boldsymbol{D}_j$（$j \neq i$）对第 i 类样本 $\boldsymbol{A}_i$ 的重构贡献要最小化，如图 7.11c 所示。最终，第一部分 $r(\boldsymbol{D}, \boldsymbol{X})$ 使得每一类子字典 $\boldsymbol{D}_i$ 只对和其同类别的样本具有很强的线性表示能力，而对其他类别训练样本的线性表示能力很弱，从而大大增强整个字典的鉴别能力。

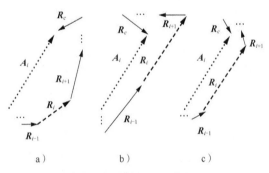

图 7.11　字典对样本的重构过程

目标函数 $J(\boldsymbol{D}, \boldsymbol{X})$ 的第二部分 $\lambda\|\boldsymbol{X}\|_1$ 的作用是确保稀疏编码系数 $\boldsymbol{X}$ 保持一定程度的稀疏性，是一个需要根据实验经验确定的参数。

目标函数有两个需要计算的变量 $\boldsymbol{D}$ 和 $\boldsymbol{X}$。要想同时取得这两个变量的最优解是很困难的，但当我们固定其中一个变量，只求解另一个变量时，该优化问题就变成了一个凸优化问题。因此，在求解 $\boldsymbol{D}$ 和 $\boldsymbol{X}$ 的最优解时分为两个步骤：第一步是固定字典 $\boldsymbol{D}$ 求解系数 $\boldsymbol{X}$，第二步是固定系数 $\boldsymbol{X}$ 求解字典 $\boldsymbol{D}$。这两个步骤循环迭代进行，直到两个变量都接近最优解。

首先假设字典 $\boldsymbol{D}$ 是已知的常量，求解系数矩阵 $\boldsymbol{X}$。在这个过程中，我们按类别来逐类求解 $\boldsymbol{X}$，如在计算第 i 类训练样本对应的系数 $\boldsymbol{X}_i$ 时，式（7.30）可被替换为

$$J(X_i) = \arg\min_{(X_i)}\left\{\left\|A_i - DX_i\right\|_F^2 + \left\|A_i - D_iX_i^i\right\|_F^2 + \sum_{j=1,j\neq i}^{c}\left\|D_jX_i^j\right\|_F^2 + \lambda\left\|X_i\right\|_1\right\} \qquad (7.32)$$

这里使用了投影迭代法来计算每一类 X_i，最后把所有的 X_i 合并成矩阵 X。

计算出 X 后，需要更新字典 D，现在假设系数 X 是已知的常量。同计算 X 一样，我们也采用了按类别来更新 D 的策略。在更新子字典 D_i 时，所有 $D_j(j\neq i)$ 都是固定的。这时，式（7.32）可被替换为

$$J(D_i) = \arg\min_{(D_i)}\left\{\left\|A - D_iX^i - \sum_{j=1,j\neq i}^{c}D_jX^j\right\|_F^2 + \left\|A_i - D_iX_i^i\right\|_F^2 + \sum_{j=1,j\neq i}^{c}\left\|D_jX_i^j\right\|_F^2\right\} \qquad (7.33)$$

式中，X^i 是整个训练集 A 对应的 D_i 的稀疏编码系数，在更新子字典 D_i 时，字典的每个原子也是逐个更新的，最后合并成整个字典 D。

最后，总结 SDL 模型的计算和优化过程，见表 7.7。

表 7.7 SDL 模型计算和优化过程

序号	步骤	说明
1	初始化字典 D	使用随机序列填充字典 D 的每一个原子
2	计算稀疏编码系数矩阵 X	把字典 D 看作已知量，使用投影迭代算法逐类计算 X
3	更新字典 D	把稀疏编码矩阵 X 看作已知量，逐类逐原子地更新字典 D
4	输出	返回步骤 2，直到达到最大迭代次数或字典对训练样本的重构误差趋于平稳，不再明显变化

经过对模型的训练和优化，就得到了一个训练好的字典 D 和一个对应于训练样本 A 的编码系数矩阵 X。我们使用与 7.2 节所述相同的分类准则对未知类别的样本 y 进行分类，即利用不同类别的子字典对 y 的重构误差，以及整个字典 D 对 y 的稀疏编码矢量 α 与不同类别的稀疏编码矩阵 X 之间的距离共同决定 y 的类别，如下式所示：

$$\text{identity}(y) = \arg\min_{i}\{\text{error}_i\} \qquad (7.34)$$

式中，$\text{error}_i = \left\|y - D_i\alpha\right\|_2^2 + \omega\left\|\alpha - M_i\right\|_2^2$。其中，$M_i$ 是系数矩阵 X 中第 i 类训练样本 A_i 对应的系数的均值矢量；ω 是权值参数，需要人为设定，在实验中，我们把它设为 0.5。

7.3.2.2 结合集成学习的字典学习

机器学习发展到如今，已经有不少研究人员在集成学习及字典学习方面展开了相关研究，并取得了显著的成果。但到目前为止，还很少有研究人员把这两种方法结合起来，就集成学习而言，应用最多的分类器还是决策树和神经网络。我们尝试构建一种结合集成学习思想的字典学习分类方法，在保证高分类准确率的前提下还要保证方法的简易性。

本书 7.3.1 节简单介绍了两种常见的集成学习方法：Boosting 算法和 Bagging 算法。首先考虑 Boosting 算法，在该算法中，分类器是一个接一个进行训练的，在下一个分类器训练之前要等待上一个训练器的反馈结果，各个训练器之间的依赖性太强，使得模型过于复杂，而且各个分类器难以并行进行训练，从而计算时间过长，因此我们考虑把 Bagging 算法思想与字典学习算法结合起来。

Bagging 算法中各个弱分类器之间没有依赖关系，可以独立进行训练和分类。该算法中的每个弱分类器的训练样本都是通过随机采样的方法得到的，即在每个分类器中只选择部分训练样本进行训练，但就肿瘤基因表达谱数据而言，每个数据集中的样本数量是很小的，有的数据集中某个类别可能只有三四个样本，如果再对这三四个样本进行采样，那训练样本数量就太少，每个弱分类器的分类性能就会过弱，这样即使把多个弱分类器组合起来，总的分类效果也不会太理想。

考虑到基因表达谱数据具有高维度的特点，通常一个数据集中至少包含几千个基因，而在这些基因中只有一部分基因是对分类有用的关键基因。我们可以利用随机性选出其中一部分基因来训练一个弱分类器，这些弱分类器中只要包含部分关键基因就有机会对测试样本进行正确的分类。假设共有 5 个分类器，每个分类器的分类正确率都为 0.8，采用简单的投票机制（必须有 3 个以上分类正确），那么正确分类的结果有以下几种。

（1）有 3 个分类器分类正确：$C_5^3 \times 0.8^3 \times 0.2^2 = 0.2048$。

（2）有 4 个分类器分类正确：$C_5^4 \times 0.8^4 \times 0.2^1 = 0.4096$。

（3）有 5 个分类器分类正确：$0.8^5 = 0.32768$。

因此，总的分类正确率为 0.2048+0.4096+0.32768=0.94208。可见，在一定情况下，通过把多个弱分类器结合起来能实现远远高于单个分类器的分类准确率。

假设一个训练集中总共有 M 个基因，我们随机选择 m（$m < M$）个不重复的基因构成一个训练子集来训练一个弱字典学习稀疏表示分类器。我们训练多个这样的弱分类器，然后根据这些分类器的投票结果确定每个测试样本的类别。更详细的过程如图 7.12 所示。

如图 7.12 所示，训练数据集中每一列代表一个训练样本，每一行代表一个基因。训练过程是基于所有的训练样本的，不对样本进行采样。以第一个分类器为例，该分类器采用 7.3.2.1 节中介绍的 SDL 分类器，其训练数据是由整个训练集的第 1、5、7 个基因组成的数据子集。该分类器根据这个数据子集把字典训练好后就对测试样本对应的第 1、5、7 个基因组成的基因子集进行分类并输出其分类类别。我们总共训练出 n 个这样的分类器，根据这 n 个独立分类器的投票结果决定测试样本 y 的类别，哪种类别的总票数最多，y 就属于哪一类。

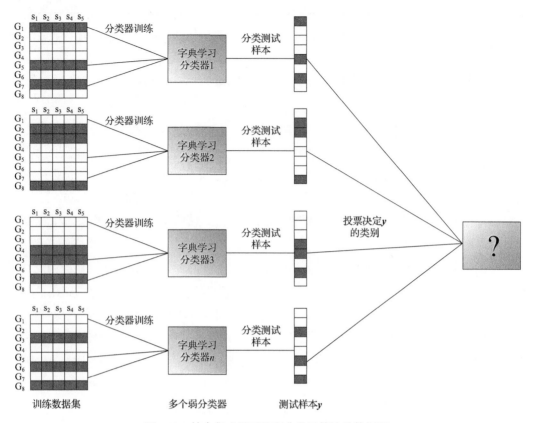

图 7.12　结合集成学习的字典学习算法总体框图

7.3.3　性能评估

为了验证我们所提出算法的性能，这里使用了在 7.2 节中提到的 6 个公共肿瘤数据集来进行测试，其中包含 2 个二分类数据集 Colon 和 Prostate_Tumor，还有 4 个多分类数据集 Brain_Tumor1、Lung Cancer、9_Tumors 和 11_Tumors。

实验的过程涉及许多参数，包括稀疏系数 λ、字典学习的最大迭代次数 η、特征基因的数量 m，以及分类器的个数 n。我们逐一确定这些参数的值。

首先考虑稀疏系数 λ，在 7.2 节的实验中，我们确定 λ 为 0.05。虽然这里所用到的数据维度和算法都不相同，但有文献 [83] 表明稀疏项对于分类的作用不是特别重要。因此，为了简化实验过程，在所有的数据集上 λ 的值都被设为 0.05。

其次，关于每个弱分类器在训练字典时的迭代次数 η，由于在 7.2 节的实验中，面对成千上万个维度的数据经过 10 轮迭代后重构误差都能趋于稳定，显然，在这里的实验中面对更少维度的训练样本，把 η 设为 10 更是足以胜任的。为了简化实验，我们没有进一步把 η 缩小，而是在训练所有数据集时都令 $\eta=10$。

关于在每个数据集上选择的特征基因的数量 m，由于 m 个基因都是随机选择的，理论上 m 越大，包含的关键信息也就越多，每个弱分类器的分类准确率也就越高。但在实践中，如果 m 的值过大，模型的泛化能力会降低，单个分类器的分类效果虽然很好，但由于每个弱分类器的分类结果都是基本相似的，所以集成后的模型的分类准确率相对于单个模型却不会有明显提升。为了保证良好的实验效果，我们使用 5 折交叉验证来确定一个最优的 m 值。以 Brain_Tumor1 数据集为例，假设一共训练 100 个弱分类器，m 大小不同时整个集成模型分类准确率的变化如图 7.13 所示。

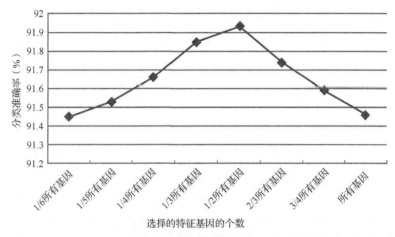

图 7.13　Brain_Tumor1 数据集上选择的特征基因个数对分类准确率的影响

可以看出，整个模型的分类准确率随 m 的增大而先变高后变低，在选择总基因数的约 1/2（也就是 2960 个基因）时，集成模型的分类准确率达到最高。因此，在测试 Brain_Tumor1 数据集时，我们设定 m 为该数据集基因总数的 1/2。利用同样的方式，我们设定在测试 Colon、Prostate_Tumor、Lung Cancer、9_Tumors 和 11_Tumors 这 5 个数据集时 m 分别设为当前数据集基因总数的 2/3、1/4、1/3、1/4 和 1/3。

最后还需要确定整个集成模型中弱分类器的个数 n。虽然 n 的值越大，投票的结果就越公正，实验结果也就越准确。但随着分类器个数的增加，计算成本也会大大增加，计算时间会明显增长。在实验中我们还发现，当 n 的值增大到一定程度时，整个集成模型的分类准确率将不再发生明显变化。以 Brain_Tumor1 数据集为例，我们设置分类器个数为 50。分类准确率随弱分类器个数的变化如图 7.14 所示。

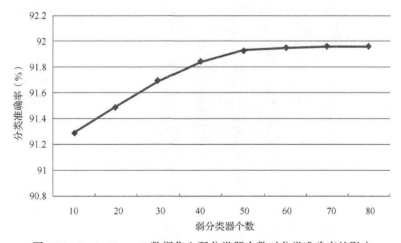

图 7.14　Brain_Tumor1 数据集上弱分类器个数对分类准确率的影响

首先，为了测试本节提出的 SDL 模型的分类能力，我们利用 7.2 节中的方法测试了单个 SDL 分类器的性能，并与前面提出的 DPDL 模型的性能做了比较，见表 7.8。

表 7.8　多个数据集上 SDL 等分类器的分类准确率

数据集	SRC	MSRC	DPDL	SDL
Colon	81.94	90.00	89.24	89.24
Prostate_Tumor	92.65	88.48	92.94	92.80
Brain_Tumor1	90.55	90.55	91.56	91.40
Lung Cancer	93.11	95.20	95.20	95.42
9_Tumors	64.43	65.53	67.00	65.63
11_Tumors	92.98	94.43	96.00	95.56

从表中可以看出，本节设计的 SDL 分类器虽然在 Prostate_Tumor、Brain_Tumor1、9_Tumors、11_Tumors 等多个数据集上的分类准确率不如 DPDL 模型，但差距并不是很明显，而且 SDL 模型的分类准确率较 SRC 和 MSRC 等经典方法还是具有明显优势的。最重要的是，SDL 模型计算量小，相比于准确率比较高的 DPDL 模型，其节省的计算时间是数以百倍的，即使训练数百个 SDL 模型组成的弱分类器，花费的训练时间也要小于 DPDL 模型。同样以 Brain_Tumor1 数据集为例，在个人便携式计算机上训练 50 个 SDL 弱分类器所花费的时间为 410 秒，而训练单个 DPDL 分类器所花费的训练时间为 1845 秒。因此，综合考虑，本节提出的 SDL 模型最适合用作集成学习中的弱分类器。

最后，利用前面设定好的选择的基因数量 m 和分类器个数 n 等参数，并利用本章提出的 SDL 分类器，我们测试了整个集成分类模型在多个公共数据集上的分类准确率，并和其他未结合集成方法的稀疏表示分类器的准确率做了比较，如图 7.15 所示。

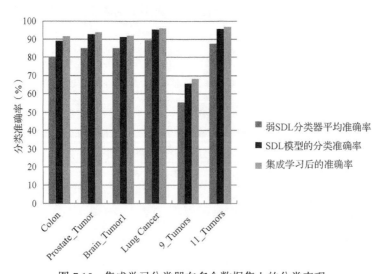

图 7.15　集成学习分类器在多个数据集上的分类表现

从图 7.15 中可以看出，虽然单个弱分类器的平均准确率并不高，但经过集成学习之后分类准确率会大大提高，而且集成学习后的分类准确率也要高于单个 SDL 模型的分类准确率。这说明集成学习和字典学习方法结合起来是有实际应用价值的。

最后我们选出了在之前实验中分类效果最好的单个分类器与集成好的分类器来对比分类准确率，发现在所测试的所有数据集中，集成分类器都表现出了最好的性能，尤其是对于之前那些分类准确率较低的数据集，准确率提升效果更为明显，见表 7.9。

表 7.9　集成学习分类器与单个最优的分类器的性能对比

数据集	单个分类器的最高准确率（%）	集成学习分类器的最高准确率（%）
Colon	90.00（MSRC）	91.68
Prostate_Tumor	92.94（DPDL）	93.67
Brain_Tumor1	91.56（DPDL）	91.93
Lung Cancer	95.42（SDL）	95.92
9_Tumors	67.00（DPDL）	68.14
11_Tumors	96.00（DPDL）	96.94

从上述的多个实验结果可以看出，本节提出的集成学习方法虽然思想原理比较简单，但实际应用效果比较好，而且这种思想可以很容易地移植到其他分类器或其他类似的分类领域中去，从而提高单个分类器的分类性能。

7.4　基于随机序列和样本距离的基因表达谱特征选择

长期以来，提高肿瘤分类的准确率一直是研究人员重点关注的问题。但若仅从肿瘤基因表达谱数据来对肿瘤分类，要想提高分类准确率不仅要从提高分类器的分类性能来考虑，更要从提高所分类数据的数据质量来考虑。在制备肿瘤基因表达谱的过程中，由于实验误差及人工操作失误等各种因素的影响难免会出现一些噪声数据。这些噪声数据会对分类器的决策和判断产生一定的误导，导致分类错误。此外，肿瘤基因表达谱数据集中通常只有少部分基因是和分类相关的关键基因，其余的基因均为冗余基因，这些冗余基因不仅会削弱分类器的分类性能，还会大大增加分类器的计算量，使分类工作变得"费力而不讨好"。

对基因表达谱数据进行特征选择可以在很大程度上提高数据的质量，从而提高分类准确率和速度。所谓特征选择就是利用一些统计学分析方法从原始数据中选出一组对分类有帮助的特征基因子集，然后利用这些子集去做分类的一种方法。在相关研究中，常用到的基因表达谱特征选择方法包括缠绕法、嵌入法及过滤法。其中缠绕法[84-86]和嵌入法[87]都是把特征选择过程和分类器紧密结合在一起，这两类方法都能筛选出很小的特征基因子集，从而取得很高的分类准确率。然而考虑到基因表达谱高维度的特点，这两种方法都是十分耗时的，其计算量过大导致难以实际应用。相比于这两种方法，过滤法是一种比较快速的、适应能力强的特征选择方法，许多研究人员都对其展开了相关研究[88-90]，但这些研究普遍存在分类准确率过低的现象。

为了提高分类准确率，下面介绍作者团队提出的一种针对基因表达谱的特征基因选择流程。首先对原始数据集进行预处理，剔除那些明显是噪声数据的基因，然后把数据集归一化，最后利用样本类间距离及序列的随机度两种特征基因筛选方法，从原始数据集中筛选出少量和分类强相关的特征基因子集。在多个公共表达谱数据集上的实验结果表明，这种方法不仅能对特征基因子集进行快速筛选，而且选出的特征子集具有较强的分类能力。

7.4.1 数据预处理方法

由于实验误差等各种原因，基因表达谱数据中可能会有出现异常值、缺失值等问题，必须在筛选和分类之前对其进行预处理。在整个实验的过程中，我们用到了从 gems 网站下载的 9_Tumors、Brain_Tumor1 和 Prostate_Tumor 这 3 个公共数据集，这些数据集已经是经过人为整理的数据集，不存在缺失值，而且表达值也都已经经过了对数转换等操作，但数据中噪声数据等异常值还需要进行替换或剔除。以 Prostate_Tumor 数据集为例，该数据集包含两个类别，第一个类别中包含 50 个样本，第二个类别中包含 52 个样本。把第一个类别的 50 个样本单独拿出来，比较同一个基因在这 50 个同类样本中的表达情况。正常情况下，同一个基因在同类样本的表达值都应该是比较接近的，至少不应出现较大的差异，但如果存在实验误差就有可能出现某个异常值与其他值的差异较大的情况，如图 7.16 所示。在当前基因的表达水平下，这 50 个同类样本中的第 42 个样本的该基因表达值与在其他样本的表达值差异较大，我们就把该值认定为噪声值。

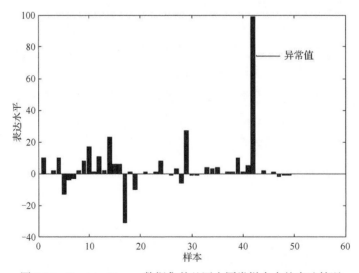

图 7.16　Prostate_Tumor 数据集某基因在同类样本中的表达情况

在计算过程中，以图 7.16 为例，首先选择出当前基因在不同样本上表达值的最大值，然后判断该最大值是否大于第二大的值 2 倍并且大于所有样本中正值的平均值 4 倍，如果满足这个条件，就认定该最大值是一个异常值，把该值修改为所有正值的平均值。同理，还需对样本中表达值的负值也进行同样的操作，找出过小的负值替换为所有负值的平均值。按照此方法，遍历所有的基因，修改所有需要修改的表达值，遍历两次后，样本中就没有过于明显的异常值了。

在完成数据中异常值的修改后，还需要对数据进行归一化处理，把一个基因在所有样本中的表达值都归一到同一个范围中去，在这里，我们采用的是 0-1 归一化方法，即把所有基因在同一样本的表达值都按其大小投影到（0,1）范围中去，即

$$X' = \frac{X - \min}{\max - \min} \tag{7.35}$$

式中，X' 是归一化后的基因表达值，X 是归一化之前的基因表达值，$\max$ 是样本中出现的最大值，$\min$ 是样本中出现的最小值。

7.4.2 肿瘤基因表达谱数据的特征选择

7.4.2.1 基于样本距离的特征选择

基于样本类间和类内距离的特征选择是一种很直观的特征选择方法，主要应用在二分类的情况下[91]。我们对该方法进行了改进，把它扩展到了多分类领域。假设一个训练数据集 $A=[A_1,A_2,A_3,\cdots,A_i,\cdots,A_c]$，其中 c 代表数据集的总类别数，A_i 代表类别为 i 的训练样本子集，令 $M=[M_1,M_2,M_3,\cdots,M_i,\cdots,M_c]$，$M_i$ 代表样本子集 A_i 的均值矢量。根据这些训练样本为每个类别都筛选出一定数目的基因作为能够区别该类和其他类别样本的关键基因，然后把所有类别的关键基因取并集并去重复得到整个训练集的关键基因。例如，首先筛选出那些能将第 1 类样本 A_1 和其他类别样本区别开来的基因，使用下式的方法为每个基因 i 计算分值 Score：

$$\text{Score} = \frac{D_b}{D_w} \tag{7.36}$$

式中，D_w 是该基因在第 1 类样本的类内距离。假设样本子集 A_1 有 5 个样本，它们在该基因下的表达值分别为 $A_{1\text{genei}}=[-100,120,300,-90,150]$，则 A_1 在该基因下的均值为 76。此时有

$$D_w = \frac{|-100-76|+|120-76|+|300-76|+|-90-76|+|150-76|}{5} = 136.8 \tag{7.37}$$

D_b 是该基因的样本类间距离。假设在该基因下 5 类样本的均值分别为 $M_{\text{genei}}=$ [76,-30,100,90,230]，则第 4 类样本是与当前第 1 类样本最接近的基因，在分类时也是最容易混淆的类别，因此我们把 D_b 定义为当前类（也就是第 1 类）与其最接近的一类（也就是第 4 类）基因的样本均值的差值，即 $D_b=|76-90|=14$。

就这样我们为第 1 类样本计算得到了所有基因的得分 Score，然后将其按从大到小排序，按照实验经验选出前 j 个得分最高的基因作为关键基因。同理我们也为其他类的样本分别筛选出 j 个基因，最后把所有筛选出的基因取并集并去除重复基因，得到最终的 j 个关键基因。

7.4.2.2　基于随机序列的特征选择

正常情况下，一个和肿瘤分类密切相关的基因在同一类别的样本下的表达值应该是比较类似的[92]，这样如果对该基因在所有样本上的表达值进行排序的话，同一类样本的排序位置应该是比较接近的[93]，也就是排序后的样本是比较有序的。一个简单的例子如图 7.17 所示。

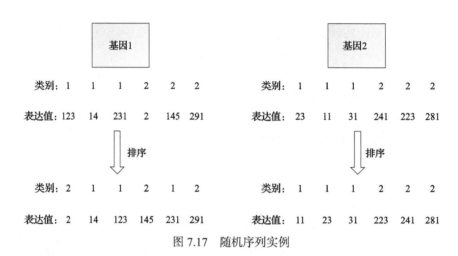

图 7.17　随机序列实例

可以看出，图 7.17 中两个基因的表达值在所有样本上进行排序后，第 2 个基因明显要更有序，因为在这种情况下所有的同类样本都是近邻的，所以就可以认定第 2 个基因对肿瘤分类的贡献程度要大于第 1 个基因，在筛选时就更倾向于把第 2 个基因选择出来作为关键基因。

在实际计算的过程中，在进行多类别的特征选择时，我们采用了和基于样本距离的特征选择一样的策略，即为每一类样本筛选出能把该类样本和其他类别的样本区别开的基因，最后把所有筛选出的基因取并集并去重复得到最终的关键基因。假设一共有 3 类样本，每类样本有 3 个样本个体。把这 9 个样本在某基因上进行排序之后如图 7.18 所示。

在计算该基因是否对第 1 类样本有区分能力时，我们利用样本的序号来计算该基因的得分值，此时第 1 类样本的序号 $X_1=[2,4,7]$，则得分值可计算为 Score=(4-2)+(7-4)=5。显然得分越低说明样本之间越紧凑，该基因对于分类此类别的样本就越有价值。按照这种方法，我们为第 1 类样本的所有基因计算出得分，然后出选择前 k 个得分最小的基因。同理，我们也为其他类的样本分别筛选出 k 个基因，最后把所有筛选出的基因取并集并去除重复基因，得到最终的 k 个关键基因。

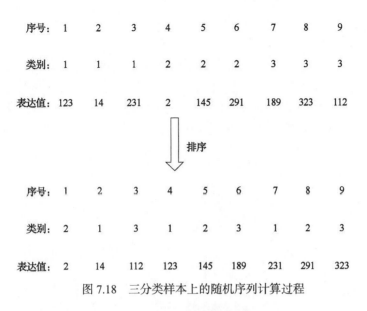

图 7.18　三分类样本上的随机序列计算过程

7.4.2.3　基于随机序列和样本类间距离的特征选择

考虑到一个具有优秀分类能力的基因应该在同类别样本之间具有相似的表达，在不同类别的样本之间应有差异的表达。只靠一种特征选择机制选择出来的基因集可能不够严谨，容易把部分冗余信息筛选进来，因此，我们把这两种特征选择方法结合起来，取两种方法筛选出基因子集的交集作为最终的关键基因，如图 7.19 所示。

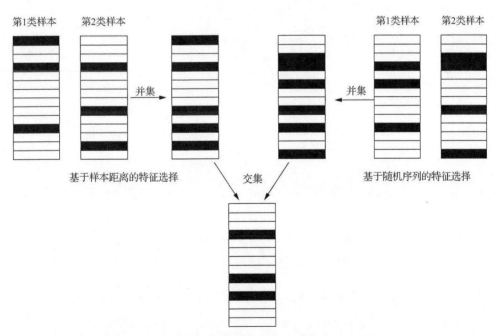

图 7.19　基于随机序列和样本距离的特征选择方法框图

图 7.19 中黑色代表选中的基因，白色代表未选中的基因，最终筛选出来的基因数目较少，说明这种方法不但分类能力较强，且大大加快了在分类过程中的分类速度。

7.4.3 性能评估

在实验过程中，我们使用 9_Tumors、Brain_Tumor1 和 Prostate_Tumor 这 3 个公共数据集进行测试，使用 7.3 节中提出的 SDL 模型作为分类器。作为对比，我们还测试了信噪比方法和 T 检验方法选出的基因子集的分类性能。这 3 种方法在不同的数据集上随特征基因的变化分类准确率的变化如图 7.20～图 7.22 所示。

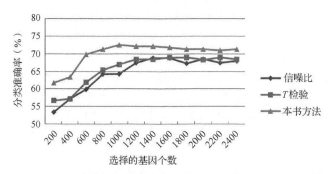

图 7.20 9_Tumors 数据集上 3 种特征选择方法随基因个数分类准确率的变化

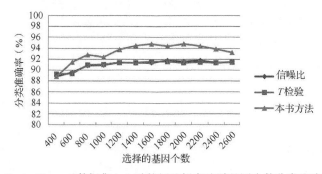

图 7.21 Brain_Tumor1 数据集上 3 种特征选择方法随基因个数分类准确率的变化

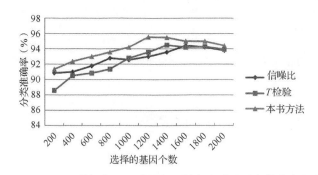

图 7.22 Prostate_Tumor 数据集上 3 种特征选择方法随基因个数分类准确率的变化

从图 7.20～图 7.22 中可以看出，该方法在所测试的 3 个公共数据集上的表现均优于其他两种方法，而且能利用更少的基因实现更高的分类精度。为了验证该方法相比于未进行交运算时的两种单独特征选择方法的优势，我们比较了在最优的情况下 3 种方法所实现的最高分类准确率和所用到的特征基因数目，见表 7.10。

表 7.10　3 种特征选择方法所实现的最高分类准确率和所用到的特征基因数目

数据集	样本距离特征选择	随机序列特征选择	结合两种方法
9_Tumors	69.75%	71.2%	72.45%
基因数目	1800	1400	1000
Brain_Tumor1	92.1%	94%	94.8%
基因数目	2200	1800	1600
Prostate_Tumor	94.4%	93.9%	95.6%
基因数目	1600	1600	1200

从表 7.10 中可以看出，通过取两种单独的特征基因选择方法选出的基因交集，可以在一定程度上提高数据质量和分类准确率，并且能进一步缩小致病基因的范围，从而从基因上为治疗癌症提供一定的参考。而且本书提出的特征选择方法对于所有被测数据集都能在几秒内完成特征选择，计算速度较快，是一种比较实用且有效的方法。

7.5　总结

本章介绍了一种基于判别投影的字典学习基因表达谱分类算法。在多个公共表达谱数据集上的实验结果显示，本章介绍的字典学习算法的分类准确率要高于原始的字典学习算法、稀疏表示分类算法及 SVM 等常规机器学习算法。然后介绍了一种结合集成学习思想的字典学习基因表达谱分类算法，即利用 n 个弱分类器的投票结果来判断一个测试样本的类别。在多个公共数据集上的实验结果表明，该分类器的分类能力与其他分类算法相比有较明显的优势。最后，我们提出了一种针对肿瘤基因表达谱数据的特征基因选择方法。以过滤法为主要指导思想，该方法的计算速度快、泛化能力强，有比较大的实际应用意义。

基于判别投影的字典学习基因表达谱分类算法虽然能取得较高的分类准确率，但该算法在计算投影矩阵 P 时涉及求特征矢量的操作，这会耗费大量的计算时间，因而程序运行效率低，算法结构还需进一步改进。结合集成学习思想的字典学习基因表达谱分类算法虽然使用了简化的字典学习算法，计算量大大减小，但由于需要训练大量的弱分类器，所以计算耗时也比较长，可以考虑进一步将程序并行化，以提高程序运行效率。本章介绍的特征基因选择流程虽然能选择出分类效果较好的关键基因，但程序的基因选择过程不够自动化，需要长时间的手动调试。

第8章
基于深度学习的 RNA 编辑位点识别

核糖核酸（Ribonucleic Acid, RNA）编辑是一种稀有的转录后序列修饰过程，通过碱基插入、缺失或替换使成熟 RNA 与模板 DNA 序列不同，是对中心法则的重要补充。RNA 编辑可以通过影响 mRNA 的亚细胞定位和调节异染色质的基因沉默来引起基因表达产物的多态性，还能够改变非编码 RNA 序列及其与靶基因的相互作用。然而，已有 RNA 编辑位点识别方法严重依赖于先验知识和公共基因组注释，存在着工程复杂、精度不高、泛化能力差的问题。同时，高通量测序技术产生的海量多组学数据为 RNA 编辑位点的识别提出了巨大的挑战。本章介绍作者团队利用深度学习进行 RNA 编辑位点识别的探索，由此提出的算法在准确识别 RNA 编辑位点的同时，避免了繁杂的手工过滤步骤，且具有良好的跨细胞系泛化能力。本章首先介绍 RNA 编辑位点识别的基本知识，然后介绍作者团队在金标集构建和基于双向 LSTM 和 ResNetd 的 RNA 编辑位点识别方面的工作 [94]。

8.1 RNA 编辑识别概述

8.1.1 RNA 编辑

RNA 编辑是一种分子生物学过程，通过该过程，一些细胞可以在 RNA 分子由 RNA 聚合酶产生后对其分子内的特定核苷酸序列进行离散变化。RNA 编辑相对较少，并且通常不包括常见形式的 RNA 加工（如剪接、5′- 加帽和 3′- 多聚腺苷酸化）。RNA 编辑是一种稀有的转录后修饰过程，通过插入、缺失和替换碱基使成熟的 RNA 与模板 DNA 序列不同 [95]。它不仅影响 mRNA 的亚细胞定位，还调节异染色质的基因沉默。

RNA 编辑事件最早由科学家在原生动物锥体虫中发现 [96]，随后在哺乳动物上发现了 C-to-U 形式的 RNA 编辑，这种编辑有助于提前形成终止密码子以产生更短的蛋白变体 [97]。随着 RNA 编辑研究的深入，科学家发现 C-to-U 形式的 RNA 编辑主要存在于植物线粒体当中，尽管对植物生长发育起着非常重要的作用，然而数量却很少 [98]。此外，在高等生物当中存在着另外一种重要的 A-to-I 形式的 RNA 编辑，这种类型的 RNA 编辑数量很多，尤其在人类当中广泛存在。A-to-I 编辑是指腺苷酸（A）在编辑酶 ADAR 的作用下脱氨基转换为次黄嘌呤核苷酸（I）[99]。A-to-I 形式的 RNA 编辑主要位于 Alu 重复序列当中 [100,101]，尽管在非重复序列当中也存在一些 A-to-I 形式的 RNA 编辑[102]，但是数量却很少，且主要分布于神经系统当中[103]。图 8.1 为 A-to-I 形式的 RNA 编辑过程。

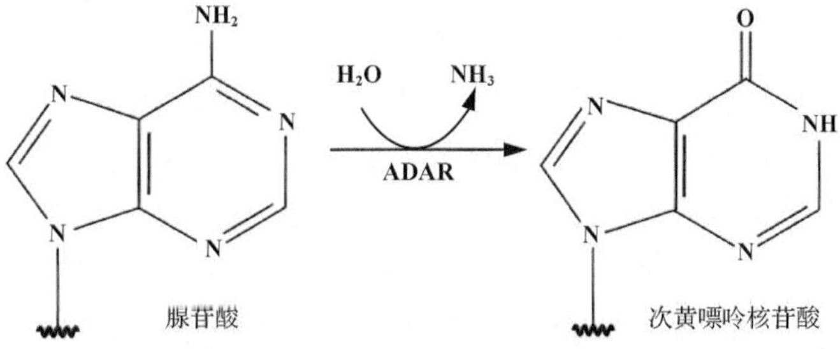

图 8.1　A-to-I 形式的 RNA 编辑过程

　　RNA 编辑具有重要的生物学功能，不仅能够通过对编码序列进行编辑引起基因的重编码[104]，从而导致基因表达产物的多态性，还可以改变非编码 RNA 序列及其与靶基因之间的互作关系[105]。例如，我们可以通过控制 RNA 编辑酶的表达来引起神经系统紊乱[106] 或使小鼠胚胎致死[107]。而对于 RNA 编辑水平，我们通常指的是该位点上发生编辑的 RNA 分子比例。研究表明，RNA 编辑水平异常通常会导致一些重要疾病，包括癌症、神经障碍、代谢疾病、病毒感染和自身免疫性疾病等，如常见的麻疹病毒、星形细胞瘤、肌萎缩性脊髓侧索硬化症、肿瘤、转移性黑瘤素、肝细胞癌、阿尔兹海默症、AGS 等。由此可见，对 RNA 编辑位点进行准确的鉴别具有重要的现实意义和社会价值。

8.1.2　RNA 编辑识别面临的挑战

　　日益增长的测序数据使得我们能够对一个物种的基因组和转录组进行细致、全貌的分析，也能够在全基因组范围内对 RNA 编辑调控进行深入的研究。然而由于高通量测序技术的测序深度和生物学重复，海量的多组学（包括基因组学和转录组学）数据给 RNA 编辑位点的识别和研究带来了巨大的考验和挑战。由于 RNA 编辑是一种稀有的转录后序列修饰过程，受限于之前的实验技术，我们主要针对个例进行 RNA 编辑的的识别和研究，而没有形成对 RNA 编辑调控的内在生物学规律的清晰认识，特别是尚不清楚 RNA 编辑酶 ADAR 的完整生物学意义，因此需要研究人员具有较深厚的生物学背景，才能够很好地把握其内在趋势和生物影响。此外，研究人员发现，RNA 编辑位点主要分布于非编码区域[108,109]，且绝大多数 RNA 编辑位点主要位于 Alu 重复序列[110]。而对于 RNA 编辑水平，RNA 编辑位点存在着显著的个体、组织和物种差异。尽管一些 RNA 编辑位点识别算法已经被提出并用于解决上述问题，但是已有算法存在工程复杂、精度不高、泛化能力差的问题，需要基于先验知识和公共基因组注释（如 Alu 重复序列、基因组复制和假基因）的繁杂手工过滤步骤，识别结果真正例率低、假正例率高，且在不同细胞系、不同物种上的泛化能力有限。

　　2012 年，Bach Jae Hoon 等人[111]《Genome Research》上提出了一种通过分析转录组测序（RNA-Seq）数据来识别 RNA 编辑位点的方法，并应用该方法分析了人类恶性胶质瘤细胞系 U87MG 的 RNA-Seq 数据，鉴定出了大约 10,000 个 DNA-RNA 差异位点，其中大多数被确定为 A-to-I 形式的 RNA 编辑位点。该方法实现了从头鉴别 RNA 编辑位点，从而为转录后调控的研究和分析奠定了重要的基础。2013 年，Jin Billy Li 等人[112]对他们提出的 RNA 编辑位点鉴别流程进行了更新，提出了两种 RNA 编辑位点识别方法：Separate Method 和 Pool Method。这两种方法不需要利用 DNA 序列数据，仅需要对 RNA-Seq 数据进行分析后对结果进行假正例过滤便鉴别出了大量的 RNA 编辑事件。2015 年，Xinshu Xiao[108]等人在《Nature Methods》上提出了用来鉴定 RNA 编辑位点的互信息（Genome-independent Identification of RNA Editing by Mutual Information，GIREMI）方法。该方法利用 SNP 与 RNA 编辑之间的互信息并结合广义线性模型在单个 RNA-Seq 数据集上实现对 RNA 编辑位点的准确鉴别，且该数据集不需要样品特异性基因组序列数据或高测序深度。

尽管上述 RNA 编辑位点识别算法已经能够取得较好的结果，但同样也存在很多问题。例如，严重依赖于 RNA 编辑位点的先验知识和公共基因组注释（如 Alu 重复序列、基因组复制和假基因），鉴别过程烦琐且耗时，受人为因素干扰过多，识别结果假正例率高、真正例率低，在跨细胞系跨物种上的泛化能力有限。

接下来介绍作者团队结合深度学习平台 TensorFlow，自动从含有足够样本数的训练集中提取和学习 RNA 编辑位点的根本特征，总结其固有的生物学规律，从而实现对 RNA 编辑位点的准确鉴别和分类的方法。

8.2 RNA 编辑位点金标集的构建

8.2.1 ENCODE 计划

DNA 元件百科全书（Encyclopedia of DNA Elements）计划简称 ENCODE 计划，是一个公共研究项目，旨在识别人类基因组中的功能元素。作为人类基因组计划的延续和发展，ENCODE 计划在 2003 年 9 月由美国国立基因组研究所（National Human Genome Research Institute，NHGRI）发起[113-115]，该计划涉及一个由研究小组组成的全球联盟，产生的数据可以通过公共数据库获取。据估计，人类大约有 20,000 个蛋白质编码基因，占人类基因组中 DNA 的 1.5% 左右。ENCODE 计划的主要目标是确定基因组剩余组成部分的作用，其中大部分在传统上被视为"垃圾"。蛋白质编码基因的活性和表达可以通过调节蛋白，即多种 DNA 元件（如启动子、转录调节序列），以及染色质结构和组蛋白修饰的区域等来进行调节。有学者认为，基因活性调节的变化可以破坏蛋白质的产生和细胞过程并导致疾病，确定这些调控元件的位置及它们如何影响基因转录可以揭示某些基因表达变异与疾病发展之间的联系[116]。ENCODE 计划还旨在作为一种综合资源，使科学界能够更好地了解基因组如何影响人类健康，并促进新疗法的开发，以预防和治疗这些疾病。

ENCODE 计划分 4 个阶段实施：试验阶段、技术开发阶段、生产阶段和第四阶段。第四阶段是第三阶段的延续，包括功能表征和百科全书的进一步综合分析。试验阶段的目标是确定一套程序，这些程序可以结合起来以一种经济有效、高通量的方式，准确和全面地表征人类基因组的庞大区域。试验阶段必须揭示当前用于检测功能序列的工具集中的差距，当时使用的某些方法是否效率低或不适合大规模利用。其中一些问题必须在 ENCODE 计划的技术开发阶段得到解决，该阶段旨在设计新的实验室和计算方法，以提高人们识别已知功能序列或发现新的功能基因组元件的能力。前两个阶段的结果确定了在 ENCODE 计划的生产阶段，经济有效和全面地分析剩余 99% 的人类基因组的最佳途径。

ENCODE 计划的研究人员采用了一系列检测方法来识别功能元件。基因功能元件的发现和注释主要通过对各种 RNA 数据测序、比较基因组学、复合生物信息学方法和人工筛选来完成。通常通过 DNA 超敏感测定、DNA 甲基化测定和 DNA-RNA 互作蛋白的免疫沉淀（IP）来发现功能元件，这些蛋白质包括修饰的组蛋白、转录因子、染色质调节因子和 RNA 结合蛋白，然后通过测序来研究调节元件。

得益于高通量测序技术的发展，ENCODE 计划提供了大量的高通量、多组学数据，目前所有数据均公开于 ENCODE 官网，进入该网站可以看到。ENCODE 计划列出了 213 个细胞系、166 种组织，还有一些其他生物样本（包括 ChIP-Seq、RNA-Seq、DNase-Seq 等）的 46 种高通量测序数据，如图 8.2 所示（数据来源：ENCODE 计划官网）。

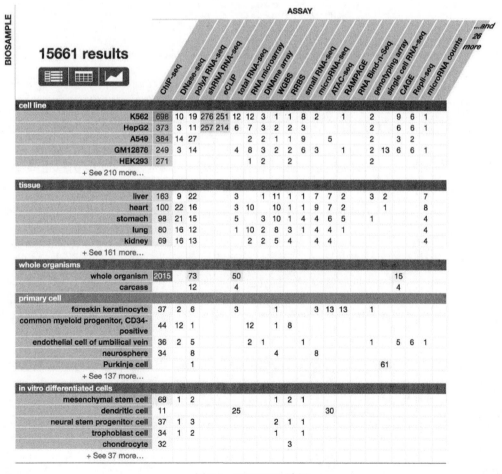

图 8.2　ENCODE 计划

8.2.2 基于 ENCODE 计划的 RNA 编辑位点金标集设计

由于业界没有针对 RNA 编辑位点识别的公共金标集，为了后续采用深度学习的方法自动从训练样本集中提取和学习 RNA 编辑位点的基本特征，我们基于 ENCODE 计划中 32 个细胞系的 RNA-Seq 数据来构建具有足够样本数的金标集作为算法的样本集。图 8.3 为整个基于 ENCODE 计划的 RNA 编辑位点金标集构建流程。

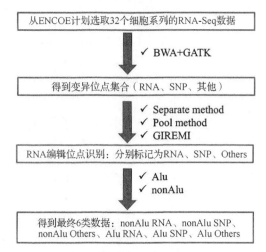

图 8.3　基于 ENCODE 计划的 RNA 编辑位点金标集构建流程

我们首先选取了 ENCODE 计划当中具有代表性的 32 个细胞系的 RNA-Seq 数据，然后采用 BWA+GATK 的分析流程对 RNA-Seq 数据进行处理。其中，BWA 应用于 GATK 基因分析流水线的数据预处理部分，负责将 RNA-Seq 的 reads 映射到参考基因组，然后由 GATK 对数据进行分析处理，得到变异位点集合。针对得到的变异位点集合，我们采用 Separate method、Pool method 和 GIREMI 算法分别对每个细胞系进行 RNA 编辑位点识别，将 3 种算法中均鉴别出来的 RNA 编辑位点作为该细胞系的 RNA 编辑位点集合（类别标记为 RNA），将利用 dbSNP 数据库标示出来的 SNP 位点作为该细胞系的 SNP 位点集合（类别标记为 SNP），将其他位点作为该细胞系的第三类集合（类别标记为 Others）。考虑到 RNA 编辑位点绝大多数位于 Alu 重复序列当中，我们进一步将它们划分为 Alu 区域和 nonAlu 区域。因此，最终得到的 RNA 编辑位点金标集中总共包含 6 种不同类别的数据（类别标记为 nonAlu RNA、nonAlu SNP、nonAlu Others、Alu RNA、Alu SNP、Alu Others）。表 8.1 为最终得到的 RNA 编辑位点金标集中每个细胞系中各个类别的数量。

表 8.1　基于 ENCODE 计划的 RNA 编辑位点金标集中每个细胞系中各类别的数量

细胞系名称 / 类别	总数量	nonAlu RNA	nonAlu SNP	nonAlu Others	Alu RNA	Alu SNP	Alu Others
A549	1,005,356	7304	598,640	78,472	129,284	139,220	52,436
AG04450	701,710	4956	506,336	44,903	46,890	81,895	16,730
BE2_C	22,439	8	20,143	1506	227	315	240

细胞系 名称 / 类别	总数量	nonAlu RNA	nonAlu SNP	nonAlu Others	Alu RNA	Alu SNP	Alu Others
BJ	526,127	3944	348,931	29,992	57,307	68,720	17,233
CD20+	780,662	6903	459,979	41,083	129,926	105,094	37,677
ECC_1	109,788	409	88,912	13,061	1458	3840	2108
GM12878	1,920,491	18,877	1,144,506	176,117	226,451	211,154	143,386
GM12891	126,779	734	81,716	15,440	13,637	11,320	3932
GM12892	332,748	2683	210,015	24,264	47,357	35,019	13,410
H1-hESC	1,392,164	12,186	842,265	131,799	160,342	157,404	88,168
HAoAF	844,237	5616	606,418	63,279	53,209	93,178	22,537
HAoEC	1,050,291	7073	743,049	59,969	79,687	138,361	22,152
HCH	1,176,133	9906	833,453	72,430	94,849	138,172	27,323
HeLa-S3	1,251,985	8306	771,164	101,771	119,412	166,749	84,583
HepG2	1,296,266	7100	829,352	104,324	99,614	173,715	82,161
HFDPC	825,082	5935	593,937	47,857	59,556	99,393	18,404
HMEC	132,400	688	89,381	16,861	8854	12,930	3686
hMSC-AT	980,318	6955	711,124	52,808	68,206	120,390	20,835
hMSC-BM	1,032,137	7675	723,871	58,758	88,582	125,713	27,538
hMSC-UC	851,271	6211	621,637	39,739	64,427	101,753	17,504
HOB	942,451	6703	660,871	56,760	77,904	116,338	23,875
HPC-PL	791,478	4699	573,635	52,909	48,224	94,755	17,256
IMR90	1,223,994	8520	779,836	77,211	141,911	163,870	52,646
Jurkat	8005	9	5984	1963	11	29	9
K562	1,480,001	8675	848,254	202,985	127,012	177,792	115,283
M-CD14+	547,060	6139	339,976	27,651	77,229	73,915	22,150
MCF-7	1,166,120	6981	705,630	107,185	121,110	155,008	70,206
NHLF	258,079	1694	170,666	28,508	21,131	25,898	10,182
NHEK	1,331,197	12,112	854,672	97,225	148,828	159,363	58,997
NHDF	1,021,352	7170	720,069	58,434	81,950	126,995	26,734
PANC-1	24,018	15	21,283	1905	231	366	218
U87	20,776	21	18,272	1873	146	272	192

8.2.3　训练集和测试集的构建

　　构建了基于 ENCODE 计划的 RNA 编辑位点金标集之后，我们需要针对得到的金标集构建样本集，以此作为基于深度学习的 RNA 编辑位点识别算法的训练集和测试集，从而学习和提取 RNA 编辑位点的基本特征，实现准确的鉴别和分类。本书选取金标集中细胞差异较大（不同位置、不同状态下）的 11 个细胞系作为训练集，剩下的 21 个细胞系作为测试集。表 8.2 和表 8.3 分别为训练集和测试集中的细胞系类别信息。

表 8.2　训练集中的细胞系类别信息

细胞系 名称 / 类别	总数量	nonAlu RNA	nonAlu SNP	nonAlu Others	Alu RNA	Alu SNP	Alu Others
A549	1,005,356	7304	598,640	78,472	129,284	139,220	52,436
AG04450	701,710	4956	506,336	44,903	46,890	81,895	16,730
BE2_C	22,439	8	20,143	1506	227	315	240
BJ	526,127	3944	348,931	29,992	57,307	68,720	17,233
CD20+	780,662	6903	459,979	41,083	129,926	105,094	37,677
ECC_1	109,788	409	88,912	13,061	1458	3840	2108
GM12878	1,920,491	18,877	1,144,506	176,117	226,451	211,154	143,386
GM12891	126,779	734	81,716	15,440	13,637	11,320	3932
GM12892	332,748	2683	210,015	24,264	47,357	35,019	13,410
H1-hESC	1,392,164	12,186	842,265	131,799	160,342	157,404	88,168
HAoAF	844,237	5616	606,418	63,279	53,209	93,178	22,537

表 8.3　测试集细胞系类别信息

细胞系 名称 / 类别	总数量	nonAlu RNA	nonAlu SNP	nonAlu Others	Alu RNA	Alu SNP	Alu Others
HAoEC	1,050,291	7073	743,049	59,969	79,687	138,361	22,152
HCH	1,176,133	9906	833,453	72,430	94,849	138,172	27,323
HeLa-S3	1,251,985	8306	771,164	101,771	119,412	166,749	84,583
HepG2	1,296,266	7100	829,352	104,324	99,614	173,715	82,161
HFDPC	825,082	5935	593,937	47,857	59,556	99,393	18,404
HMEC	132,400	688	89,381	16,861	8854	12,930	3686
hMSC-AT	980,318	6955	711,124	52,808	68,206	120,390	20,835
hMSC-BM	1,032,137	7675	723,871	58,758	88,582	125,713	27,538
hMSC-UC	851,271	6211	621,637	39,739	64,427	101,753	17,504
HOB	942,451	6703	660,871	56,760	77,904	116,338	23,875
HPC-PL	791,478	4699	573,635	52,909	48,224	94,755	17,256
IMR90	1,223,994	8520	779,836	77,211	141,911	163,870	52,646
Jurkat	8005	9	5984	1963	11	29	9
K562	1,480,001	8675	848,254	202,985	127,012	177,792	115,283
M-CD14+	547,060	6139	339,976	27,651	77,229	73,915	22,150
MCF-7	1,166,120	6981	705,630	107,185	121,110	155,008	70,206
NHLF	258,079	1694	170,666	28,508	21,131	25,898	10,182
NHEK	1,331,197	12,112	854,672	97,225	148,828	159,363	58,997
NHDF	1,021,352	7170	720,069	58,434	8,1950	126,995	26,734
PANC-1	24,018	15	21,283	1905	231	366	218
U87	20,776	21	18,272	1873	146	272	192

为了能够学习到 RNA 编辑位点最基本、最本质的特征，我们在构建样本集时直接利用了最原始的 "ATCG" 序列特征，没有采用除此之外的任何其他特征，为此需要对这些原始序列特征进行编码。由于有 A、T、C、G 这 4 种序列特征，为了能够保留最原始的序列特征，防止在编码过程中丧失重要的序列信息，并且考虑到编码之后的容错性，我们并没有采用 2 位编码或 3 位编码，而是采用了 4 位编码，将碱基 "A" 编码为（1，0，0，0），碱基 "T" 编码为（0，1，0，0），碱基 "C" 编码为（0，0，1，0），碱基 "G" 编码为（0，0，0，1）。最终，一段如 "ATTCGGA" 的输入序列，对其编码后则变为（1，0，0，0，0，1，0，0，0，1，0，0，0，0，1，0，0，0，0，1，0，0，0，1，1，0，0，0）。考虑到基因上下游之间的相互关系，为了在输入样本集中提供更多有关 RNA 编辑位点的信息，选取变异位点及其上下游各 112 个碱基，共 225 个碱基长度的序列作为算法的输入，对算法的输入序列进行 4 位编码后，每个输入序列都对应着一个（$225 \times 4 =$）900 维度的数字编码矢量，用作基于深度学习的 RNA 编辑位点识别算法的输入序列特征。

8.3　基于双向 LSTM 的 RNA 编辑位点识别

本节介绍基于双向 LSTM 的 RNA 编辑位点识别算法 rnnRed 的设计与实现，该算法基于本书 8.2 节构建的训练集和测试集进行训练和测试。

8.3.1　双向长短时记忆网络

循环神经网络（RNN）能够通过记忆神经网络模型之前的信息来影响后续时刻网络模型的输出，更好地利用了输入数据当中的时序信息，但同时也面临长期依赖的问题。对于一些比较简单的时序问题，与当前时刻相关联的信息距离较近时，RNN 能够很容易地记住之前的信息，从而对当前时刻的输出做出正确的决策。而对于一些上下文情景十分复杂的情况，如与当前时刻相关联的信息距离很远时，此刻简单的 RNN 结构无法记住如此远的相关信息，这使得当前时刻的输出无法得到正确决策。

长短时记忆（Long Short-Term Memory，LSTM）网络[117] 的提出就是为了解决这个问题。在很多应用问题上，采用 LSTM 结构的 RNN 模型比标准的 RNN 模型效果更好。LSTM 网络是一种具有 3 个门结构的 RNN 结构，包括遗忘门、输入门和输出门。它利用这些门结构让网络模型中的信息有选择性地影响网络中各个时刻的网络模型状态。如图 8.4 所示，遗忘门会利用当前时刻的输入 x_t 和上一时刻的隐藏状态 h_{t-1} 来决定哪一部分信息需要被遗忘，输入门会在网络模型忘记了部分之前的状态后从当前时刻的输入补充最新的信息，而输出门会利用当前时刻的状态 c_t、上一时刻的隐藏状态 h_{t-1} 和当前的输入 x_t 来决定此刻的输出。可以看出，LSTM 网络通过门结构来控制记忆读写，较好地解决了序列模型中的长期依赖问题。

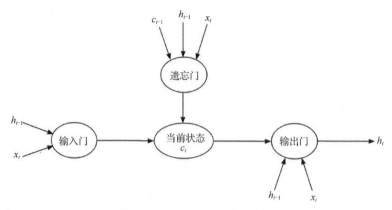

图 8.4　LSTM 单元结构示意图

在经典 RNN 模型中，网络模型的状态是从前往后单向传播的。而在某些情景当中，当前时刻网络模型的输出不仅和之前的网络模型状态有关，也和之后的网络模型状态相关，这时就需要利用双向 RNN 结构来解决。双向 RNN 结构是由两个相互独立的 RNN 结构叠加在一起形成的，而网络模型的输出最终由这两个 RNN 结构的输出拼接而成。图 8.5 为双向 RNN 的结构示意图。从图可知，在每一个时刻 t，输入 x_t 被同时提供给两个方向相反的 RNN 结构，它们独立计算产生当前时刻的输出和最新网络模型状态，而网络模型的最终输出由它们的输出拼接而成。两个 RNN 结构除了传播方向不同，其余结构完全对称。将图中每一层网络中的循环体结构改为 LSTM 结构，就构成了双向 LSTM 网络。

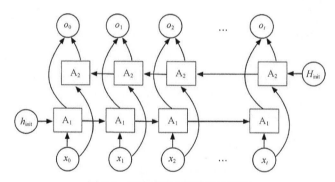

图 8.5　双向 RNN 的结构示意图

8.3.2　rnnRed 算法网络模型的构建、训练及性能评估

双向 LSTM 网络通过引入前向和后向两个相互独立的 LSTM 结构，既较好地解决了序列模型中的长期依赖问题，又解决了当前时刻序列模型与之前和之后序列模型状态相关的问题。在构建了算法的训练集和测试集之后，我们得到的输入序列是（225 × 4=）900 维度的序列特征矢量。考虑到变异位点与其上下游基因序列之间的相互关系、双向 LSTM 网络的结构特点及处理序列数据的能力，我们可以将 225 个碱基看作双向 LSTM 网络的 225 个时间步，将每个碱基的 4 位编码看作每个时间步输入的数据，通过前、后两个方向来自动从训练样本集中学习和提取 RNA 编辑位点的基本特征，从而使训练得到的神经网络模型能

够直接从 GATK 输出的包含各种复杂类型的变异位点集合中准确识别 RNA 编辑位点，同时避免基于先验知识和公共基因组注释的繁杂手工过滤步骤。

8.3.2.1　模型构建

rnnRed 算法的网络模型结构如图 8.6 所示，它包括输入层、双向 LSTM 层、全连接层、softmax 层和输出层。输入层由 225 个时间步组成，每个时间步对应着一个序列碱基，每个时间步的输入是每个碱基对应的 4 位编码。输入层之后是双向 LSTM 层，该层包括一个前向层和一个后向层，它们是由两个方向相反、结构对称的 LSTM 网络结构叠加在一起构成。在每一个时间步，输入的 4 位序列碱基编码会同时提供给这两个方向相反的 LSTM 网络。前向层和后向层独立进行传播计算，各自产生该时间步的新状态和输出。而双向 LSTM 层将每一个时间步的前向层和后向层的输出进行拼接，得到每一个时间步的最终输出，然后取最后一个时间步的输出经过一个全连接层得到最终预测分类结果。而 softmax 层将得到的最终预测分类结果转变成各个类别预测的概率分布，输出到输出层。由于我们的标签类型为 6 种，所以输出结果是一个 6 维数组，数组中的每一个维度对应一个类别的标签概率分布，由于经过了 softmax 层，所以这 6 个类别的概率分布之和为 1。

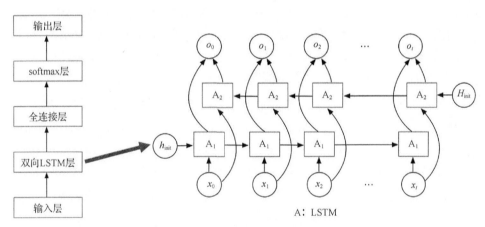

图 8.6　rnnRed 算法的网络模型结构

8.3.2.2　模型训练

由于对 6 个类别的候选位点进行识别和预测属于多分类问题，而交叉熵损失函数被广泛应用在分类问题当中，描述了两个概率分布之间的距离，结合 softmax 层输出的 6 维数组的概率分布，我们选择在模型训练过程中采用交叉熵损失函数作为损失函数。

在训练网络模型的过程中，其中的各个参数需要通过反向传播算法和梯度下降算法来学习和调整。其中，梯度下降算法对单一参数的取值进行优化，而反向传播算法则对所有参数使用梯度下降算法进行优化，是网络模型训练的核心内容。反向传播算法能够依据之前设置好的交叉熵损失函数来优化网络模型中各个参数的取值，使网络模型在训练集上的交叉熵损失尽可能地小。

自适应时刻估计（Adaptive Moment Estimation，ADAM）优化算法是一种自适应矩估计的反向传播优化算法，能够基于训练数据不断迭代更新神经网络模型中的参数。ADAM算法通过计算梯度的一阶矩估计和二阶矩估计，为不同的参数设计独立的自适应学习率。它也是一种基于梯度下降的神经网络优化算法，但是每次迭代训练时，各个参数的学习步长都会有一个比较确定的取值范围，而不会因为很大的梯度导致步长变得很大，因此网络训练过程中各个参数的取值就比较稳定。在这里，我们采用的是 ADAM 优化算法加固定的初始学习率，通过 ADAM 在网络训练过程当中根据设置好的交叉熵损失函数及当时网络模型的状态来自适应地调节各个参数的学习速率，从而使网络在训练过程当中能够比较稳定、平滑地取得一个最优值。

在机器学习当中，输入网络模型的数据需要满足独立同分布的假设条件。然而，对于神经网络模型来说，一层一层叠加的神经网络结构会使底层的参数更新极大地影响高层的数据输入，因此神经网络模型很难满足输入数据独立同分布的假设条件。为了使各个网络层的输入能够近似地满足独立同分布的假设条件，我们引入了标准化（Normalization）方法，从而使各个网络层的输入近似满足独立同分布，且各个网络层的输出限制在一定的取值范围内，最终解决该问题。由于标准化方法提高了反向传播算法的学习效率，并且具有正则化网络参数的作用，所以使用标准化方法能够加速网络模型的收敛。层标准化（Layer Normalization，LN）通过考虑一层的信息来对该网络层的所有输入数据进行一个标准化操作，它采用该网络层输入数据的平均值和方差作为标准化的标准。由于 LN 不需要考虑每个批次的输入的均值和方差，所以它适用于 RNN，且每个批次的输入的均值和方差不需要进行保存，节省了神经网络训练过程中所需的内存空间。在这里，我们采用 LN 来对双向 LSTM 网络进行一个标准化操作来加速模型收敛，减少网络模型总的训练时间。

为了防止网络模型在训练期间中出现过拟合现象，我们在这里采用丢弃（dropout）方法来解决这个问题。在 RNN 中，dropout 方法一般只在不同网络层的循环体中使用，而不在同一网络层的循环体中使用。通过使用 dropout 方法，rnnRed 神经网络模型可以变得更加健壮和稳定。

在训练神经网络模型的过程中，由于训练集和验证集是在一个细胞系数据当中划分出来的，如果随机挑选一部分数据进行训练，用剩下的数据进行验证的话，可能会存在验证数据中的关键信息没有被学习到，从而导致最终学习到的模型缺乏可靠性的问题。为了解决这一问题，我们使用 K 折交叉验证方法来训练模型，即在训练网络模型时，将一个细胞系的数据随机分成 k 份，每次训练时选择其中的 $k-1$ 份作为训练集，剩下的 1 份用作验证集，总共训练 k 次，刚好 k 份数据的每一份都作为一次验证集。这样网络模型训练下来就能学习到整个细胞系数据中的信息，避免遗漏关键信息，使得最终学习到的网络模型更加稳定可靠。在这里，我们采用的 10 折交叉验证，每次训练时选取 10 个子样本中的 9 份进行训练，剩下的一份进行验证，交叉验证重复 10 次。

由于每个细胞系中各个类别的数量严重不平衡，尤其是阳性类别样本（nonAlu RNA 和 Alu RNA 样本）的数量非常少，与阴性类别样本（nonAlu SNP 和 Alu SNP 样本）相差一个数量级以上，如果直接对原始细胞系数据进行交叉验证训练，可能出现划分的子样本中没有阳性类别样本而只存在阴性类别样本的情况，从而导致错误评估神经网络模型的性能。因此，在将原始细胞系数据进行交叉验证之前，需对其进行均匀混洗，使得阳性样本和阴性样本能够均匀分布，在进行交叉验证时保证每个子样本集中都含有近似相同数量的阳性样本和阴性样本。此外，由于阳性样本和阴性样本数量严重不平衡，模型在训练过程中可能无法真正学习到阳性样本的根本特征，这使得 RNA 编辑位点无法得到准确识别。因此，我们通过有放回的重采样来对原始细胞系数据进行采样，使得各个类别数据的数量差距控制在一个数量级之内。使用的采样方法包括上采样和下采样，通过上采样来增加阳性样本的数量，通过下采样来减少阴性样本的数量，从而缓解各个类别数据之间的严重不平衡性。

在训练神经网络模型的过程中，当阳性样本和阴性样本之间的数量相差较大时，采用准确率作为评价指标可能会导致即使始终将一个新样本预测为阴性样本，最终模型测试时也能得到很高的准确率，显然这种情况是不合理的。因此，我们放弃使用准确率作为评价 rnnRed 网络模型的指标，而是采用 ROC 曲线下的面积（即 AUC）作为 rnnRed 网络模型性能的评价指标。ROC 曲线是以假正例率为横轴，以真正例率为纵轴的曲线。AUC 是指 ROC 曲线下的面积，范围为 0～1，这是一个概率值，指的是当随机挑选一个阳性样本和一个阴性样本的时候，训练得到的网络模型根据网络的预测结果将阳性样本排在阴性样本前面的概率。AUC 值越大，当前的神经网络模型越有可能将阳性样本排在阴性样本前面，即当前的网络模型越能够更好地分类。使用 AUC 作为我们算法性能的评价指标，能够对我们训练出来的神经网络模型给予更真实、可靠的评价，降低了数据类别不平衡对网络模型训练时的影响。

在训练神经网络模型的过程中，为了使最终训练好的神经网络模型在测试集上更加健壮，我们使用了一种滑动平均（Moving Average，MA）模型。MA 的基本思想是在训练神经网络模型的过程中为每一个网络变量维护一个影子变量，而在网络变量更新时影子变量也会随之进行更新。由于 MA 是取了每一次迭代更新时的滑动平均，最终得到的模型往往要比最后一次迭代更新网络得到的神经网络模型要好，能够在一定程度上增强神经网络模型在未知数据集上的测试性能，使网络模型更加健壮。

我们选取 32 个细胞系中的 11 个作为算法的训练集（表 8.2 为训练集中的细胞系类别信息），利用上述相关技术并结合 GPU 强大的计算能力来进行训练。首先我们选取训练集中的 3 个细胞系并行地进行交叉验证训练，选取 3 个细胞系当中训练结果都比较好的一组网络进行超参数，然后利用得到的超参数将 3 个细胞系的全部数据作为一个整体的训练集进行训练，得到训练模型。之后，利用得到的训练模型进行跨细胞系的训练和验证，使用训练集中其余 8 个细胞系的数据对模型进行验证和测试，并对网络结构进行微调，最终得到一个在 11 个细胞系上性能效果相对最优的网络模型。rnnRed 网络模型训练过程中的参数设置见表 8.4。

表 8.4　rnnRed 网络模型训练过程中的参数设置

参数	具体设置
dim_input	900
num_label	6
total_steps	30,000
batch_size	512
input_size	4
timestep_size	225
learning_rate	0.01
moving_average_decay	0.99
num_folds	10
dropout	0.5

8.3.2.3　性能评估

本节主要从工程复杂性、准确率和泛化能力 3 个方面对基于双向 LSTM 的 RNA 编辑位点识别算法 rnnRed 的性能进行评估。

本实验在国家超级计算长沙中心的基于 PCIe 的 GPU 服务器上进行，该服务器包括 8 块 NVIDIA® Tesla® P100，使用 Tensorflow 1.4 版本作为深度学习平台。

评估使用的数据集是 8.2 节中基于 ENCODE 计划的 RNA 编辑位点金标集中 32 个细胞系的数据，除了用来进行训练的 11 个细胞系，还包括剩下的用来进行未知数据测试的 21 个细胞系。

1．工程复杂度评估

基于双向 LSTM 网络的 RNA 编辑位点识别算法 rnnRed 通过深度学习的方法自动从原始序列数据中提取和学习 RNA 编辑位点的根本特征，从而实现对 RNA 编辑位点的准确鉴别。rnnRed 算法直接利用最原始的序列特征，而没有采用除此之外的任何其他特征（如组蛋白和转录因子等），因此不需要耗费大量的时间和精力来人工提取特征。而且，对于序列特征，作者团队直接采用"ATCG"的原始序列特征，而不是从原始序列特征中手工提取 k-mers 之类的序列特征。rnnRed 算法可以利用深度学习的表征学习能力直接从原始序列特征中总结和学习更加全面、更加本质的特征，而我们仅需对"ATCG"这 4 种类型的碱基进行编码即可。此外，rnnRed 算法在识别 RNA 编辑位点的同时，还可以识别 SNP 位点，不需要再针对 SNP 额外设计识别过程。因此，rnnRed 算法成功避免了基于先验知识和公共基因组注释（如 Alu 重复序列、基因组复制和假基因等）的繁杂手工过滤步骤，与目前存在的算法（如 Separate Method、Pool Method 和 GIREMI 算法）相比，极大地降低了工程复杂度。

2．准确率评估

为了对 rnnRed 算法的准确率进行评估，我们将训练好的神经网络模型分别在 11 个训练集细胞系和 21 个未知数据测试集细胞系上进行了评估，结果显示 rnnRed 算法在每个细胞系上的 AUC 均达到了 95% 以上，且在 11 个训练集细胞系和 21 个未知数据测试集细胞系上分别取得了 95.93% 和 95.82% 的平均 AUC，这些结果说明 rnnRed 算法在 32 个细胞系中取得了优异的性能，能够准确、有效地鉴别 RNA 编辑位点。表 8.5 和表 8.6 分别为 rnnRed 算法在每个训练集细胞系和未知数据测试集细胞系上的 AUC。

表 8.5 rnnRed 算法在训练集细胞系上的 AUC

细胞系名称	AUC
A549	95.62%
AG04450	95.71%
BE2_C	96.12%
BJ	95.43%
CD20+	95.67%
ECC_1	96.35%
GM12878	95.32%
GM12891	95.72%
GM12892	95.83%
H1-hESC	96.69%
HAoAF	96.73%
平均值	95.93%

表 8.6 rnnRed 算法在未知数据测试集细胞系上的 AUC

细胞系名称	AUC
HAoEC	95.50%
HCH	95.67%
HeLa-S3	95.81%
HepG2	95.64%
HFDPC	95.43%
HMEC	95.21%
hMSC-AT	95.34%
hMSC-BM	96.17%
hMSC-UC	95.37%
HOB	95.61%
HPC-PL	96.56%
IMR90	95.36%
Jurkat	95.80%
K562	95.72%
M-CD14+	95.56%

细胞系名称	AUC
MCF-7	95.23%
NHLF	96.64%
NHEK	95.62%
NHDF	96.32%
PANC-1	95.89%
U87	97.76%
平均值	95.82%

为了与基于先验知识和公共基因组注释的传统过滤方法进行比较，我们采用了具有独立实验数据的 HPC-PL 细胞系，通过比较野型和基因敲除型的实验数据来确定算法识别出来的真正的 RNA 编辑位点和假的 RNA 编辑位点。用训练出来的 rnnRed 算法模型在从 GATK 输出的 43,892 个变异位点集合（包括 RNA 编辑位点、SNP 位点和其他位点及噪声）中预测出 1584 个 RNA 编辑位点，其中 86 个有实验验证数据：80 个预测的 RNA 编辑位点被实验数据证实为真正的 RNA 编辑位点，6 个预测的 RNA 编辑位点被实验数据证实为假的 RNA 编辑位点，正例预测值为 93.02%（80/86）。用 Separate Method 过滤方法在 43,892 个变异位点中过滤得到 1635 个 RNA 编辑位点，其中 83 个预测的 RNA 编辑位点被实验数据证实为真正的 RNA 编辑位点，3 个预测的 RNA 编辑位点被实验数据证实为假的 RNA 编辑位点，正例预测值为 96.51%（83/86）。而用 GIREMI 算法在 43,892 个变异位点中过滤得到 1612 个 RNA 编辑位点，其中 82 个预测的 RNA 编辑位点被实验数据证实为真正的 RNA 编辑位点，4 个预测的 RNA 编辑位点被实验数据证实为假的 RNA 编辑位点，正例预测值为 95.34%（82/86）。

将 rnnRed 算法的预测结果与 Separate Method 及 GIREMI 算法的结果进行比较（见表 8.7）可以看出，rnnRed 算法与 Separate Method 及 GIREMI 算法在 HPC-PL 细胞系独立实验数据中验证的性能极其接近，说明 rnnRed 算法通过深度学习的方法真正提取和学习了 RNA 编辑位点的根本特征，从而达到了与基于先验知识和公共基因组注释的传统过滤方法相当的性能，进一步证明了 rnnRed 算法的可靠性。

表 8.7　rnnRed 算法与传统过滤方法的独立实验性能对比

算法	变异位点数量	预测数量	真正例数量	假正例数量	正例预测值
rnnRed	43,892	1584	80	6	93.02%
Separate Method	43,892	1635	83	3	96.51%
GIREMI	43,892	1612	82	4	95.34%

为了评估 rnnRed 算法在跨细胞系上的泛化能力，将训练好的神经网络模型在所有的样本集上进行了测试，包括用于训练的 11 个细胞系和用于未知数据测试的 21 个细胞系。可以看出 rnnRed 在每个细胞系上的 AUC 均达到了 95% 以上，且在 11 个训练集细胞系和 21

个未知数据测试集细胞系上分别取得了 95.93% 和 95.82% 的平均 AUC。这说明 rnnRed 算法在跨细胞系数据上具有良好的适用性和泛化能力，能够对不同细胞系、不同位置和不同状态下的 RNA 编辑位点进行有效的识别。

由于目前已经存在的 Separate Method、Pool Method 和 GIREMI 算法均需要基于先验知识和公共基因组注释（如 Alu 重复序列、基因组复制和假基因等）来对 RNA 编辑位点进行过滤和鉴别，对于先验知识和公共基因组注释不足的细胞系来说，现有的过滤方法具有有限的适用性和泛化能力。此外，由于 GIREMI 算法需要利用单核苷酸多态性信息来实现对 RNA 编辑位点的准确鉴别，对于缺乏单核苷酸多态性信息的细胞系来说，GIREMI 算法则不适用，泛化能力较差。因此，与现有基于先验知识和公共基因组注释的传统过滤算法相比，rnnRed 算法具有更好的跨细胞系上的泛化能力。

8.4　基于 ResNet 的 RNA 编辑位点识别

本节介绍基于 ResNet 的 RNA 编辑位点识别算法 cnnRed 的设计与实现，首先介绍残差网络的背景、结构和特点，然后详细介绍 cnnRed 的设计与实现，最后评估其性能。

8.4.1　残差网络

残差网络（Residual Network，ResNet）[118] 是一种利用残差进行学习的深度 CNN。由于 CNN 在不断增加网络深度时，会遇到模型准确率先上升达到饱和再下降的问题。此时的网络模型不仅在测试集上误差变大，而且在训练集上误差也变大，所以不是网络训练过拟合的原因。理论上，如果一个浅层 CNN 的准确率达到饱和，即使后面再增加恒等映射层，训练集上的误差也应该不再增加。而 ResNet 的设计就是为了解决这一问题，它通过恒等映射将前一层输出直接传输到后面，从而解决了增加网络深度带来的梯度消失问题。

图 8.7 为网络结构是 ResNet 的残差学习单元。从图中可以看到，残差学习单元通过一个恒等映射将神经网络输入 x 直接传到网络的后面作为初始的输出值，而此时我们的学习目标是 $F(x) = H(x)-x$，其中 $H(x)$ 是期望输出。ResNet 通过这样的恒等映射将学习目标从一个完整的输出 $H(x)$ 转变成输出和输入的差 $H(x)-x$，即残差。此外，我们可以看到，ResNet 与普通直连的 CNN 相比多了一些旁路支线，这种结构被称为短切连接（shortcut）或跳跃连接（ship connection）。ResNet 通过恒等映射和短切连接，不仅保护了底层数据特征的完整性，而且通过学习残差简化了网络模型的学习目标和难度，有效地解决了增加网络深度带来的副作用（梯度消失问题）。

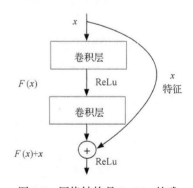

图 8.7　网络结构是 ResNet 的残差学习单元

8.4.2　cnnRed 算法网络模型的构建、训练及性能评估

在构建了算法的训练集和测试集之后，我们得到的输入序列是（225×4=）900 维度的序列特征矢量。考虑到 CNN 的结构特点和出色的图像识别处理能力，可以将 225 个碱基看作 15 像素 ×15 像素的图片，将 4 位编码看作每个像素的通道数，也就是 15 像素 ×15 像素、4 通道的图片，通过基于残差网络的 CNN 来自动从训练样本集中学习和提取 RNA 编辑位点的基本特征，从而使训练得到的神经网络模型能够直接从 GATK 输出的包含各种复杂类型的变异位点集合中准确识别 RNA 编辑位点，同时避免基于先验知识和公共基因组注释的繁杂手工过滤步骤。

8.4.2.1　模型构建

cnnRed 算法的网络模型如图 8.8 的左边部分所示，它包括输入层、4 个卷积层、全连接层、softmax 层和输出层。其中，每个卷积层后边加入了一个残差块。残差块的结构如图 8.8 中右边部分，它采用了一个完全预激活（Full Pre-Activation）的结构，其中包含了两个卷积层，而在进行卷积之前首先需要对输入进行批标准化和 ReLu 激活，之后再进行卷积，而且输入在经过残差块前后的图片的大小和通道数没有改变。输入层是将 225 个碱基看作

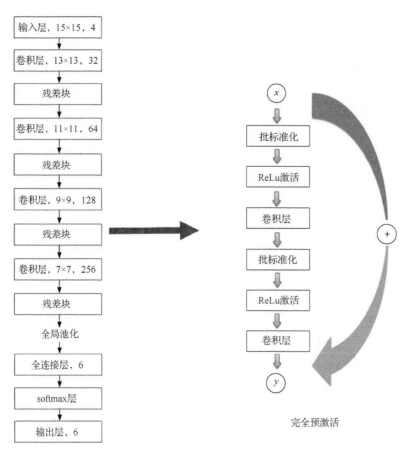

图 8.8　cnnRed 算法的网络模型结构示意图

15像素×15像素、4通道的图片。经过第一层卷积层之后，图片变为13像素×13像素、32通道的图片，紧接着经过第一个残差块。经过第二层卷积层之后，图片变为11像素×11像素、64通道的图片，紧接着经过第二个残差块。经过第三层卷积层之后，图片变为9像素×9像素、128通道的图片，紧接着经过第三个残差块。经过第四层卷积层之后，图片变为7像素×7像素、256通道的图片，紧接着经过第四个残差块。而全连接层是一个含有全局池化（Global Pooling）的全连接层，数据经过全连接层后便得到最后的预测分类结果。而softmax层将得到的最后的预测分类结果转变成各个类别预测的概率分布进行输出，得到输出层。由于标签类型为6种，所以输出结果是一个6维数组，数组中的每一个维度对应一个类别的标签概率分布，由于经过了softmax层，所以这6个类别的概率分布之和为1。

8.4.2.2　模型训练

对6个类别的候选位点进行识别和预测，属于多分类问题。而交叉熵损失函数被广泛应用在分类问题当中，描述了两个概率分布之间的距离，结合 softmax 层输出的 6 维数组的概率分布，我们在模型训练过程中采用交叉熵损失函数作为模型的损失函数。

在训练模型的过程中，需要通过反向传播算法和梯度下降算法来学习和调整网络模型结构中的各个参数。其中，梯度下降算法对单一参数的取值进行优化，反向传播算法则对所有参数使用梯度下降算法进行优化，是模型训练的核心内容。反向传播算法能够依据之前设置好的交叉熵损失函数来优化模型中各个参数的取值，使模型在训练集上的交叉熵损失尽可能小。

动量（Momentum）优化算法是一种基于历史梯度的反向传播优化算法，能够基于以往的梯度信息来迭代更新神经网络模型中的参数。它的基本思想是多更新一部分上一时刻迭代的更新量来平滑这一时刻迭代的梯度。更直观地说，就是 Momentum 优化算法会根据积累的历史梯度来更新当前的网络状态，如果当前时刻的梯度相似于上一时刻的梯度方向，则这种梯度趋势会在当前时刻被加强；如果当前时刻的梯度与上一时刻的梯度方向不同，则当前时刻的梯度趋势则会减弱。此外，为了解决设定学习率的问题，我们采用了一种称为指数衰减学习率的方法。在神经网络模型训练的早期阶段，我们采用相对较大的学习率来迅速达到较优解，而随着神经网络模型的训练，我们对学习率进行指数衰减，使得神经网络模型在后期训练过程中更加平稳。我们通过使用 Momentum 优化算法及指数衰减的学习率使得神经网络模型能够更加平稳、快速地达到局部最优点。

为了使得各个网络层的输入能够近似地满足独立同分布的假设条件，引入了标准化（Normalization）方法，可以使得各个网络层的输入近似地满足独立同分布，且各个网络层的输出会限制在一定的取值范围内，从而解决该问题。由于标准化提高了反向传播算法的学习效率，并且具有正则化网络参数的作用，所以使用标准化能够加速网络模型的收敛。批标准化（Batch Normalization，BN）是通过考虑输入网络模型的每个批次的数据信息来计算各个神经元标准化后的均值和方差。由于 BN 与每个批次的关系紧密，需要每个批次与整个训练集具有近似相同的分布，因此在将数据输入网络之前需要进行均匀混洗。

这里我们采用 BN 对残差网络进行标准化操作，来加速模型收敛，减少网络模型总的训练时间。

为了防止神经网络模型训练过程中出现过拟合现象，我们可以采用 L2 正则化的方法来解决这个问题。L2 正则化是在神经网络模型的交叉熵损失函数当中加入正则化损失，通过限制神经网络模型的权重，来防止网络模型出现过拟合现象。使用 L2 正则化，能够让最终得到的神经网络模型更加健壮。

在训练神经网络模型的过程中，我们采用与 8.3.2.2 节相同的训练数据和训练策略。cnnRed 算法网络模型训练过程中的参数设置见表 8.8。

表 8.8　cnnRed 算法网络模型训练过程中的参数设置

参数	具体设置
dim_input	900
num_label	6
total_steps	25,000
batch_size	1024
decay_steps	200
learning_rate_base	0.1
learning_rate_decay	0.96
moving_average_decay	0.99
regularization_rate	0.001
num_residual_blocks	1
num_folds	10

8.4.2.3　性能评估

本节主要从工程复杂性、准确率及泛化能力 3 个方面对基于 ResNet 的 RNA 编辑位点识别算法 cnnRed 的性能进行评估。

本实验在国家超级计算长沙中心的基于 PCIe 的 GPU 服务器上进行，该服务器包括 8 块 NVIDIA® Tesla® P100，使用 Tensorflow 1.4 版本作为深度学习平台。

评估使用的数据集是 8.2 节中基于 ENCODE 计划的 RNA 编辑位点金标集中的 32 个细胞系，除了 11 个用来进行训练的细胞系，还有剩下的用来进行未知数据测试的 21 个细胞系。

1. 工程复杂性评估

基于 ResNet 的 RNA 编辑位点识别算法 cnnRed 是通过深度学习的方法自动从原始序列数据中提取和学习 RNA 编辑位点的根本特征，从而实现对 RNA 编辑位点的准确鉴别。该算法直接利用的是最原始的序列特征，而没有采用除此之外的任何其他特征（如组蛋白和转录因子等），因此不需要耗费大量的时间和精力来人工提取特征。与 8.3.2.3 节类似，算法利用深度学习的特征学习能力，可以极大地降低工程的复杂性。

2. 准确率评估

为了对 cnnRed 算法的准确率进行评估，我们将训练好的神经网络模型分别在 11 个训练集细胞系和 21 个未知数据测试集细胞系上进行了评估，结果显示 cnnRed 在每个细胞系上的 AUC 均达到了 96% 以上，且在 11 个训练集细胞系和 21 个未知数据测试集细胞系上的平均 AUC 分别为 96.74% 和 96.65%，这些结果说明 cnnRed 算法在 32 个细胞系中取得了优异的性能，能够准确、有效地鉴别 RNA 编辑位点。表 8.9 和表 8.10 分别为 cnnRed 算法在每个训练集细胞系和未知数据测试集细胞系上的 AUC。

表 8.9　cnnRed 算法在训练集细胞系上的 AUC

细胞系名称	AUC
A549	96.68%
AG04450	97.12%
BE2_C	96.65%
BJ	96.43%
CD20+	97.35%
ECC_1	97.52%
GM12878	96.13%
GM12891	96.24%
GM12892	96.55%
H1-hESC	96.69%
HAoAF	96.73%
平均值	96.74%

表 8.10　cnnRed 算法在未知数据测试集细胞系上的 AUC

细胞系名称	AUC
HAoEC	96.70%
HCH	96.76%
HeLa-S3	96.12%
HepG2	96.34%
HFDPC	96.39%
HMEC	96.27%
hMSC-AT	96.64%
hMSC-BM	96.77%
hMSC-UC	97.21%
HOB	96.91%
HPC-PL	97.50%
IMR90	96.65%
Jurkat	96.83%
K562	96.79%
M-CD14+	96.53%
MCF-7	96.30%
NHLF	96.74%

细胞系名称	AUC
NHEK	96.72%
NHDF	96.45%
PANC-1	96.21%
U87	96.80%
平均值	96.65%

为了与基于先验知识和公共基因组注释的传统过滤方法进行比较，我们采用具有独立实验数据的 HPC-PL 细胞系，通过比较野型和基因敲除型的实验数据来确定算法识别出来的真正的 RNA 编辑位点和假的 RNA 编辑位点。将训练出来的 cnnRed 算法模型在从 GATK 输出的含有 43,892 个变异位点集合（包括 RNA 编辑位点、SNP 位点和其他位点及噪声）预测了 1608 个 RNA 编辑位点，其中 86 个有实验验证数据：86 个中的 81 个预测的 RNA 编辑位点被实验数据证实为真正的 RNA 编辑位点，5 个预测的 RNA 编辑位点被实验数据证实为假的 RNA 编辑位点，正例预测值为 94.18%（81/86）。利用 Separate Method 过滤方法在 43,892 个变异位点中过滤得到 1635 个 RNA 编辑位点，其中 83 个预测的 RNA 编辑位点被实验数据证实为真正的 RNA 编辑位点，3 个预测的 RNA 编辑位点被实验数据证实为假的 RNA 编辑位点，正例预测值为 96.51%（83/86）。而利用 GIREMI 算法在 43,892 个变异位点中过滤得到 1612 个 RNA 编辑位点，其中 82 个预测的 RNA 编辑位点被实验数据证实为真正的 RNA 编辑位点，4 个预测的 RNA 编辑位点被实验数据证实为假的 RNA 编辑位点，正例预测值为 95.34%（82/86）。

将 cnnRed 算法的预测结果与 Separate Method 及 GIREMI 算法的结果进行比较（见表 8.11）可以看出，cnnRed 算法与 Separate Method 及 GIREMI 算法在 HPC-PL 细胞系独立实验数据中验证的性能极其接近，说明 cnnRed 算法通过深度学习的方法真正提取和学习了 RNA 编辑位点的根本特征，从而达到了与基于先验知识和公共基因组注释的传统过滤方法相当的性能，进一步证明了 cnnRed 算法的可靠性。

表 8.11　cnnRed 算法与传统过滤方法的独立实验性能对比

算法	变异位点数量	预测数量	真阳性数量	假阳性数量	阳性预测值
cnnRed	43,892	1608	81	5	94.18%
Separate Method	43,892	1635	83	3	96.51%
GIREMI	43,892	1612	82	4	95.34%

3. 泛化能力评估

为了评估 cnnRed 算法在跨细胞系上的泛化能力，我们将训练好的神经网络模型在所有的样本集上进行了测试，包括用于训练的 11 个细胞系和用于未知数据测试的 21 个细胞系。从表 8.10 和表 8.11 中可以看出，cnnRed 算法在每个细胞系上的 AUC 均达到了 96% 以上，且在 11 个训练集细胞系和 21 个未知数据测试集细胞系上的平均 AUC 分别为 96.74% 和 96.65%。这说明 cnnRed 算法在跨细胞系数据上具有良好的适用性和泛化能力，能够对不同细胞系、不同位置和不同状态下的 RNA 编辑位点进行有效的识别。

8.5　总结

本章介绍利用深度学习的方法实现的两种基于深度学习的 RNA 编辑位点识别算法，在准确识别 RNA 编辑位点的同时，避免了繁杂的手工过滤步骤，且具有良好的跨细胞系泛化能力。主要包括以下 3 个方面的内容。

（1）基于 ENCODE 计划的 RNA 编辑位点金标集构建方法。利用 ENCODE 计划中 32 个细胞系的 RNA-Seq 数据来构建金标集，作为后续深度学习算法的样本集。

（2）基于双向 LSTM 的 RNA 编辑位点识别算法 rnnRed。针对 RNA 编辑位点识别目前存在的问题和挑战，设计一种基于双向 LSTM 的 RNA 编辑位点识别算法 rnnRed，通过前、后两个方向来自动从样本集中提取和学习 RNA 编辑位点的基本特征。在 11 个训练集细胞系和 21 个测试集细胞系中的平均 AUC 分别为 95.93% 和 95.82%，具有良好的跨细胞系泛化能力。

（3）基于 ResNet 的 RNA 编辑位点识别算法 cnnRed。针对 RNA 编辑位点识别目前存在的问题和挑战，设计实现了一种基于 ResNet 的 RNA 编辑位点识别算法 cnnRed，通过基于残差网络的 CNN 来自动从样本集中提取和学习 RNA 编辑位点的基本特征。在 11 个训练集细胞系和 21 个测试集细胞系中的平均 AUC 分别为 96.74% 和 96.65%，具有良好的跨细胞系泛化能力。

目前构建的基于 ENCODE 计划的 RNA 编辑位点金标集只包含了 32 个细胞系的数据，下一步可以在此基础上构建含有更多细胞系的 RNA 编辑位点金标集，为 RNA 编辑位点的识别和研究提供行业范围的参考标准和数据库。

另外，虽然本章提出的算法在不同细胞系上表现出了很好的泛化能力，但是由于实验数据有限，并没有对不同物种的泛化能力进行实验和测试，未来随着不同物种的数据的增多，可以尝试将算法在不同物种上进行训练、验证和测试。

第9章
基于深度学习的增强子识别

目前，生物信息学中的研究大都是 DNA 分子水平上的，研究的对象可分为 DNA 分子序列的结构与功能。研究 DNA 分子序列结构是生物信息学中的基础，是研究其他生物问题的前提，而发现、解释与预测 DNA 分子序列片段的功能则是当前研究的热点。本章介绍 DNA 功能分析中的非编码区功能元件的识别问题——增强子的识别。

增强子是一类调控靶基因转录频率的顺式作用元件，极大影响着性状特征差异、生物进化和疾病发病等问题。增强子具有的远距离性、无方向性和细胞特异性等特点，增加了识别的复杂度。目前已有的增强子识别方法通常包括两类：一类是耗时耗力的实验方法，一类是依赖于复杂且效果并不理想的人工特征提取的传统机器学习算法。

本章介绍基于深度学习的增强子识别方法，设计了一个可以在全基因组规模上识别、预测增强子的神经网络 BiLSTM-E[119]。BiLSTM-E 是一个可直接将 DNA 序列作为输入的神经网络。优化与调节模型结构和超参数，可以使得 BiLSTM-E 对增强子具有学习能力，即该神经网络在训练过程中是可收敛的。大量测试表明 BiLSTM-E 的性能指标均优于当前主流识别模型。

9.1 增强子识别概述

基因的结构包含编码区和非编码区。基因中编码区的序列可以转录信使 RNA 的片段，能够指导蛋白质的合成，直接控制性状；而非编码区则相反，非编码区的序列片段不能转录信使 RNA。但是非编码区并不是毫无作用，非编码区片段参与基因表达调控的工作，间接地影响着性状。早年间，研究人员主要关注基因的编码区。近年来，越来越多的研究表明非编码区存在着很多功能元件[120]，这些功能元件极大地影响着表型，尤其是形态学上的差异[121]。并且，在基因中，编码区片段大概占 2% 的长度，非编码区片段约占 98% 的长度，小区域的编码区已经基本完成了一定的研究，包含各种功能元件的基因非编码区就成为了生物信息学研究的重点。

基因组片段如图 9.1 所示，包括了编码区和非编码区。基因非编码区的功能片段可分为两类：顺式作用元件和反式作用因子。顺式作用元件是指具有调节转录起始和效率功能的特异 DNA 序列片段，如启动子、增强子等。反式作用因子通过与顺式作用元件作用来参与基因表达的调节控制，如激活因子和阻遏因子等。

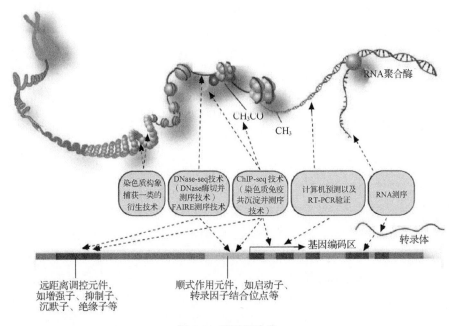

图 9.1　基因组片段

增强子被认为与多态性的顺式调控更相关，它有以下 3 个主要的特性。

（1）特异性[122]，即每种增强子控制有限范围内的细胞类型或组织。增强子独立的性质使得在增强子上发生的突变所带来的影响是有限的。

（2）无方向性，即增强子可能位于被其激活的启动子的上游或下游。

（3）远距离性，即增强子和被其激活的启动子的距离是非固定的，并且增强子和其靶基因距离远。

增强子能够与启动子、沉默子等功能元件协同作用，极大地影响着其连锁的基因（靶基因）的时空表达，即转录的频率。位于基因非编码区的功能元件增强子通过与启动子的作用指导基因转录的频率。已有研究表明，增强子的遗传和变异与癌症密切相关。但是由于增强了缺乏共有的序列特征，与靶基因距离较远及具有细胞组织特异性等其他特性，增强子能否被精准且可在全基因组上识别一直是生物学中被高度关注与尝试解决的问题。

由于增强子的活性容易受到不同生理环境的影响，因此实验组合数会异常庞大，利用生物实验的方法识别效率会很低，且实验成本也很高[123]。而利用数据的传统机器学习方法都基于大量的生物学先验知识来人工提取特征，效果并不理想，无法发现未知的机制原理。利用海量的基因序列大数据，采用深度学习方法来识别增强子不需要人工提取特征，能够发现隐藏的模式，是值得探索的研究方向。

9.2 增强子识别神经网络

随着测序技术的发展及 HGP 计划、ENCODE 计划和 Roadmap 计划等其他后基因组相关研究的完成，人类 DNA 序列的结构已被破解，并且已经收集到了大量被验证过的 DNA 功能元件序列。目前，与增强子相关的数据集有 FANTOM5[124]、VISTA[125] 等，这些数据集的规模可以满足深度学习的要求。深度学习采用合适的数据集作为训练集来不断调节网络的参数以获得最优值，使得人工神经网络对增强子的预测与真实情况的偏差尽可能小。

9.2.1 模型的设计

9.2.1.1 模型的设计

由于无法确定增强子序列中各个核苷酸之间的相互作用是否符合马尔科夫过程（Markov Process），因此我们选择在双向 LSTM 模型的基础上搭建深度学习模型 BiLSTM-E。双向 LSTM 中，在每一个时间步上记忆细胞的输出不仅和前序的输出与细胞状态相关，也与后序的输出与细胞状态有关。若增强子序列中各核苷酸间的相互作用是沿某一个统一的方向，则设计出的模型可以通过训练使得细胞反方向的 3 扇门和细胞状态尽可能地丢失上一个时间步上的信息。而当假设不成立时，设计出的模型可以通过训练 3 扇门和细胞状态的计算公式中的参数找出具体的作用方向。因此针对预测增强子的问题，基于双向 LSTM 设计神经网络是合适的设计方案。

双向 LSTM 要求每个时间步上赋予记忆细胞一个输入，所以我们需要将整条 DNA 序列划分为若干段具有一定长度的子序列。DNA 序列被切割的段数与双向 LSTM 的时间步数相等，分割后的每一条子序列为双向 LSTM 每个时间步上的输入数据，每条子序列的长度就是输入数据的维度。记忆细胞中计算输出结果的公式中矩阵参数的维度决定了输出结果的维度，即输出结果的维度取决于记忆细胞中神经元的个数。当搭建多层双向 LSTM 时，前一层双向 LSTM 每一个时间步上的输出数据可作为当前层双向 LSTM 对应时间步上的输入数据。我们可以通过不断减少每层双向 LSTM 中神经元的个数来提取易处理的低维度特征矢量。

我们搭建的用于识别增强子的二分类神经网络 BiLSTM-E 的模型框架如图 9.2 所示。在 BiLSTM-E 模型中，前两层为双向 LSTM，紧接在其后的网络层为全连接层。顾名思义，全连接层中每个神经元都与前层所有神经元相连，即每个神经元都将前层得到的特征矢量的每个维度上的数值都综合起来。在该深度学习模型中，第二层双向 LSTM 最后一个时间步上的输出为下一层全连接层的输入数据。全连接层通过全面利用前层得到的特征矢量可获得高度提纯的特征，其输出结果可以交由分类器得到预测的类别结果。

我们研究的问题本质上是一个二分类问题，所以我们搭建的神经网络 BiLSTM-E 起到的是分类器的作用。因此，最后一层输出层的神经元个数可在设计模型时就确定为 2。也就是说，保证模型最后的输出为 2 维矢量，矢量中的两个分量数值分别代表输入数据为正例的概率和为负例的概率。程序根据神经网络的输出结果，即比较矢量中两个分量的相对大小，输出与较大的分量所在维度相对应的类别标签作为预测结果。例如，假设两类标签分别为 (1,0) 和 (0,1)，则对于神经网络的输出结果 (0.8, 0.3)，模型将输入序列预测为第一类数据。由于神经网络的输出结果是由概率值组成的矢量，所以可以确定最后一层输出层的激活函数为输出区间为 (0,1) 的 sigmod 函数。除了输出层，其他层的网络结构参数，如激活函数的类型、神经元的个数，甚至网络的层数等，都需要通过多次训练模型来进行选择。

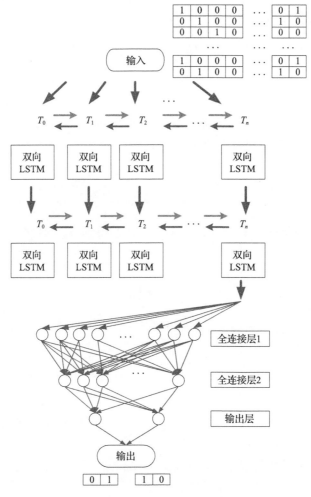

图 9.2　BiLSTM-E 的模型框架

9.2.1.2　模型的预测流程

我们建立了一个二分类深度学习模型，用于预测输入的 DNA 序列是否为增强子。为此我们需要先搭建一个初始的模型，然后通过多次训练模型来调节网络模型的结构与超参数使得模型预测的误差不断减小。由于 DNA 序列是采用由构成该序列的碱基首字母组成的字符串表示的，而深度学习只支持数值输入以进行网络中的数值计算，所以需要先将 DNA 序列转化为数值形式，再输入到所构建的深度学习模型中。

对数据进行预处理后，我们就可以开始训练所搭建的深度学习模型。模型训练是指通过调整模型参数来将预测误差降到最小。模型训练的过程就是该模型自动学习的过程。通过比对多次训练后模型的收敛性与性能（如损失值等）来调节网络模型的结构参数与训练中使用的超参数，以保证模型是可收敛的，即模型可以通过训练将预测误差降到最小。

模型训练最经典、最成功的算法是误差反向传播（Error Back-Propagation，BP）算法。模型误差是指模型的预测值与真实值之间的差值。误差反向传播算法的主要思想是将输出结果的误差沿着输出层－隐藏层－输入层的方向层层传递，本质上是基于梯度下降策略通过用于求解参数导数的链式法则来调节参数的大小，以减小最终的误差。例如，假设训练数据为 (x^k, y^k) 其中 $x^k \in \mathbf{R}^p$、$y^k \in \mathbf{R}^q$，模型预测的结果为 $\hat{y}^k$，则模型在该数据上的均方误差为

$$E_k = \frac{1}{2} \sum_{i=1}^{q} (\hat{y}_i^k - y_i^k) \tag{9.1}$$

对于前一层隐藏层中的某一个参数矩阵 $\boldsymbol{W}_h$，先计算其中一个神经元与输出层的连接权重 W_{hj} 的导数来度量该参数对最终误差的影响：

$$\frac{\partial E_k}{\partial W_{hj}} = \frac{\partial E_k}{\partial \hat{y}_i^k} * \frac{\partial \hat{y}_i^k}{\partial \text{output}_{hj}} * \frac{\partial \text{output}_{hj}}{\partial W_{hj}} \tag{9.2}$$

式中，output_{hj} 是该隐藏层某个神经元的输出。在得到 W_{hj} 的导数后，基于梯度下降策略更新该参数，计算公式为

$$W_{hj} = W_{hj} - \eta \Delta W_{hj} \tag{9.3}$$

式中，η 是学习速率。

其他网络层的参数更新方法与上述过程相同。不断重复更新网络参数，直到模型的误差落在一个可以接受的范围内。

该深度学习模型中包含循环网络层。在双向 LSTM[126] 这种递归网络结构中，计算是按照时间维度进行的，因此有研究人员设计了一种误差反向传播算法的改进版，即用于训练循环结构模型的 BPTT（Back-Propagation Through Time）算法[127]。BPTT 算法的具体计算过程与方法类似于误差反向传播算法。例如，在 LSTM 中，记忆细胞中各扇门的矩阵参数是所有时间步共享的，定义时间步 t 的误差项为

$$\begin{aligned} \delta_t^T &= \frac{\partial E_k}{\partial h_t} = \frac{\partial E_k}{\partial h_{t+1}} \frac{\partial h_{t+1}}{\partial h_t} \\ &= \delta_{t+1}^T \frac{\partial h_{t+1}}{\partial h_t} \end{aligned} \tag{9.4}$$

记忆细胞中遗忘门定义公式中的矩阵参数可以写为 $\boldsymbol{W}_f = [W_{fh}, W_{fx}]$，其他门的矩阵参数与之相同。根据全导公式，可得到任意时间步 p 上的误差项为

$$\delta_p^T = \prod_{j=p}^{T} \delta_{f,j}^T W_{fh} + \delta_{i,j}^T W_{ih} + \delta_{o,j}^T W_{oh} + \delta_{c,j}^T W_{ch} \tag{9.5}$$

则 W_{fh} 的导数计算公式如式（9.6）所示，其他参数的导数计算公式与之相似。

$$\frac{\partial E_k}{\partial W_{fh}} = \sum_{j=0}^{T} \delta_{0,j}^{T} h_j \qquad (9.6)$$

训练好深度学习模型后，记录下模型各个参数的最优值。将神经网络设定好后，将测试集数据输入到神经网络中，比较模型的预测值与输入数据的真实标签值、计算模型的准确率等各项指标以评估建立的深度学习模型是否可用于识别增强子序列。

BiLSTM-E 预测增强子的整个流程如图 9.3 所示，主要包括 3 部分：首先将原始的字符序列转化为数值形式；然后训练模型，并不断调节网络结构参数与训练用到的超参数，保证网络是可收敛的；在模型学习完毕后，即模型对训练集的损失值收敛到最小值后，对模型进行测试。

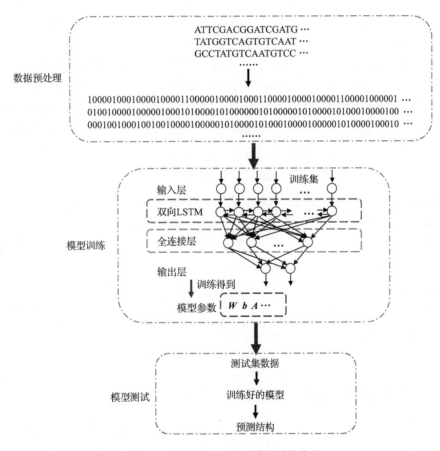

图 9.3　BiLSTM-E 预测增强子的流程

9.2.2　模型的优化

预测增强子的神经网络模型通过基于 TensorFlow 框架编程实现。TensorFlow 框架中有丰富的用于模型前向计算、训练和测试的 API，这些 API 隐藏了内部复杂的计算过程，提供了友好的接口，为模型的创建、训练及测试带来了极大的便利。

为使所构建的深度学习模型收敛速度加快，我们对其进行了优化。深度学习模型能保持一定预测准确率的前提是训练集与测试集的数据分布是一致的。而深度学习模型包含了多层隐藏层网络，随着 DNN 的前馈计算与训练过程中每层网络参数的不断调整，隐藏层的输入数据分布会发生变化，而不再保持相互间的相同。批标准化是解决这一问题的有效手段，它的主要思想是将每层网络的输入数据分布强行拉回均值为 0、方差为 1 的标准正态分布，保持了每层网络的输入数据服从相同的分布，计算公式为

$$\hat{x}^k = \frac{x^k - E(x^k)}{\sqrt{\mathrm{var}(x^k)}} \tag{9.7}$$

批标准化使网络的输入数据服从均值为 0、方差为 1 的标准正态分布，避免了输入数据分布越来越偏，避免了因梯度消失导致的网络模型收敛速度慢甚至不收敛的问题。网络模型之所以收敛速度慢，是由于每层神经网络激活函数的输入值随着网络深度的增加或在训练过程中逐渐向激活函数输入值区间的上、下两端靠近。根据激活函数（如 sigmod 函数）的图像，输入值越靠近区间的两端，导数越小（越趋近于 0）。根据链式法则，这一现象将导致梯度消失的问题。批标准化将每层神经网络的输入分布拉回到均值为 0、方差为 1 的标准正态分布，这使得输入值落在激活函数敏感的区间内，从而增大了梯度。梯度的增大则使神经网络模型对输入值更加敏感，即相差较小的输入值会产生差值较大的损失值。同时，当我们在训练模型时，较大的梯度会提高参数更新的效率，加快误差减小的速度和损失值向最优值前进的速度，因此神经网络模型收敛速度变快。

传统的基于梯度下降策略的算法最大的问题是越靠近最优值收敛速度可能会变得越慢，这是不合适的学习率造成的。例如在随机梯度下降法中，若学习率较大，则最优值会被直接越过；若学习率较小，则迈进最优值的步长较短。ADAM 算法是用于调节学习率的一种自适应优化算法。和传统的基于梯度下降策略的算法不同，ADAM 算法在训练过程中不保持单一的学习率，而是通过计算梯度的一阶矩估计和二阶矩估计为不同的参数设计独立的自适应性学习率。ADAM 算法通过计算训练中合适的学习率加快神经网络模型收敛速度，确保网络模型具有学习能力，可以被训练以得到满意的性能。

9.3 增强子序列数据集的预处理

模型的训练是基于训练集展开的，训练集的规模与质量决定了是否可以训练出一个在一定容错度下预测增强子的神经网络模型。本节介绍 DNA 序列数据的数值转化方法，为后两节中的模型训练和模型测试提供数据基础。

9.3.1 增强子数据集

FANTOM（Functional AnnoTation of the Mammalian Genome）是 2000 年建立的一个

由来自 20 个国家的超过 500 个国际成员组成的国际研究联盟，该联盟致力于哺乳动物基因组的功能注释和转录调控网络的表征，其 FANDOM5 计划获得了人类调节元件和转录调控网络模型的图谱。在 FANDOM5 计划中，科学家们使用 CAGE（Cap Analysis of Gene Expression）对来自每个人类的主要器官、多原发性细胞类型和 200 多个癌细胞系的 RNA 样本进行测序，同时还包括小鼠各发育时期的 RNA 样本。FANTOM5 系统地研究了在人体几乎所有的细胞类型中使用的基因组及决定基因从何处读取的基因组区域，其目的是利用这些信息针对组成人体的每个细胞类型构建转录调控模型。

其中，FANTOM5 中的研究表明，当细胞经历表型改变（如分化为特殊的细胞类型）时，初始激活发生在 DNA 的增强子区域中。FANTOM5 收集到了来自全基因组的大量增强子序列数据，包括 65,423 条人类增强子序列和 44,459 条小鼠增强子序列。本书将利用 FANTOM5 数据集构架深度学习模型的训练集与测试集。

组织特异性增强子数据库（VISTA Enhancer Browser）是由 Lawrence Berkeley 实验室发起的一个通过实验验证评估人类和小鼠非编码片段的增强子活性的研究项目。在该项目中，大多数待测试的非编码元件是根据它们在其他脊椎动物中的极端保守性或由表观基因组证据而推测出的增强子标记被选择出来的。VISTA 数据库获得的结果都公开发布在了网站上，目前已有 958 条人类增强子和 615 条小鼠增强子。虽然 VISTA 数据库的数据量不及 FANTOM5，但是其收集的增强子序列都通过大量的湿实验被验证了活性。因此，本书选择 VISTA 数据库作为深度学习模型的测试集。

9.3.2　增强子序列的数值映射

对原始 DNA 序列进行预处理的完整流程如图 9.4 所示，主要包含序列数据的长度补齐与字符序列的数值转化两个步骤。

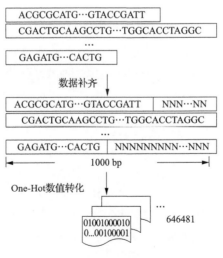

图 9.4　DNA 序列预处理流程

在被选出的数据集中，原始的 DNA 序列是长短不一的字符序列。由于本书所搭建的深度学习模型的第一层（隐藏层）是固定时间步数且固定神经元个数的双向 LSTM 模型，并且输入的序列数据需要分割为与时间步数相同段数的子序列，每段子序列为相应时间步上记忆细胞的输入数据，所以要求输入的序列数据的维度是相同的。因此，需要先将原始的 DNA 序列补齐到同样的长度。在使用的数据集中，多于 80% 的序列数据长度都小于 1000 bp，序列数据的平均长度为 1078 bp。为方便处理，本书将所有序列的长度都固定为 1000 bp，长度不足 1000 bp 的序列在末端补相应数量的字符 N，长度大于 1000 bp 的序列在首末两端各丢弃相同数量的字符。

由于神经网络模型的输入数据在网络的前馈传播过程中需要参与众多的数值计算，所以输入数据一定为数值。而 DNA 序列是由组成的碱基的首字母排列成的字符序列表示的，所以在补齐 DNA 序列长度后，还需要将其转化为数值形式。这里采用的数值转化方法是基于一位有效编码（One-Hot 编码）的，该方法主要是采用 n 位状态寄存器对 n 个状态进行编码，其中每个状态都有独立的寄存器位，并且在任何时间步仅有一位有效。一位有效编码方法的具体做法是先将分类标签值映射到整数值，然后将该整数值表示为二进制矢量，在相应的二进制矢量中，与整数相等的维度序号上的分量取值为 1，其他分量均为 0。在本书中，我们将字符 A、T、C、G 分别用 (1, 0, 0, 0)、(0, 1, 0, 0)、(0, 0, 1, 0) 和 (0, 0, 0, 1) 表示，由于字符 N 是为补齐序列长度被人工添加的，表示的意义为碱基缺失，并不代表任何状态或类别，因此用 (0, 0, 0, 0) 表示。根据上述做法，一条长度为 1000 bp 的 DNA 序列就被转化为一个 1000×4 维的二进制矢量。另外，数据的正例（增强子）标签为 (1, 0)，负例（非增强子）标签为 (0, 1)。

9.4 模型的训练

9.4.1 训练集及实验平台

预测增强子的深度学习模型的训练集是基于 FANTOM5 增强子数据集构建的。由前文可知，FANTOM5 增强子数据集包含 65,423 条人类增强子序列。为构造非增强子数据集，我们从已有增强子所在的染色体上的 DNA 序列中，去掉增强子和启动子片段，随机选取与增强子正例数据长度相同的序列片段作为非增强子序列数据。增强子训练集中正例数据和负例数据的比例和之前的研究保持一致，都为 1∶10，即对于一条阳性增强子序列，需要在其所在基因上选取 10 条相同长度的随机片段。

按照上述训练集构建方法，利用 FANTOM5 中的人类增强子序列获得的数据集包含 719,653 条序列数据，我们对构建出的这个新数据集进行了序列比对，以评测其序列间的相似度。新数据集比对结果的 SPS 分数约为 −1.47，根据前文所述，SPS 分数越高相似度越大，所以我们可以断定新数据集的相似度低，可被用于作为训练集。

由于该数据集的数据量非常充分，可通过留出法将其分为训练集、验证集和测试集，这 3 类数据集的序列数目分别为 686,653、11,000 和 22,000。通过留出法得到的验证集可以在训练过程中对深度学习模型进行一个临时的测试，可以帮助我们调节网络结构与超参数。

实验运行的平台为一个包含 6 块型号为 NVIDIA®Tesla®P100 的 GPU 芯片的机器，对神经网络的训练与测试都在 NVIDIA®Tesla®P100 上进行。

9.4.2　参数的选择

训练神经网络模型的过程实际上是神经网络模型从数据中进行学习的过程。所谓模型的学习是指模型根据对训练集数据计算得到的损失值，调节各个被初始化的矩阵参数以不断减小损失值，继而提高神经网络的预测性能。在训练的过程中，神经网络模型中的连接矩阵和常量矢量可以被程序自身不断地调节至最优，当模型收敛后，即预测数据的损失值趋于稳定的最小值，则代表这些参数已达到最优值，这也同时说明设计的模型对研究问题具有学习能力。

训练过程中，还有一些结构参数与用于训练的超参数需要进行人工选择，以保证设计的神经网络模型对实验数据来说是可收敛的，即模型是有能力学习增强子序列的。例如，在模型结构方面，网络结构的层数、隐藏层神经元个数和激活函数类型等都需要我们通过多次训练根据损失值和准确度来调整；在超参数方面，学习率、批处理的数量和其他超参数也需要我们不断更新。

我们通过大量的训练实验确定的 BiLSTM-E 模型结构参数与训练超参数的最优选择见表 9.1。其中双向 LSTM 的时间步数与 DNA 数值形式的数据被分割的段数相等，这意味这个长度为 4000 bp 的输入序列，要被分割为 50 个长度为 80 bp 的子序列，第一层双向 LSTM 的记忆神经元在每个时间步上的输入数据为 80 维的矢量。

表 9.1　BiLSTM-E 模型结构参数与训练超参数的最优选择

参数名称	最优选择
双向 LSTM 的层数	2
全连接层的层数	2
双向 LSTM 的时间步数	50
双向 LSTM 的神经元个数	80，64
双向 LSTM 参数的初始化方式	初始化为全 0
全连接层的神经元个数	32，8
全连接层的激活函数类型	tanh
全连接层参数的初始化方式	在 [-1,1] 范围内服从均匀分布的随机值
损失函数类型	交叉熵函数
批数据量的大小（batch_size）	1024
神经元丢弃（dropout）率	0.9
学习率大小	初始值为 0.001，且每 100 步减小 10 倍
训练优化器	Adam Optimizer

表 9.1 中的参数取值清楚地确定了 BiLSTM-E 模型的网络结构与学习过程。这些参数确保了 BiLSTM-E 模型是可收敛的,对增强子是可学习的。BiLSTM-E 模型被确定后,就可以让其自身从数据中进行学习,进而具有预测增强子序列的功能。

9.5　模型的预测评估

在对 BiLSTM-E 模型多次进行训练的过程中,我们调节了网络结构参数与训练中使用到的超参数,使 BiLSTM-E 具有了对增强子序列的学习能力。通过训练,在模型达到我们理想的损失值与误差值后,将最优的模型记录下来,即将学习好的模型进行保存。下一步,我们将利用训练好的模型进行增强子的预测实验。本节中首先介绍我们构建的测试集与实验平台,然后介绍实验中用于评估 BiLSTM-E 的性能指标,最后展示 BiLSTM-E 的预测实验结果。

9.5.1　测试集及实验平台

为了全面测试 BiLSTM-E,本节构建了 4 个测试集。第一个测试集是 9.4 节中基于 FANTOM5 增强子数据构建的新数据集采用留出法被划分得到的测试集。该测试集直接测试 BiLSTM-E 的学习能力,即该神经网络模型是否可以达到满意的训练效果。第二个测试集是基于 VISTA 中人类正例增强子序列构建的数据集。其中,非增强子序列的获取方法与 9.4 节中的方法相同,都为在正例增强子序列所在的染色体上的 DNA 序列中选取长度相等的随机片段。这个测试集可以测试 BiLSTM-E 模型的正确性,即该模型对增强子真正的预测准确度。第三个测试集由序列比对得到的全部的人类正例增强子序列和负例增强子序列组成。该数据集中包含了曾根据表观基因组证据等信息推测为增强子但通过大量湿实验被验证为负例序列。利用第三个测试集可以准确且严格地测试 BiLSTM-E 模型。第四个测试集是基于 FANTOM5 中小鼠的增强子构建出的数据集,其中非增强子数据的获取方法与上述方法相同。之所以用小鼠的增强子数据集测试 BiLSTM-E,目的是考察 BiLSTM-E 的泛化性。事实上,人类与小鼠的基因组有超过 90% 是相同的,所以很多研究人体的生物实验都先利用成本较低且风险较小的小鼠进行试验。本节中对小鼠序列进行预测得到的结果,可以便于未来通过湿实验进行验证,以十分准确地评测 BiLSTM-E。本节对 BiLSTM-E 进行的所有测试都基于采用 NVIDIA®Tesla®P100 芯片的机器。

9.5.2　性能度量指标

不同的性能度量指标从不同的角度对机器学习模型进行评测,会导致不同的评测结果。为了全面地测试 BiLSTM-E 模型,本节选取了二分类问题中常用的性能度量指标。

准确率(Accuracy)acc 是适用于二分类任务的最常见的模型性能度量指标,它度量的是被模型预测正确的样本数据占总数据集的比例,计算公式如下:

$$\text{acc} = \frac{1}{m} \sum_{i=1}^{m} [f(x_i) = y_i] \qquad （9.8）$$

对于二分类任务，可将数据集按照样本的真实类别标签与模型对其分类的结果进行组合划分，得到 4 类样本数据：真正例（TP）、假正例（FP）、真负例（TN）和假负例（FN）。这 4 类样本的含义分别为正例样本中被模型预测为正例的样本，负例样本中被模型预测为正例的样本，负例样本中被模型预测为负例的样本和正例样本中被模型预测为负例的样本。

查准率（Precision）P 度量所有被模型预测为正例的样本中真正的正例所占的比例，计算公式如下：

$$P = \frac{\text{TP}}{\text{TP} + \text{FP}} \qquad （9.9）$$

查全率（Recall）R 度量的是所有正例数据中被模型预测的结果也为正例的比例，计算公式如下：

$$R = \frac{\text{TP}}{\text{TP} + \text{FN}} \qquad （9.10）$$

在大部分的分类任务中，查准率与查全率常常是一对矛盾。查准率与查全率的调和平均，可以综合两者度量模型性能，即

$$\frac{1}{F_1} = \frac{1}{2}\left(\frac{1}{P} + \frac{1}{R} \right) \qquad （9.11）$$

受试者工作特征曲线（ROC）是分别以真正例率（TPR）和假正例率（FPR）为纵轴和横轴作图所画出的曲线。真正例率和假正例率的定义公式如下：

$$\text{TPR} = \frac{\text{TP}}{\text{TP} + \text{FN}}$$
$$\text{FPR} = \frac{\text{FP}}{\text{TN} + \text{FP}} \qquad （9.12）$$

根据前文所述，模型会在神经网络最基本的模型神经细胞中对输入数据计算产生一个数值，若该数值大于阈值则神经细胞发生兴奋，即预测输入数据为正例，反之预测输入数据为负例。我们可以对所有输入对应的数值排序，分类实际上就是在排序中找到一个截断点将所有样本划分为两类。预测准确率高的模型，应将正例样本的数值全部排在负例样本的数值之前。所以，正例与负例的排序可以代表模型的预测性能。ROC 正是基于该思想所提出的。AUC（Area Under Curve）是 ROC 曲线下的面积，度量了模型对预测样本的排列准确率。

上述的真正例率又被称为灵敏度（Sensitivity），而真负例率（TNR）的定义与之类似，被称为特异度（Specificity）。

$$\text{TNR} = \frac{\text{TN}}{\text{TN} + \text{FP}} \qquad （9.13）$$

为了从多个角度全面地测试 BiLSTM-E 模型，本节选取了 acc、F_1、灵敏度、特异度及 AUC 作为 BiLSTM-E 的性能度量指标。

9.5.3 模型性能评估

本小节将使用构建的 4 个测试集对 BiLSTM-E 模型测试所选择的性能度量指标。同时，还将 BiLSTM-E 模型与目前已有的预测增强子的模型进行了对比。参与对比的对象模型分别从监督学习模型与非监督学习模型中各选择了一个。在监督学习模型中，DEEP[128] 是性能表现较优的一个模型，并且 DEEP 是利用 VISTA 数据集训练得到的。另外，ChromHMM[127] 是一个性能优越的非监督学习模型。本小节将综合比较 BiLSTM-E、DEEP 和 ChromHMM 这 3 种模型的预测性能。

表 9.2～表 9.5 分别为 BiLSTM-E、DEEP 和 ChromHMM 这 3 种模型在所构建的 4 个测试集上的性能指标。从中可以看出 BiLSTM-E 模型在准确度、F_1、灵敏度和特异度这 4 个指标上均优于 DEEP 和 ChromHMM 这两种目前性能较好的增强子识别模型。

表 9.2 测试集 1 上 3 种模型的性能度量指标值

性能度量指标	测试集 1		
	BiLSTM-E	DEEP	ChromHMM
acc	93.3%	80.7%	89.8%
F_1	81.1%	72.6%	53.9%
灵敏度	91.8%	63.8%	37.6%
特异度	94.7%	87.9%	99.6%

表 9.3 测试集 2 上 3 种模型的性能度量指标值

性能度量指标	测试集 2		
	BiLSTM-E	DEEP	ChromHMM
acc	92.2%	85.6%	90.7%
F_1	83.6%	74.9%	51.6%
灵敏度	89.3%	67.6%	40.5%
特异度	96.2%	92.1%	94.6%

表 9.4 测试集 3 上 3 种模型的性能度量指标值

性能度量指标	测试集 3		
	BiLSTM-E	DEEP	ChromHMM
acc	90.4%	84.8%	88.7%
F_1	79.6%	75.7%	50.4%
灵敏度	87.2%	66.9%	36.5%
特异度	97.5%	91.4%	98.3%

表 9.5　测试集 4 上 3 种模型的性能度量指标值

性能度量指标	测试集 4		
	BiLSTM-E	DEEP	ChromHMM
acc	92.8%	79.3%	87.4%
F_1	80.4%	66.8%	50.5%
灵敏度	89.6%	59.9%	35.9%
特异度	98.2%	87.3%	98.9%

图 9.5 ～图 9.8 分别为 BiLSTM-E、DEEP 和 ChromHMM 这 3 种模型在所构建的 4 个测试集上的 ROC。其中 BiLSTM-E 模型的 AUC 都在 92% 以上，均高于 DEEP 和 ChromHMM 的 AUC。

多组对比实验结果证明 BiLSTM-E 在预测增强子序列任务中性能表现优于 DEEP 和 ChromHMM，并且从预测小鼠增强子的实验中可以看出 BiLSTM-E 具有一定的泛化性。

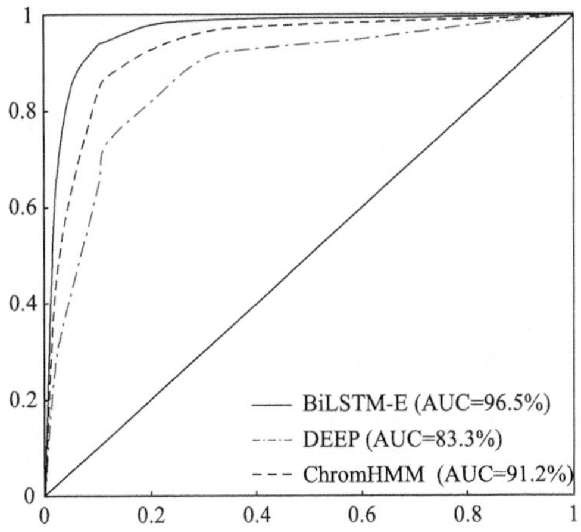

图 9.5　测试集 1 上 3 种模型的 ROC

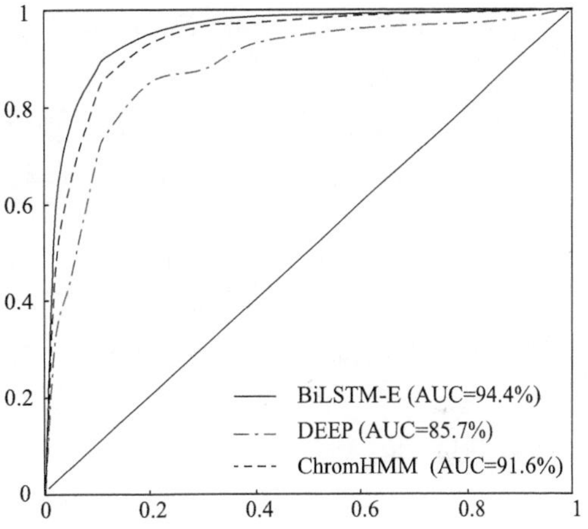

图 9.6　测试集 2 上 3 种模型的 ROC

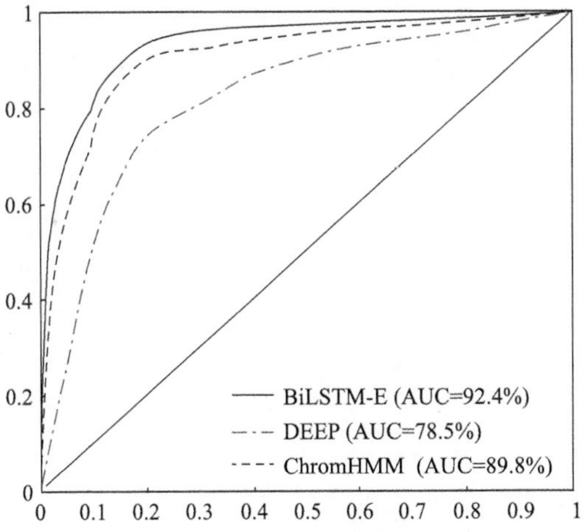

图 9.7　测试集 3 上 3 种模型的 ROC

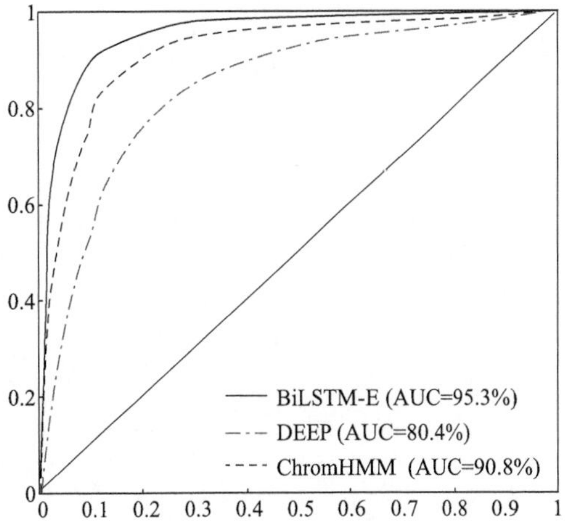

图 9.8　测试集 4 上 3 种模型的 ROC

9.6 总结

本章介绍了基于深度学习的增强子识别神经网络模型 BiLSTM-E，通过神经网络直接从人类增强子序列中学习增强子的隐藏模式。在对 BiLSTM-E 模型的多次训练中，我们通过调节模型的结构与训练用到的超参数，让 BiLSTM-E 具有对增强子的学习能力，即 BiLSTM-E 具有可收敛性。在对 BiLSTM-E 训练完毕后，我们利用构建的 4 个测试集对 BiLSTM-E 进行了全面的测试。准确度 acc、灵敏度 F_1 和 AUC 等性能度量指标均表明 BiLSTM-E 优于参与比较的增强子识别方法。

本章介绍的研究工作还存在一些有待改进的地方，主要包括以下几个方面。

（1）深度学习模型训练的速度有待提升。由于深度学习模型是深层次的人工神经网络，在对其进行训练的过程中存在大量的数值计算，需要调节上万个权重矩阵；并且训练模型时输入的数据集规模大，这进一步加大了计算量。下一步可以提出新的优化训练算法与技术提高模型训练的效率，加快网络收敛速度，节约计算时间与计算资源。

（2）对 BiLSTM-E 的测试应结合生物湿实验。由于成本有限，本书对 BiLSTM-E 的测试是基于已经收集到并经过验证的全基因组上的增强子序列，没有对模型预测为正例但标签为负例的数据通过湿实验验证其增强子活性。下一步可尝试利用 BiLSTM-E 对未知的任意 DNA 序列数据的增强子活性进行预测，然后通过湿实验加以验证，进一步准确测试模型的正确性与泛化性。

（3）深度学习技术的发展日新月异，大量的新算法、新模型不断涌现，应继续丰富深度学习的理论研究。对于新的理论模型，应分析其特点进而对其进行选择，选出合适的新模型来解决生命科学中的问题。不仅如此，还应该针对生物学任务的特点，专门开发出有针对性的算法模型。

参考文献

[1] 骆建新, 郑崛村, 马用信, 等. 人类基因组计划与后基因组时代[J]. 中国生物工程杂志, 2003, 23(11): 87-94.

[2] CONSORTIUM T E P. The ENCODE (ENCyclopedia of DNA Elements) Project[J]. Science, 2004, 306(5696): 636-640.

[3] 曹丹. 基于肿瘤基因表达谱数据的分类算法研究[D]. 长沙: 湖南大学, 2015.

[4] 王波, 吕筠, 李立明. 生物医学大数据: 现状与展望[J]. 中华流行病学杂志, 2014.

[5] KEMENA C, NOTREDAME C. Upcoming Challenges for Multiple Sequence Alignment Methods in the High-Throughput Era[J]. Bioinformatics, 2009, 25(19): 2455.

[6] 解增言, 林俊华, 谭军, 等. DNA测序技术的发展历史与最新进展[J]. 生物技术通报, 2010(8): 64-70.

[7] SCHUSTER S C. Next-generation Sequencing Transforms Today's Biology[J]. Nature Methods, 2008, 5(1): 16.

[8] 张丁予, 章婷曦, 王国祥. 第二代测序技术的发展及应用[J]. 环境科学与技术, 2016(9): 96-102.

[9] 张武生, 薛巍. MPI并行程序设计实例教程[M]. 北京: 清华大学出版社, 2009.

[10] 陈国良, 吴俊敏. 并行计算机体系结构[M]. 北京: 高等教育出版社, 2002.

[11] 彭绍亮, 方林, 任间, 等. 天河超级计算机上的生物医药大数据研究[J]. 中国计算机学会通讯, 2016.

[12] 王涛. "天河二号" 超级计算机[J]. 科学, 2013(4): 52-52.

[13] RICHARDS W G. Innovation: Virtual Screening Using Grid Computing: the Screensaver Project[J]. Nature Reviews Drug Discovery, 2002: 551-555.

[14] DEAN J, GHEMAWAT S. MapReduce: Simplified Data Processing on Large Clusters[J]. Communications of the ACM, 2008, 51(1): 107-113.

[15] DAGUM L, MENON R. OpenMP: An Industry-Standard API for Shared-Memory Programming[J]. IEEE Computational Science & Engineering, 1998, 5(1): 46-55.

[16] GROPP W, LUSK E, DOSS N, et al. A High-Performance, Portable Implementation of the Mpi Message Passing Interface Standard[J]. Parallel Computing, 1996, 22(6): 789-828.

[17] 杨顺云. 基于海量表达谱分析的快速药物发现算法并行优化与实现[D]. 北京：国防科技大学, 2017.

[18] BARRETT T, TROUP D B, WILHITE S E, et al. NCBI GEO: Archive for Functional Genomics Data Sets[J]. Nucleic Acids Research, 2013, 41(Database issue): D991.

[19] PARKINSON H, KAPUSHESKY M, SHOJATALAB M, et al. ArrayExpress—a Public Database of Microarray Experiments and Gene Expression Profiles[J]. Nucleic Acids Research, 2007, 35(Database issue): 747-750.

[20] WON S J, WU H C, LIN K T, et al. Discovery of Molecular Mechanisms of Lignan Justicidin A Using L1000 Gene Expression Profiles and the Library of Integrated Network-based Cellular Signatures Database[J]. Journal of Functional Foods, 2015, 16: 81-93.

[21] DUAN Q, FLYNN C, NIEPEL M, et al. LINCS Canvas Browser: Interactive Web App to Query, Browse and Interrogate LINCS L1000 Gene Expression Signatures [J]. Nucleic Acids Research, 2014, 42(Web Server issue): 449-460.

[22] DUAN Q, REID S P, CLARK N R, et al. L1000CDS2: LINCS L1000 Characteristic Direction Signatures Search Engine[J]. Npj Systems Biology and Applications, 2016, 2: 16015-16026.

[23] MOOTHA V K, LINDGREN C M, ERIKSSON K F, et al. PGC-1 Alpha-responsive Genes Involved in Oxidative Phosphorylation are Coordinately Downregulated in Human Diabetes [J]. Nature Genetics, 2003, 34(3): 267-273.

[24] DINU I, POTTER J D, MUELLER T, et al. Improving Gene Set Analysis of Microarray Data by SAM-GS[J]. BMC Bioinformatics, 2007, 8(1): 1-13.

[25] CARRO M S, WEI K L, ALVAREZ M J, et al. The Transcriptional Network for Mesenchymal Transformation of Brain Tumors[J]. Nature, 2010, 463(7279): 318-325.

[26] MACQUEEN J B. Some Methods for Classification and Analysis of Multivariate Observations[C]// Proceedings of 5th Berkeley Symposium on Mathematical Statistics and Probability. University of California Press, 1967: 281-297.

[27] PARK H S, JUN C H. A Simple and Fast Algorithm for K-medoids Clustering[J]. Expert Systems with Applications, 2009, 36(2): 3336-3341.

[28] DAY W H E, EDELSBRUNNER H. Efficient Algorithms for Agglomerative Hierarchical Clustering Methods[J]. Journal of Classification, 1984, 1(1): 7-24.

[29] ZHANG T, RAMAKRISHNAN R, LIVNY M. BIRCH: An Efficient Data Clustering Method for Very Large Databases[C]// ACM SIGMOD International Conference on Management of Data. ACM, 1996: 103-114.

[30] ESTER, MARTIN, KRIEGEL, et al. A Density-based Algorithm for Discovering Clusters in Large Spatial Databases with Noise[C]// Proceedings of the Second International Conference on Knowledge Discovery and Data Mining (KDD-96), 1996: 226-231.

[31] 谢湘成. 基于NGS数据的功能性前噬菌体预测算法研究[D]. 北京：国防科技大学, 2018.

[32] 范华昊, 童贻刚. 2011年第一届牛津国际噬菌体大会介绍[J]. 生物工程学报, 2012, 28(3): 368-375.

[33] PAYNE ROBERT J H, JANSEN V A A. Phage Therapy: the Peculiar Kinetics of Self-replicating Pharmaceuticals [J]. Clinical Pharmacology & Therapeutics, 2000, 68(3): 225-230.

[34] DUCKWORTH D H, GULIG P A. Bacteriophages: Potential Treatment for Bacterial Infections[J]. Biodrugs Clinical Immunotherapeutics Biopharmaceuticals & Gene Therapy, 2002, 16(1): 57-62.

[35] CARLTON R M. Phage Therapy: Past History and Future Prospects[J]. Archivum Immunologiae Et Therapiae Experimentalis, 1999, 47(5): 267-274.

[36] MIEDZYBRODZKI R, BORYSOWSKI J, WEBERDABROWSKA B, et al. Clinical Aspects of Phage Therapy [J]. Advances in Virus Research, 2012, 83: 73-121.

[37] Hershey A D, Chase M. Independent Functions of Viral Protein and Nucleic Acid in Growth of Bacteriophage[J]. Journal of General Physiology, 2017, 36(1): 39-56.

[38] LEHNMAN I R. DNA Ligase: Structure, Mechanism, and Function[J]. Science, 1974, 186(4166): 790-797.

[39] CANCHAYA C, FOURNOUS G, BRÜSSOW H. The Impact of Prophages on Bacterial Chromosomes [J]. Molecular Microbiology, 2010, 53(1): 9-18.

[40] CASJENS S. Prophages and Bacterial Genomics: What Have We Learned So Far? (Review)[J]. Molecular Microbiology, 2010, 49(2): 277-300.

[41] BLATTNER F R, BLOCH C A, PERNA N T, et al. The Complete Genome Sequence of Escherichia Coli K-12[J]. Science, 1997, 277(5331): 1453-1462.

[42] BARKSDALE L, ARDEN S B. Persisting Bacteriophage Infections, Lysogeny, and Phage Conversions [J]. Annual Review of Microbiology, 1974, 28(28): 265-99.

[43] DUERKOP B A, PALMER K L, HORSBURGH M J. Enterococcal Bacteriophages and Genome Defense[M]// Enterococci: From Commensals to Leading Causes of Drug Resistant

Infection. PubMed, 2011.

[44] WALDOR M K, MEKALANOS J J. Lysogenic Conversion by A Filamentous Phage Encoding Cholera Toxin[J]. Science, 1996, 272(5270): 1910-1914.

[45] HAMELIN K, BRUANT G, EL-SHAARAWI A, et al. Occurrence of Virulence and Antimicrobial Resistance Genes in Escherichia Coli Isolates from Different Aquatic Ecosystems within the St. Clair River and Detroit River Areas[J]. Analytica Chimica Acta, 1986, 186(2): 349-350.

[46] EDGAR R, DOMRACHEV M, LASH A E. Gene Expression Omnibus: NCBI Gene Expression and Hybridization Array Data Repository [J]. Nucleic Acids Research, 2002, 30(1): 207-210.

[47] 王家驷, 朱素娟, 戈宝榛, 等. 检测噬菌体DNA法鉴别细菌的溶原性[J]. 微生物学报, 1985(3): 66-70.

[48] 范成鹏, 方呈祥, 张珞珍, 等. 测定 λ 原噬菌体诱导频率的新方法[J]. Virologica Sinica, 2002, 17(4): 367-370.

[49] ZHOU Y, LIANG Y, LYNCH K H, et al. PHAST: A Fast Phage Search Tool[J]. Nucleic Acids Research, 2011, 39(Web Server issue): 347-352.

[50] BENSON D A, KARSCHMIZRACHI I, CLARK K, et al. GenBank[J]. Nucleic Acids Research, 2007, 24(1): 1.

[51] KIM S, LANDY A. Lambda Int Protein Bridges Between Higher Order Complexes at Two Distant Chromosomal Loci attL and attR[J]. Science, 1992, 256(5054): 198-203.

[52] 张丁予, 章婷曦, 王国祥. 第二代测序技术的发展及应用[J]. 环境科学与技术, 2016(9): 96-102.

[53] 程乾. 基于CPU-MIC协同的高通量药物虚拟筛选关键算法并行技术研究[D]. 北京：国防科技大学, 2015.

[54] RICHARDS W G. Virtual Screening Using Grid Computing: the Screensaver Project[J]. Nat Rev Drug Discovery, 2002, 1: 551-555.

[55] KUNTZ I D, BLANEY J M, OATLEY S J, et al. A Geometric Approach to Macromolecule-ligand Interactions[J]. J Mol Biol, 1982, 161: 269-288.

[56] IRWIN J J, STERLING T, Mysinger M M, ZINC: A Free Tool to Discover Chemistry for Biology [J]. Journal of Chemical Information and Modeling, 2012, 52 (7): 1757-1768.

[57] YANG Z, LIU Y, CHEN Z, et al. A Quantum Mechanics-based Halogen Bonding Scoring Function for Protein-ligand Interactions[J]. Journal of Molecular Modeling, 2015, 21: 2681.

[58] O'BOYLE N M, MORLEY C, HUTCHISON G R. Pybel: A Python Wrapper for the OpenBabel Cheminformatics Toolkit[J]. Chem Cent J, 2008, 2: 5.

[59] MORRIS G M, GOODSELL D S, HALLIDAY R S, et al. Automated Docking Using A Lamarckian Genetic Algorithm and An Empirical Binding Free Energy Function[J]. Journal of Computational Chemistry, 1998, 19(14): 1639-1662.

[60] ELHADJ I B, MARIE C L, TOM F, et al. Clinical Presentation of Patients with Ebola Virus Disease in Conakry, Guinea [J]. New England Journal of Medicine, 2014.

[61] CS B, MS L, DW L, et al. In Silico Derived Small Molecules Bind the Filovirus VP35 Protein and Inhibit Its Polymerase Cofactor Activity [J]. Journal of Molecular Biology, 2014, 426(10): 2045-2058.

[62] MITCHELL T M . Machine Learning [M]. New York: McGraw-Hill, 2003.

[63] KASSAMBARA A. Practical Guide to Cluster Analysis In R: Unsupervised Machine Learning[M]. Sthda, 2017.

[64] ZENG T, LI R, MUKKAMALA R, et al. Deep Convolutional Neural Networks for Annotating Gene Expression Patterns in the Mouse Brain[J]. BMC Bioinformatics, 2015, 16(1): 147.

[65] MANAVALAN B, LEE J. SVMQA: Support-vector-machine-based Protein Single-model Quality Assessment[J]. Bioinformatics, 2017, 33(16): 2496-2503.

[66] NGUYEN S P, SHANG Y, XU D. DL-PRO: A Novel Deep Learning Method for Protein Model Quality Assessment[C]// 2014 International Joint Conference on Neural Networks (IJCNN). IEEE, 2014: 2071-2078.

[67] LECUN Y, BENGIO Y, HINTON G. Deep learning[J]. Nature, 2015, 521(7553): 436-444.

[68] GAO M, BAGCI U, LU L, et al. Holistic Classification of CT Attenuation Patterns for Interstitial Lung Diseases Via Deep Convolutional Neural Networks[J]. Computer Methods in Biomechanics and Biomedical Engineering: Imaging & Visualization, 2018, 6(1): 1-6.

[69] 张志强. 基于字典学习的肿瘤基因表达谱分类[D]. 北京：国防科技大学, 2018.

[70] OBA S, SATO M, TAKEMASA I, et al. A Bayesian Missing Value Estimation Method for Gene Expression Profile Data[J]. Bioinformatics, 2003, 19(16): 2088-2096.

[71] CORTES C, VAPNIK V. Support-vector Networks[J]. Machine Learning, 1995, 20(3): 273-297.

[72] DONOHO D L. For Most Large Underdetermined Systems of Linear Equations the Minimal $l1$-norm Solution is Also the Sparsest Solution[J]. Communications on Pure and Applied Mathematics: A Journal Issued by the Courant Institute of Mathematical Sciences, 2006, 59(6): 797-829.

[73] YANG M, ZHANG L, YANG J, et al. Metaface Learning for Sparse Representation Based Face Recognition[C]// 2010 IEEE International Conference on Image Processing. IEEE, 2010: 1601-1604.

[74] RAMIREZ I, SPRECHMANN P, SAPIRO G. Classification and Clustering Via Dictionary Learning with Structured Incoherence and Shared Features[C]// 2010 IEEE Computer Society Conference on Computer Vision and Pattern Recognition. IEEE, 2010: 3501-3508.

[75] ZHANG Q, LI B. Discriminative K-SVD for Dictionary Learning in Face Recognition[C]// 2010 IEEE Computer Society Conference on Computer Vision and Pattern Recognition. IEEE, 2010: 2691-2698.

[76] JIANG Z, LIN Z, DAVIS L S. Learning a Discriminative Dictionary for Sparse Coding Via Label Consistent K-SVD[C]// CVPR 2011. IEEE, 2011: 1697-1704.

[77] GAO S, TSANG I W H, CHIA L T. Laplacian Sparse Coding, Hypergraph Laplacian Sparse Coding, and Applications[J]. IEEE Transactions on Pattern Analysis and Machine Intelligence, 2012, 35(1): 92-104.

[78] YANG M, ZHANG L, FENG X, et al. Fisher Discrimination Dictionary Learning for Sparse Representation[C]// 2011 International Conference on Computer Vision. IEEE, 2011: 543-550.

[79] FENG Z, YANG M, ZHANG L, et al. Joint Discriminative Dimensionality Reduction and Dictionary Learning For Face Recognition[J]. Pattern Recognition, 2013, 46(8): 2134-2143.

[80] ROSASCO L, VERRI A, SANTORO M, et al. Iterative Projection Methods for Structured Sparsity Regularization[J]. 2009.

[81] HANG X, WU F X. Sparse Representation for Classification of Tumors Using Gene Expression Data[J]. Journal of Biomedicine and Biotechnology, 2009.

[82] ZHENG C H, ZHANG L, NG T Y, et al. Metasample-based Sparse Representation for Tumor Classification[J]. IEEE/ACM Transactions on Computational Biology and Bioinformatics, 2011, 8(5):1273-1282.

[83] ZHANG L, YANG M, FENG X, et al. Collaborative Representation Based Classification for Face Recognition[Z/OL]. 2012. arXiv: 1204. 2358.

[84] LI L, WEINBERG C R, DARDEN T A, et al. Gene Selection for Sample Classification Based on Gene Expression Data: Study of Sensitivity to Choice of Parameters of the GA/KNN Method[J]. Bioinformatics, 2001, 17(12): 1131-1142.

[85] JOHN G H, KOHAVI R, PFLEGER K. Irrelevant Features and the Subset Selection Problem[M]// Machine Learning Proceedings 1994. Morgan Kaufmann, 1994: 121-129.

[86] DING C, PENG H. Minimum Redundancy Feature Selection from Microarray Gene Expression Data[J]. Journal of Bioinformatics and Computational Biology, 2005, 3(02): 185-205.

[87] GUYON I, WESTON J, BARNHILL S, et al. Gene Selection for Cancer Classification Using Support Vector Machines[J]. Machine Learning, 2002, 46(1-3): 389-422.

[88] GOLUB T R, SLONIM D K, TAMAYO P, et al. Molecular Classification of Cancer: Class Discovery and Class Prediction by Gene Expression Monitoring[J]. Science, 1999, 286(5439): 531-537.

[89] YANG J J, YANG M C K. An Improved Procedure for Gene Selection from Microarray Experiments Using False Discovery Rate Criterion[J]. BMC Bioinformatics, 2006, 7(1): 15.

[90] ARFIN S M, LONG A D, ITO E T, et al. Global Gene Expression Profiling in Escherichia coliK12 The Effects of Integration Host Factor[J]. Journal of Biological Chemistry, 2000, 275(38): 29672-29684.

[91] NISHIMURA K, ABE K, ISHIKAWA S, et al. A PCA Based Method of Gene Expression Visual Analysis[J]. Genome Informatics, 2003, 14: 346-347.

[92] HUANG D S, ZHENG C H. Independent Component Analysis-based Penalized Discriminant Method for Tumor Classification Using Gene Expression Data[J]. Bioinformatics, 2006, 22(15): 1855-1862.

[93] KONG W, VANDERBURG C R, GUNSHIN H, et al. A Review of Independent Component Analysis Application to Microarray Gene Expression Data[J]. Biotechniques, 2008, 45(5): 501-520.

[94] 郭润鑫. 基于深度学习的RNA编辑位点识别算法研究[D]. 北京：国防科技大学, 2018.

[95] BASS B L. RNA Editing by Adenosine Deaminases That Act on RNA[J]. Annual Review of Biochemistry, 2001, 71(1): 817-846.

[96] BENNE R, BURG J V D, BRAKENHOFF J P J, et al. Major Transcript of the Frameshifted Coxll, Gene from Trypanosome Mitochondria Contains Four Nucleotides That Are Not Encoded in the DNA[J]. Cell, 1986, 46(6): 819-826.

[97] CHEN S H, HABIB G, YANG C Y, et al. Apolipoprotein B-48 is the Product of A Messenger RNA with An Organ-specific In-frame Stop Codon [J]. Science, 1987, 238(4825): 363-366.

[98] TAKENAKA M, ZEHRMANN A, VERBITSKIY D, et al. RNA Editing in Plants and Its Evolution[J]. Annual Review of Genetics, 2013, 47(2): 335-352.

[99] LENGYEL P, SPEYER J F, OCHOA S. Synthetic Polynucleotides and the Amino Acid Code[J]. Proceedings of the National Academy of Sciences of the United States of America,

1961, 47(12): 1936-1942.

[100] KIM U, WANG Y, SANFORD T, et al. Molecular Cloning of cDNA for Double-stranded RNA Adenosine Deaminase, A Candidate Enzyme for Nuclear RNA Editing [J]. Proceedings of the National Academy of Sciences of the United States of America, 1994, 91(24): 11457-11461.

[101] LEVANON E Y, EISENBERG E, YELIN R, et al. Systematic Identification of Abundant A-to-I Editing Sites in the Human Transcriptome [J]. Nature Biotechnology, 2004, 22(8): 1001-1005.

[102] EISENBERG E, LI J B, LEVANON E Y. Sequence Based Identification of RNA Editing Sites [J]. Rna Biology, 2010, 7(2): 248-252.

[103] ROSENTHAL J J C, SEEBURG P H. A-to-I RNA Editing: Effects on Proteins Key to Neural Excitability[J]. Neuron, 2012, 74(3): 432-439.

[104] SLOTKIN W, NISHIKURA K. Adenosine-to-inosine RNA Editing and Human Disease[J]. Genome Medicine, 2013, 5(11): 1-13.

[105] NISHIKURA K. Editor Meets Silencer: Crosstalk Between RNA Editing and RNA Interference [J]. Nature Reviews Molecular Cell Biology, 2006, 7(12): 919-931.

[106] KAWAHARA Y, ITO K, SUN H, et al. Glutamate Receptors: RNA Editing and Death of Motor Neurons[J]. Nature, 2004, 427(6977): 801.

[107] HARTNER J C, SCHMITTWOLF C, KISPERT A, et al. Liver Disintegration in the Mouse Embryo Caused by Deficiency in the RNA-editing Enzyme ADAR1 [J]. Journal of Biological Chemistry, 2004, 279(6): 4894.

[108] ZHANG Q, XIAO X. Genome Sequence-Independent Identification of RNA Editing Sites[J]. Nature Methods, 2015, 12(4): 347.

[109] PENG Z, CHENG Y, TAN C M, et al. Comprehensive Analysis of RNA-Seq Data Reveals Extensive RNA Editing in a Human Transcriptome[J]. Nature Biotechnology, 2012, 30(3): 253-260.

[110] RAMASWAMI G, WEI L, PISKOL R, et al. Accurate Identification of Human Alu and Non-Alu RNA Editing Sites[J]. Nature Methods, 2012, 9(6): 579.

[111] BAHN J H, LEE J H, LI G, et al. Accurate Identification of A-to-I RNA Editing in Human by Transcriptome Sequencing[J]. Genome Research, 2012, 22(1): 142-150.

[112] RAMASWAMI G, RUI Z, PISKOL R, et al. Identifying RNA Editing Sites Using RNA Sequencing Data Alone[J]. Nature Methods, 2013, 10(2): 128-132.

[113] RANEY B J, CLINE M S, ROSENBLOOM K R, et al. ENCODE Whole-genome Data in

the UCSC Genome Browser (2011 Update) [J]. Nucleic Acids Research, 2011, 39(Database issue): 871-5.

[114] ENCODE PROJECT CONSORTIUM, BIRNEY E, STAMATOYANNOPOULOS J A, et al. Identification and Analysis of Functional Elements In 1% of the Human Genome by the ENCODE Pilot Project [J]. Nature, 2007, 447(7146): 799-816.

[115] GUIGÓ R, FLICEK P, ABRIL J F, et al. EGASP: the Human ENCODE Genome Annotation Assessment Project[J]. Genome Biology, 2006, 7(Suppl 1): S2.

[116] Saey, Hesman T. Team Releases Sequel to the Human Genome[J]. Society for Science & the Public, 2012.

[117] HOCHREITEr S, SCHMIDHUBER J. Long Short-Term Memory[J]. Neural Computation, 1997, 9(8): 1735-1780.

[118] HE K, ZhANG X, REN S, et al. Deep Residual Learning for Image Recognition[C]// IEEE Conference on Computer Vision & Pattern Recognition. IEEE Computer Society, 2016.

[119] 董懂. 基于深度学习的增强子识别算法研究[D]. 北京: 国防科技大学, 2018.

[120] 刘峰. 基于深度学习的基因组功能元件的识别与注释[D]. 北京: 中国人民解放军军事医学科学院, 2016.

[121] STERN D, ORGOGOZO V. The Loci of Evolution: How Predictable is Genetic Evolution ?[J]. Evolution, 2008, 62(9): 2155-2177.

[122] WRAY G A. The Evolutionary Significance of Cis-regulatory Mutations[J]. Nature Reviews Genetics, 2007, 8(3): 206.

[123] CARROLL S. Evo-devo and An Expanding Evolutionary Synthesis: A Genetic Theory of Morphological Evolution [J]. Cell, 2008, 134(1): 25-36.

[124] FANTOM CONSORTIUM, THE RIKEN PMI, CLST (DGT) A Promoter-level Mammalian Expression Atlas [J]. Nature, 2014, 507(7493): 462-470.

[125] VISEL A, MINOVITSKY S, DUBCHAK I. VISTA Enhancer Browser—A Database of Tissue-specific Human Enhancers[J]. Nucleic Acids Research, 2007, 35(Database issue): 88-92.

[126] GRAVES A. Long Short-Term Memory[M]. Springer Berlin Heidelberg, 2012.

[127] MAZUMDAR J, HARLEY R G. Recurrent Neural Networks Trained With Backpropagation Through Time Algorithm to Estimate Nonlinear Load Harmonic Currents[J]. IEEE Transactions on Industrial Electronics, 2008, 55(9): 3484-3491.

[128] KLEFTOGIANNIS D, KALNIS P, BAJIC V B. DEEP: A General Computational Framework for Predicting Enhancers[J]. Nucleic Acids Research, 2015, 43(1): e6.